紙とペンでできる

認知症診療術

😊 笑顔の生活を支えよう

山口晴保 著

協同医書出版社

装幀　岡　孝治

○まえがき

　「エビデンスに基づく○○医療」という本が多い中で、本書のタイトルは『紙とペンでできる認知症診療術』としました。エビデンス一辺倒の医療への警鐘を込めてつけた‥‥と述べると格好良すぎるのですが、エビデンスという「集団での根拠」に配慮しながらも、臨床経験を加味して「個々の症例に対応」していくことの大切さを本書では訴えたいのです。なぜなら、認知症の医療が基本的には対症療法ですし、また、認知症が脳の老化現象であり、完治を望めない病気だからです。

　多くの医師が、「認知症の医療は面倒で嫌だ」「治らないからやりがいがない」と感じているようです。そこで、本書を読むことによって、「認知症の医療は面白い」「生活改善に役立ち感謝される」と変わることを願って執筆しました。なお、日々の臨床経験により診療術が進化していくので、本書に書かれた内容は絶対ではありません。読者の皆さんの経験に基づいて、さらに進化させていただきたいと思っています。

　私の目指す医療のアウトカムは、「患者本人とその家族が、笑顔で穏やかな在宅生活を続けられること」です。その願いを込めて、『笑顔の生活を支えよう』という副題をつけました。

　病院や診療所という現場で、認知症の診療に関わるあらゆる分野の医師に役立つ本を届けたいという思いで原稿を書きました。

　2012年6月に原稿を書き始めましたが、完成形を描けずに中断しました。この間、開発した問診票や簡易テストが論文化でき、ようやく「紙とペンだけの臨床スタイル」としてまとめ上げようと決意し、2015年に再開、原稿を仕上げました。

　本書は、一度全体をお目通しいただき、その際に使えそうな診療術に赤線を引いてください。その後は診療机の片隅に置いて、時々確認しながら、診療術のレパートリーを広げるようにご活用いただければ嬉しいです。我が子をかわいがってほしいという親の気持ちのようです。

2016年4月　山口晴保

はじめに

認知症の診療術

　本書は認知症の実践医療（臨床現場）を念頭に置いています。認知症の専門医以外の先生方が、日々の診療で認知症の診断・治療・ケアを楽しく行えるようにということを、本書の一番の目標にしています。

　「実践」は理論に対する語としても用いられます。よって、本書は理論の解説書ではなく、臨床現場で役立つ診療のコツとその背景となる**補足知識**を記したものです。アルツハイマー病を高額な治療薬で治療すると、莫大な医療費がかかり、さらに患者の余命が延長して（昔は診断から5〜10年で亡くなるといわれたが、今は10〜20年に延長）、患者数は厚生労働省の予測をはるかに超えて増大し、国家財政や年金基金に多大な影響を与えるだろうというようなことを憂慮しているのですが、このような医療経済学的な問題については、本書ではまったく触れません。目の前に認知症の患者が来たとき（多くは、本人は来たくないのに連れてこられる）、どのように診断し治療するか、その方略〈診療術〉を伝えたいと思います。

　本書では、診療所の医師が、外来で認知症の患者に対峙する場面を想定して執筆しています。だからといって、入院・入所者への医療では役立たない内容かというと、決してそうではありません。解説しやすいように外来という場面設定で、認知症の診療術を解説しますが、その真髄は入院・入所者に対しても変わるものではありません。

認知症医療のアウトカム

　さて、その真髄とは何でしょうか？　認知症外来診療の目指すところから始めましょう。認知症は認知障害に基づく生活（管理）障害です。独居生活の維持に何らかの援助が必要なレベルにまで認知機能が低下すると認知症というわけです。この認知症がどのような原因で生じているのかを診断し、適切な薬物や非薬物療法（リハ・ケア・家族指導など）を提供することで、「認知症という困難を抱えながらも、家族と一緒に楽しく穏やかな生活を維持できること」を認知症医療のアウトカムと捉えています。「認知機能の向上」「進行の遅延（延命）」がメインのアウトカムではありません。

　なぜこのように思うのかを、エビデンスと臨床経験との対比を交えて説明します。

　症例Aさんは3年前からもの忘れが始まり、徐々に進行しています。最近は、しまい忘れた通帳を盗られたと訴えて、困った家族がもの忘れ外来に連れてきました。

　B医師は、アルツハイマー型認知症と診断し、ドネペジルで治療を開始しました。し

ばらくすると、Aさんはイライラして怒りっぽくなり、通帳を返せと家族に殴りかかることもありました。家族はB医師に相談しましたが、「進行を遅らせるにはドネペジルが必要」という答えでした。家族は試しにドネペジルを中止してみると、Aさんの易怒性は減りましたが、活力も落ちてボーッとするようになりましたので、B医師を再受診しました。

ここで質問です。もし読者の皆さんがB医師だったらどのように対応しますか？
　①医師の言うことを聞かずに勝手に薬を調整するようなら責任がもてないからもう来なくてよい。
　②ドネペジルは進行を遅らせるというエビデンスがあるから、続けたほうがよい。きちんと続けて活力を維持してください。
　③ドネペジルに比べるとリバスチグミンは易怒性を生じる可能性が少ないので、変えてみましょう。
　④ドネペジルがダメなら、穏やかになるメマンチンに変えてみましょう。

皆さんは、どの対応を選んだでしょうか？

対応①は、権威派医師の「ホンネ」でしょうか？　でも、認知症医療は誰のためでしょうか？　本来は本人のためですよね。これについてはあとで触れます。ちなみに筆者は、家族に薬剤の量の調整を任せる派です（例えば、「様子を見て半錠〜1錠の間で調整してください」のように伝えます）。

対応②は、エビデンスに基づくものです。ドネペジルの効力を信奉し、「進行を遅らせること」だけが認知症医療のアウトカムと信じて疑わない医師（製薬メーカー主催の講演会講師によく見かけるタイプ）はこう対応するでしょう。ドネペジルを継続しながら、抑肝散やクエチアピン（認知機能を低下させる）を併用して易怒性を抑える派が多い気がします。

対応③は筆者の選択です。ドネペジルで易怒性が多い（約1割に発生）というのは筆者の経験に基づくものですが、エビデンスがあるわけではありません。そして、製薬メーカーはその事実をかかりつけ医に伝えたがりません。リバスチグミン少量では易怒性が少ないというのは、筆者の経験と他の医師からの有用な情報です。

対応④のようにメマンチンに変更すれば、易怒性もなく進行を遅らせることが可能かもしれませんが、メマンチンは経験上、活動性を低下させるリスクが大きいので、本例のようにドネペジルを中止して活動性が低下しているケースでは、まずはガランタミンやリバスチグミンを試し、それでも易怒性が出るようなときの選択肢です。このほか、ドネペジルを常用量の5mgから3mgに減量して投与すると、易怒性が減って活力も保たれることをしばしば経験しています（筆者は"3mgの投与期間を2週間"という縛り

を外すよう厚生労働省に働きかけました。結果、2010年の添付文書の改訂で「原則として」が入り、現在では3mgで長期投与してもレセプトで削られることは少なくなっていますが、地域によってはレセプトが戻ってきます。

　これまで、エビデンス通りの画一的な治療から外れたことも行ってきたのは、少しでも本人と家族のQOLを高め、穏やかに在宅生活を継続してもらうために、本人や家族の声に耳を傾け、本人や家族が困っていることを少しでも減らそうとしてきたからです。本書では、この経験に基づく診療術を示しています。

　ただし、薬剤添付文書に定められた効能や用法・用量と異なる投与については、それぞれの医師の責任で判断願います。

エビデンスか経験か

　医師の使う薬剤は、エビデンスに基づいて認可され、エビデンスのある適応症に使われるのが原則です。薬剤の場合、エビデンスには二重盲検が求められます。そのため、一定の診断基準を満たす多数の患者（集団）を対象に実薬とプラセボの投与が行われてエビデンスが示されます。しかし、医療の現場では目の前にいるのは一人の患者です。集団で60％の患者に効果があっても、目の前の患者では有効か無効のどちらかのはずです。ところが、エビデンスを信奉する医師は、エビデンスに従った医療、すなわち学会などが出す治療ガイドラインに則った治療を患者に強制します。

　また、エビデンスがないからと、経験上有効な薬剤を使わない医師もいます。レビー小体型認知症の研究会で、ある大家が「抑肝散は使わない」と言うので、なぜかと質問したところ、「抑肝散は二重盲検のエビデンスがないから」という返事でした。アルツハイマー型認知症よりもレビー小体型認知症で抑肝散がより有効なことは筆者の経験では確実ですが、このような考えの医師もいると知りました。

研究のための医療と患者のための医療

　臨床診断や治療技術の進歩にはエビデンスを示すことが不可欠です。そして、そのような責務が大学病院のような研究指向の医療機関にあります。エビデンスを示すには、基となる臨床診断が正確であることが不可欠です。そこで、脳血流SPECTやMIBG心筋シンチのような核医学診断、髄液診断、さらにはアミロイドイメージングなどを駆使して臨床診断を正確に行った上で、診断技術・薬物などの開発が行われます。

　本書では、このようなエビデンスを作る、極力正確な診断に基づいて治療を行う研究目的の医療ではなく、診療所などでできる範囲で目の前の患者・家族の困難に立ち向かう実践医療を解説します。

認知症医療は対症療法＝実践医療

　アルツハイマー病の根本的治療薬は未だ開発されていません（2016年現在）。どんなに正確に診断しても、根本的な治療法はないのです。認知症の診療では、患者の病歴・生活歴を詳細にチェックし、家族から生活状況を聴取し、本人・家族が困っている問題に対して"対症的な治療"を行います。認知症医療は対症療法なのです。

　アミロイドイメージングと脳血流SPECT所見、髄液所見から「確実にアルツハイマー病です」と診断・告知し、ガイドラインに従ってコリンエステラーゼ阻害薬で治療するだけのエビデンス医療では、患者・家族のQOLを高めることはできません。一番危惧されるのは、「あなたはアルツハイマー病の初期です。早く見つかってよかったですね」という告知が、患者にとっては"早期診断＝早期絶望"となることや、易怒性などが出現してもガイドラインを頑なに守って薬剤添付文書通りの処方を続ける医療となってしまうことです（添付文書に反する減量投与で易怒性が収まることが多い）。

　正確な臨床診断にこだわりすぎると、例えば、アルツハイマー型認知症に前頭葉症状（脱抑制など）が加わっているのにコリンエステラーゼ阻害薬によって前頭葉症状を悪化させ、家族はさらに困っているのに医師は進行を遅延していると信じている状況が生まれます。正確な臨床診断よりも今の症状に目を向けてその症状を軽くする対症療法＝実践医療なら、「前頭葉症状を軽くすること」のほうが、「進行を遅らせること」よりもQOLを高めると考えます。診断は多少曖昧でも、患者・家族の声に耳を傾け、今困っている症状を改善する方法を探ることが大切です。

　認知症の人の多くは「いつまでも家で暮らしたい」という思いをもっています。その思いを大切にするには、家族の介護負担を減らし、本人と家族が穏やかに暮らせるよう支える医療が必要です。暴言・暴力や妄想などで家族が困っていればいるほど、すなわち困難が強い事例ほど、治療による改善効果（困る症状の減少・消失）が高いです。家族教育に力を注ぐことで家族が困る症状（行動・心理症状：BPSD）を予防すれば、本人と家族が穏やかな生活を継続できます。

　現時点で認知症の根本的治療薬はありませんが、認知症を抱えて困っている患者は日本全国で500万人ほどいます（2016年現在）。これらの患者に適切な医療を提供するには、あらゆる分野の臨床現場の医師が認知症の診療術を理解・習得することが必要です。高度な診断機器がなくても、紙とペンがあれば大丈夫です。臨床診断のコツ、製薬メーカーの言いなりにならない処方のコツをつかめば、認知症の医療に関わることが楽しくなります。そして、本人・家族に平穏な生活がもたらされることで、医療者としてやりがいを感じ、本人・家族から感謝され、さらに嬉しくなります。

　これが、筆者の考えている実践医療です。

○目次

まえがき　i
はじめに　iii
 認知症の診療術　iii
 認知症医療のアウトカム　iii
 エビデンスか経験か　v
 研究のための医療と患者のための医療　v
 認知症医療は対症療法＝実践医療　vi

第1部　認知症の初診

第1章　病気を診る　2

  [臨床メモ] 認知症って病気？　2
A．診察態度　4
B．認知症に気づく　5
 1．気づき「変だな？」　5
  1-1　医師の診察での気づき　5
  1-2　看護師の気づき　7
  1-3　受付での気づき　7
  1-4　家族などの気づき　8
 2．認知症の確信を得る問診と徴候　9
  2-1　問診　9
  2-2　認知症のスクリーニングに役立つ徴候　9
C．認知症の確定（認知症としての初回診察）　10
 1．介護者と本人からの病歴聴取　10
  1-1　病歴　10
  1-2　チェックリスト　12
  1-3　行動・心理症状（BPSD）の問診　13
 2．認知機能を推測する問診　13
  2-1　「お待たせしてすみませんでした。今日は何分くらい待ちましたか？」　14
  2-2　「今日は暖かい（寒い）ですね。今、何月ですかね？」　14
  2-3　「今日はご自分からここへ来ようと思いましたか？」（初診の場合）　14
  2-4　「何か困ることはありませんか？」　15
  2-5　「テレビなどで、最近どんなニュースがありましたか？」　15
  2-6　「この方はどなたですか？　紹介してください」　16

        2-7 「昨晩はどんなものを召し上がりましたか？」 16
        2-8 「ところで、お歳はいくつですか？」 16
    3. 簡単な認知テスト 18
        3-1 山口キツネ・ハト模倣テスト 18
        3-2 「〈サルも木から落ちる〉ってどんな意味ですか？」 21
        3-3 落とし穴課題（Pitfall task） 21
        3-4 時計描画 22
        3-5 立方体模写 23
        3-6 「1分間で、動物の名前をできるだけたくさん言ってください」 24
    4. 認知機能全般を簡易評価するMMSEとHDS-R 25
    5. 認知症の診断 25
        ［臨床メモ］認知症の本質「病識低下」 28
D. 認知症の臨床病型の鑑別：総論 30
    1. 介護者の症状チェックリスト 30
    2. 動作・姿勢と態度や表情 32
        2-1 診察室に入ってから着座までの動作と着座姿勢 32
        2-2 表情と態度 33
        2-3 会話 34
        2-4 介護者との関係性 34
        2-5 まとめ：認知症初期における各病型の臨床的特徴と鑑別診断のポイント 35
E. もの忘れを主訴とする軽度認知症の初診 38
    1. アルツハイマー型認知症の特徴と鑑別 38
        ［臨床メモ］アルツハイマー型認知症初期に伴いやすいBPSD 41
    2. アルツハイマー型認知症と健忘性軽度認知障害（aMCI）の鑑別 42
    3. アルツハイマー型認知症の本人と家族への説明 43
    4. アルツハイマー型認知症とMCIの補足知識 45
        4-1 アルツハイマー型認知症の成因 45
        4-2 MCI 45
        4-3 神経原線維変化優位型老年期認知症 47
        4-4 健忘発作 48
        ［臨床メモ］糖尿病とアルツハイマー型認知症 49
F. 幻視を主訴とする軽度認知症の初診 51
    1. レビー小体型認知症（DLB）の特徴的症状 51
        ［臨床メモ］レビー小体型認知症初期に伴いやすいBPSD 57
        ［臨床メモ］レビー小体型認知症を鑑別する質問項目Q-DLB9 57
    2. レビー小体型認知症の診断 58
    3. レビー小体型認知症の本人と家族への説明 60
    4. レビー小体型認知症の補足知識 62
        4-1 レビー小体型認知症 62

4-2　認知症を伴うパーキンソン病　62
　　4-3　進行性核上性麻痺　63
　　4-4　参考：人物誤認（妄想）　64
G. 易怒性を主訴とする軽度認知症の初診　66
　1. 前頭葉症状のチェックと前頭側頭型認知症（FTD）　66
　　　［臨床メモ］行動障害型前頭側頭型認知症とBPSD　69
　2. アルツハイマー型認知症の前頭葉症状？：鑑別診断　70
　　2-1　前頭葉症状を伴うアルツハイマー型認知症　70
　　2-2　行動障害型前頭側頭型認知症の診断基準　70
　　2-3　意味性認知症の診断　71
　3. 前頭葉症状に関する家族指導　73
　　3-1　前頭葉症状を伴うアルツハイマー型認知症　73
　　3-2　行動障害型前頭側頭型認知症　73
　　3-3　意味性認知症　74
　4. 前頭側頭型認知症の補足知識　74
　　4-1　前頭側頭型認知症の種類　74
　　4-2　嗜銀顆粒性認知症　75
H. 歩行障害のある軽度認知症の初診　77
　1. 血管性認知症　77
　　1-1　血管性認知症の症状　77
　　　［臨床メモ］血管性認知症初期に伴いやすいBPSD　80
　　1-2　血管性認知症の診断　81
　　1-3　血管性認知症に関する家族指導　81
　　1-4　血管性認知症の補足知識　82
　2. 特発性正常圧水頭症（iNPH）　84
　　2-1　特発性正常圧水頭症の症状　84
　　　［臨床メモ］iNPH初期に伴いやすいBPSD　85
　　2-2　iNPHの診断と治療　85
　　2-3　脳室拡大所見"DESH"　86
I. 悲観的・不安の強い軽度認知症の初診　87
　1. うつと認知症の見分け方　87
　　1-1　うつの鑑別　87
　　1-2　うつとアパシーに関する家族指導　89
　2. 抗不安薬によるもの忘れや意識障害　90
　3. うつの基礎知識　91
　　3-1　うつ病とうつ状態（症状）　91
　　3-2　うつは認知症のリスク因子　92
J. せん妄と認知症の区別　94
　1. せん妄と認知症の見分け　94

         1-1 せん妄の鑑別　94
         1-2 せん妄に関する家族指導　96
   2. せん妄の基礎知識　97
K. 告知、説明　98

第2章　生活を診る　101

         ［臨床メモ］認知症の生活障害がリハ・ケアのターゲット　102
A. 生活状況の把握の重要性　103
   1. IADL　103
         1-1 予診　103
         1-2 診察　104
         1-3 認知症とIADLの困難　105
         ［臨床メモ］実行機能障害　106
   2. 基本的ADL　107
         2-1 予診　107
         2-2 診察　107
         2-3 認知症と基本的ADLの困難　108
   3. 社会生活を診る　108
         3-1 診察　108
         3-2 介護者への問診　109
         ［臨床メモ］社会脳　109
B. BPSD　111
   1. BPSDの基礎知識　111
   2. BPSDの診察　111
         ［臨床メモ］BPSD診察枠のすすめ　114
   3. BPSDと介護負担の定量的評価　115
   4. BPSDの治療　116
         4-1 抗認知症薬が処方されていない場合の薬剤　117
         4-2 抗認知症薬がすでに処方されている場合　118
         4-3 ケアと環境へのアプローチ　118
         4-4 効果評価　120
   5. BPSDの予防　121

第3章　補助診断　122

A. 画像診断　122
   1. 形態画像：MRI・CT　122
   2. 脳機能画像　123
         2-1 脳血流SPECT　123
         2-2 MIBG心筋シンチグラフィとDATスキャン　124

2-3　アミロイドイメージング　125
　　　2-4　タウイメージング　125
B. 血液検査　127

第2部　治療とフォローアップ

第1章　実践医療 …………………………………………………………… 132

A. 心構え　132
　1. 有効な質問「困り事」　132
　　　1-1　本人の困り事　132
　　　1-2　介護者の困り事　132
　2. 本人と介護者の関係性　133
　　　2-1　本人への質問　133
　　　2-2　介護者への質問　134
　3. 診察に必要な薬剤の予備知識　134
B. アルツハイマー型認知症の薬物療法と経過　135
　1. 軽度：健忘や見当識障害が中心のステージ　135
　　　1-1　第一選択薬　135
　　　1-2　アセチルコリンを増やす3剤からの選択　135
　　　1-3　アセチルコリンを増やす薬剤と興奮性BPSD　136
　　　1-4　メマンチンの併用　137
　　　1-5　興奮性BPSDへの薬物療法　138
　　　1-6　生活障害への対応　138
　　　1-7　介護者教育　139
　2. 中等度：実行機能障害で生活困難　140
　　　2-1　認知症治療薬　140
　　　　［臨床メモ］中期以降の認知症治療薬の効果　141
　　　2-2　BPSDへの薬物療法　142
　　　2-3　生活障害・介護負担　143
　　　2-4　支援拒否への対応　144
　　　2-5　熱中症対策　144
　3. 重度：基本的ADLの困難　145
　　　3-1　薬剤の再検討　145
　　　3-2　生活障害　146
　4. 終末期　147
　　　4-1　薬剤の再検討　147
　　　4-2　誤嚥　147
　　　4-3　経管栄養　147

C. レビー小体型認知症の薬物療法と経過　149
 1. 幻視や認知障害への対応　149
  1-1　アセチルコリンを増やす薬剤　149
  1-2　抑肝散　149
  1-3　メマンチンと向精神薬　150
  1-4　環境調整と心理状態　150
  1-5　説明「事実の伝達」　151
 2. パーキンソニズムへの対応　151
 3. 自律神経症状や転倒への対応　151
  3-1　便秘　151
  3-2　起立性低血圧と失神、転倒　151
 4. REM睡眠行動障害　152
 5. 経過　152
D. 前頭側頭型認知症の薬物療法と経過　154
 1. 行動障害型前頭側頭型認知症の薬物療法　154
  1-1　認知機能を高める薬剤　154
  1-2　興奮性BPSDへの薬物療法　154
 2. 行動障害型前頭側頭型認知症の経過　155
  2-1　軽度　155
  2-2　中等度　155
  2-3　重度　156
  2-4　車の運転　156
 3. 意味性認知症の治療と経過　156
E. 血管性認知症の薬物療法と経過　157
 1. 薬物療法　157
  1-1　薬剤　157
  1-2　アパシーとうつ　157
  1-3　興奮性BPSDの薬物療法　158
 2. 経過　159
F. 特発性正常圧水頭症（iNPH）の治療と経過　160
 1. シャント手術　160
 2. 薬物療法と経過　161
G. MCIの薬物療法と経過　162
 1. アセチルコリンを増やす薬剤　162
 2. 運転免許と薬剤治療開始　162
 3. 発症を遅らせるライフスタイル　163
 4. サプリメント　164

第2章　基盤知識 ……………………………………………………………………… 165

- A. アルツハイマー型認知症治療薬　167
  - 1. アセチルコリンを増やす薬剤（コリンエステラーゼ阻害薬）　167
    - 1-1　3剤　167
    - 1-2　他剤への変更　168
    - 1-3　アリセプト®減量投与　168
    - 1-4　スキンケア　170
  - 2. グルタミン酸受容体に働く薬剤　171
  - 3. 認知症治療に使われるその他の薬剤　173
    - 3-1　シロスタゾール　173
    - 3-2　ニセルゴリン　173
    - 3-3　ドパミン製剤　174
    - 3-4　漢方薬　174
- B. BPSDと生活障害の治療薬　175
  - 1. 抑肝散　177
  - 2. 抗精神病薬　178
    - 2-1　クロルプロマジン（コントミン®、ウインタミン®）〈定型〉　179
    - 2-2　チアプリド（グラマリール®、チアリール®）〈定型〉　179
    - 2-3　ハロペリドール（セレネース®）〈定型〉　179
    - 2-4　リスペリドン（リスパダール®）〈非定型〉　179
    - 2-5　クエチアピン（セロクエル®）〈非定型〉　179
    - 2-6　ペロスピロン（ルーラン®）〈非定型〉　180
    - ［臨床メモ］コウノメソッド流 定型抗精神病薬少量投与　181
  - 3. 抗てんかん薬　182
    - 3-1　バルプロ酸　182
    - 3-2　クロナゼパム　183
  - 4. 抗うつ薬　183
  - 5. 不眠・昼夜逆転への対応　184
  - 6. 抗不安薬　185
  - 7. 食欲低下、嚥下障害の薬剤　186
  - 8. 頻尿への対応　187
    - 8-1　夜間頻尿　187
    - 8-2　過活動膀胱治療薬　188
    - 8-3　心因性　189
    - 8-4　溢流性　189
    - ［臨床メモ］処方のポイント　189
- C. エビデンスと物語　191

第3部　BPSDと生活障害への対応

第1章　実践医療 …… 198

A．BPSD対応の原則　198
1. 医師の本人への対応　198
2. 医師の介護者への対応　198
   ［臨床メモ］BPSD対応に必須な「認知症の本質理解」　200

B．BPSDと生活障害各論　203
1. 受診を嫌がる　203
2. 寝てばかりいる　204
   - 2-1　ほめる作戦　204
   - 2-2　日中活動作戦　204
3. 怒りっぽい　204
4. 盗られた！　205
5. 嫉妬妄想　207
6. 目を離すと出て行く　208
   ［臨床メモ］認知症の人の賠償責任　209
7. 廊下で排尿　210
8. 着替えない・入浴しない　211
9. 集める　212
10. 転ぶ　213
    - 10-1　薬剤　213
    - 10-2　環境調整　214
    - 10-3　筋トレ・廃用予防　214
    - 10-4　安全かQOLか　215
11. 食べない　216
    - 11-1　食べ物の認知不良、味覚や嗅覚の低下　216
    - 11-2　薬剤による胃腸障害　217
    - 11-3　唾液分泌の低下　217
    - 11-4　咀嚼・嚥下機能の低下　217
    - 11-5　拒絶　218
    ［臨床メモ］胃薬としてプロトンポンプ阻害薬を安易に使わない　219

第2章　基盤知識 …… 220

A．本人への非薬物療法　220
1. 認知症の人の感覚世界を理解して共生するケア　220
2. 脳活性化リハビリテーション5原則　222
   - 2-1　快　222

2-2　双方向コミュニケーション　223
　　　2-3　ほめ合い　223
　　　2-4　役割　226
　　　2-5　失敗を防ぐ支援　227
　3．パーソン・センタード・ケア　227
　4．ユマニチュード®　229

B．介護者指導　233
　1．医師の仕事　233
　2．BPSDを防ぐ介護者教育　233
　3．精神的・肉体的支援　234
　　　3-1　介護負担　234
　　　3-2　燃え尽きない　235
　　　［臨床メモ］看護師が感じる困難　238
　　　［臨床メモ］ケアのコツ：笑い飛ばし（笑いヨガから）　239
　　　3-3　介護者のエンパワメント、そして障害との共存　239

C．認知症の病院・施設ケア　241
　1．医師の仕事　241
　2．施設ケア　241
　　　［臨床メモ］認知症終末期には経皮内視鏡的胃ろう造設術（PEG）は行わない　243

D．スタッフ教育　244
　1．医師の仕事　244
　2．スタッフに求められるもの　244
　　　2-1　MMSEやHDS-Rができる　244
　　　2-2　スタッフが認知症に気づける　245
　　　2-3　介護者指導・教育ができる　245
　　　2-4　ほめることができる　245
　　　2-5　介護保険の説明ができる　246
　　　2-6　地域包括支援センターを紹介できる　246
　　　2-7　研修会には医師とスタッフで参加する　246
　3．筆者のチームのパワー　247

第4部　ステージアプローチ

第1章　実践医療　250

A．健常者の認知症予防　250
　1．生活　250
　2．もの忘れ　250
　3．予防のライフスタイル　250

B. MCIステージ　252
C. 軽度認知症　254
　1. 生活　254
　2. 薬物療法　254
　3. 運動　254
　4. 家族指導　255
　5. 介護保険サービス　255
　6. ご近所　255
D. 中等度認知症　257
　1. 生活　257
　2. 医療　257
　3. 介護保険サービス　257
E. 重度認知症　259
　1. 生活　259
　2. 医療：認知症治療薬の中止　259
　3. 医療：抗精神病薬の中止　259
　4. 医療：抗痙攣薬の減量・中止　260
　5. 介護保険サービス　260
　6. 家族　260
F. 終末期　261
　1. 生活　261
　2. 医療　261
　3. 看取り　261
　　　［臨床メモ］口から食べるための経管栄養（PEG）　262
G. 発症年齢（年代）を考慮した医療　264

第2章　基盤知識　265

A. 進行過程　265
B. 終末期ケア　268
　1. アルツハイマー型認知症は高齢者の重要な死因　268
　2. 診断後の生存期間は約10年　268
　3. 多くの人が望まないPEG　268
　4. 看取りの判断〈イベントとトレンド〉　269

第5部　地域連携

第1章　実践医療　276

A. 地域のリソース　276

1．認知症疾患医療センターを活用　276
　　2．地域包括支援センター　276
　　3．認知症初期集中支援チーム　276
　　4．認知症の人と家族の会　276
　　5．認知症カフェ（オレンジカフェ）　277
　　6．行方不明　277
　　7．地域資源マップ　277
　　8．インフォーマルサービス　277
　　　　［臨床メモ］高齢者の居場所づくり「近隣大家族」　278
B．介護保険サービスの利用　279
　　1．主治医意見書　279
　　2．訪問調査への対応　279
　　3．介護支援専門員（ケアマネジャー）　280
　　　　［臨床メモ］ケアマネジャーの困った行動　280
C．成年後見制度と日常生活自立支援事業　281
　　　　［臨床メモ］成年後見監督人体験記　282

第2章　基盤知識　283

A．オレンジプランと新オレンジプラン　283
　　1．認知症疾患医療センター　283
　　2．認知症初期集中支援チーム　283
　　3．かかりつけ医認知症対応力向上研修と認知症サポート医　287
　　4．認知症カフェ（オレンジカフェ）　287
　　5．SOSネットワーク　287
　　6．認知症ケアパスと地域資源マップ　288
　　7．コールセンター　288

最後に　291
あとがき　293
索引　295
巻末資料　301

第1部 認知症の初診

第1部では、認知症に気づき、認知症と診断し、その臨床病型を明らかにする過程を解説します。日頃の診療の中で、医師やスタッフが「変だな」と気づき、生活状況を把握して認知症かどうかを判定し、さらにどんな症状があるかに基づいて臨床病型を推測して必要な検査を加え、臨床病型を明らかにします。「紙とペン」だけで、臨床病型に迫る実践医療のコツを伝えます。

認知症に気づき、症状や生活状況を把握して自ら診断し、そして治療を工夫することで、患者と家族の生活を改善し、支えることができるようになります。これこそが認知症医療の楽しさだと実感してもらいたいというのが、筆者の願いです。

第1章 病気を診る

　本書では、「診療所の外来に地域の高齢者が単独で、または家族介護者と共に受診に訪れ、認知症を専門としない医師が診察する」という場面設定を基本にしています。というのは、なるべく具体的な表現や声かけ例などを示したいからです。このため「家族・家族介護者」という言葉が出てきますが、施設や病院に勤務する読者であれば、家族を「施設介護者」や「看護師」などと適宜読み替えてください。

　もちろん、本書は、認知症を専門としない病院勤務医や、認知症専門医、また専門医を目指している医師にも役立つ内容です。

> **［臨床メモ］　認知症って病気？**
>
> 　認知症に向き合う基本スタンスを示します。
>
> 　認知症は脳に病変ができるという意味では病気です。しかし、①アルツハイマー病変である脳βアミロイド沈着の出現頻度を健常者で見ると、40歳以降に沈着する人が出現し始め、その頻度は加齢とともに上昇します。②認知症の年齢階層別有病率（図1-34；98ページ）を見ると、95歳以上の約8割が認知症です。このように、病変ができる最大の要因は加齢であり、加齢こそが認知症の最大のリスクです。確実な認知症予防法は「長生きしないこと」と、図1-34からわかります。
>
> 　ところで、病気とは何かを考えてみましょう。生化学検査の場合は、健常者の95％が入る値を正常値といい、残り5％を異常値と見なします。多数派が正常、少数派が異常（病的）ということです。この観点から見ると、若年性認知症は、60歳代前半で有病率が1％台なので確実に病気です。ところが、90歳以上になると過半数が認知症です。認知症になることが正常で、認知症にならないのが異常ともいえます。
>
> 　アルツハイマー型認知症治療薬に関する過去の257研究を振り返ったメタ分析では、85歳以上の高齢者では薬物療法のデメリットがメリットを上回る可能性が指摘されています（141ページ）。目安として、75歳までは病気と捉えてしっかり治療する、85歳以上は加齢と捉えてマイルドに治療する、そして、年齢にかかわらず非薬物療法を指導することが基本原則だと筆者は考えています。運動（筋活動）で脳を元気にするホルモンの脳由来神経栄養因子（brain-derived neurotrophic

factor：BDNF）が放出されて、アルツハイマー型認知症の進行が遅延することも報告されています（254ページ）。運動したり、前向きな気持ちをもったり、介護者教育で仲良く暮らせるようにすることが、「穏やかな生活を支える」という点では薬物療法を上回ると思います。

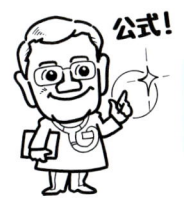

○認知症は老化に伴う病気
○非薬物療法で「穏やかな生活を支える」が基本

注：「認知症」の定義について
本書では、米国精神医学会によるDSM-5で示された認知症（major neurocognitive disorders）に従って、「手助けなしに独居生活を送るのが困難なレベルにまで認知機能が低下した状態」を認知症としています（27ページ）。

A 診察態度

認知症の人は、失敗が増え、不安を抱えています。しかし、病識がないので、多くの場合、本人は受診が必要とは思っていません。ですので、患者に「今日は受診してよかった」と感じて帰ってもらうことが必要です。

診察のときは、
　①患者の正面に向き合って（カルテやパソコンの画面を見ながらは×）、
　②笑顔で挨拶、
　③難聴があっても大声を出さず、優しい言葉かけで、
　④本人の困っていることを尋ね、
　⑤最後に「今日は笑顔を見せてくれてありがとう」と感謝を伝えます。

こうすれば、「また来てもいい」と感じてもらえます。**おもてなしの気持ちが必要な**のです。このような接し方で信頼関係ができ、内服コンプライアンスも上がるはずです。

高齢者では耳の遠い人が多いですが、大声で話すと患者は叱られていると感じてしまいます。耳元で普通の声で話すことが望まれます。高齢者は雑音の中から声を聴き分ける能力が低下しているので、静かなところで、笑顔で向き合って話しましょう。また、A4サイズの紙をメガホン状に丸めて小さい穴のほうを患者の耳元に近づけて話すと、普通の声でも聞き取ってもらえます。自分自身が「大声で怒鳴られて叱られているとき」と「耳元でささやかれているとき」を想像してください。前者は嫌な気分、逆に後者は気持ちがいいですね。これはユマニチュード（229ページ参照）の技法の一つです。決して患者に大声を上げてはいけません。嫌われます。

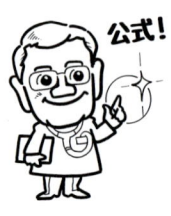

○きちんと向き合って笑顔、大声は禁物

B 認知症に気づく

　最も遭遇する頻度の高い認知症はアルツハイマー型認知症ですので、「もの忘れ」が認知症の代名詞となっています。しかし、私は**病識低下**こそが、アルツハイマー型認知症の本質だと日頃から訴えています（詳細は28ページ）。もの忘れをしても自覚があれば、生活が破綻しません。しかし、もの忘れの自覚をなくし、もの忘れへの対応策（メモなど）をとれないために生活に困難が生じているのが、アルツハイマー型認知症を代表とする認知症です。そして、病識が低いので、自ら進んで認知症を診てほしいと言い出しません。さらに、認知症の特徴の一つに「**取り繕い**」があります。ですから、意図的に観察する、すなわち「認知症かな？」という疑いの目で診ないと、取り繕いにごまかされて、認知症を見過ごしてしまいます。本項では、「認知症を見過ごさないコツ」がテーマです。

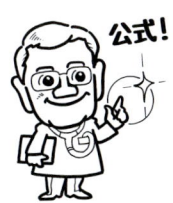

○見過ごさない！ 意図して診よう 認知症

1. 気づき「変だな？」

　以下に、認知症を疑わせる変化を列挙します。変化に敏感になるためにも、日頃の診察からこれらの点を頭に入れておくとよいでしょう。変だなと気づいたら、①簡便な認知テストと問診、②家族からの生活状況、をもとに、認知症を早期発見しましょう。

1-1　医師の診察での気づき

＊**薬がたくさん余る**——服薬管理は、健常高齢者の9割ができます。一方、認知症者の8割以上ができません。服薬管理ができなければ、認知症の疑い濃厚ということです。認知症で特に困るのは、糖尿病の薬や抗凝固剤の管理です。飲み忘れや、飲んだことを忘れてもう一度内服してしまうこと（この場合は不足）などがありますので、この点でも、認知症を見逃さないことが大切です。

＊**薬が不足する**——不足するのも要注意です。薬を袋ごとしまい忘れて、見つからな

くなります。これも認知症で多い症状です。前頭葉症状として易怒性がある場合は、受付に「薬が不足していた」などとクレームをつけて怒ります。

* **予約日に未受診**──予約日を忘れて来ない、また、来たばかりなのにそれを忘れて再度受診するということも出てきます。
* **同じ質問を何度も繰り返す**──「次の受診日はいつですか？」などの質問を、診察中に何度も繰り返すことが見られます。また、症状を（初めて言うがごとくに）何度も訴えることもあります。
* **話を理解できない**──検査の説明など、話が通じなくなります。
* **身だしなみの変化**──以前と比べて服装がだらしない印象になったら、認知機能低下が疑われます。ボタンのかけ違い、靴下が左右で異なる、セーターが裏返し、季節に合わない服装（冬でもないのに何枚も重ね着）、いつも同じ服装で来るようになった、袖口や襟首に汚れが目立つ、食べこぼしが付着しているなど、不自然と思われることに注意を向けてください。男性では、排尿時の汚れやチャックの閉め忘れなどです。
* **趣味や外出をやめた**──意欲が低下し、趣味をやめたり、コーラスなどのサークル活動をやめ、出不精になったら認知機能低下を疑ってください。
* **次の受診日**──次の受診日を決めようとしたとき、手帳をなかなか取り出せない、当該日のスケジュールを確認するのに手間取るなどが、認知機能低下を疑わせます。認知症が進むと、用事が入っているのに「いつでも大丈夫です」と確認もしないで答えるようになります。

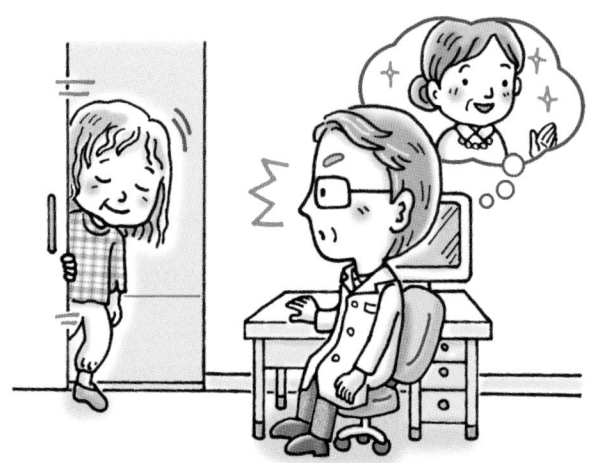

身だしなみの変化①－だらしなくなる－

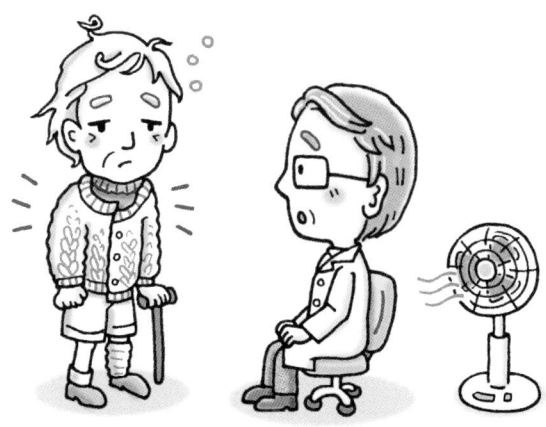

身だしなみの変化②－TPOに合わない－

* **振り向き徴候と取り繕い**──質問への答えに自信がないと、付き添いの人を振り向いて、確認や救いを求めます。認知症の特徴です。また、わからない質問にはうまく取り繕って答えます。これについては16〜17ページで詳しく解説します。
* **他医の処方確認**──「他の先生からどんな薬が出ていますか？」という質問に対し、「何だろうね」などと応じ、正確に答えられません。

1-2　看護師の気づき

* **理解困難**──検査や処置をしようとしても、説明を理解できません。尿コップの置き場所を教えても間違えたり、うまく採尿できなかったりします。
* **会話**──前回の受診からの変化を確認する問診や、世間話の中で、時間や場所がずれています（見当識障害）。前回の受診がいつ頃だか思い出せないなどもあります。
* **身だしなみ**──TPOに合っていない、だらしなくなった、いつも同じ服装、汚れている、などが見られます（前出）。
* **活気がない**──以前よりも活力がないように感じられ、笑顔も乏しくなります。うつも含めての気づきとなります。
* **血圧手帳など**──記録が滞るようになったり、持ってくるのを忘れるようになります。また、バッグから捜し出すのに手間どります。

1-3　受付での気づき

* **1万円札**──いつも支払いに大きなお札を出します。そして、財布の中には小銭がいっぱいです。

* **予約日**——次の予約日を何度も聞き返します。また、予定外の受診があったり、薬の余りや不足なども見られます（前出）。
* **受診券忘れ**——受診券や保険証など、受診に必要なものを持参し忘れます。
* **クレーマー**——保険証を返してもらっていない、薬が足りなかったなどを訴えます。以前と変わってクレーマーになったら前頭葉症状（脱抑制・易怒性）かもしれません。
* **履き物の間違え**——自分の履いてきた靴を忘れてしまいます。そして、見つからないので盗られたと言う場合もあります。他人の靴を履いていってしまうことは健常者でも稀にありますが、要注意です。
* **忘れ物**——待ち合いの椅子にバッグなどを置き忘れることが頻回だと、要注意です。
* **受診券の取り出し**——バッグから受診券や保険証を取り出すのに、あちこち捜して時間がかかります。

1-4　家族などの気づき

　日々の生活を見ている家族が、「さっき説明したのに、また聞いてくる」「覚えているはずの大切な出来事や用事のことをすっかり忘れてしまった」など、変だなと感じて、家族や施設介護者、ケアマネジャーなどから連絡があった場合は、認知症の疑いが濃厚です。加齢とともにもの忘れの頻度は徐々に増えていきますが、それとは異なり、「今までと違うな」という「異質さ」が表れたら、認知症の始まりのことが多いので、精査しましょう。量的変化から質的変化になったら認知症を疑うのです。

　家族から生活情報を得たいが、受診に家族が付き添わない場合は、以下のように対応します。

（1）家族記入の問診表（12ページ）を患者に持ち帰ってもらい、家族が記入して、家族に届けてもらいます（家族評価を本人が見ると、家族との関係悪化のリスクがあります）。

（2）家族に電話連絡するなどして一度来院してもらい、問診票などを記入してもらいます（本人と一緒でも別の日でもかまわない）。あわせて、生活状況を聞き取ります。

（3）家族が送迎だけをしている場合は、受付に立ち寄ってもらい、問診票を記入してもらいます。

　これらの徴候に気づいたら、次のステップは認知症の確定です。

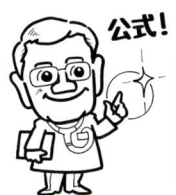

○認知症初期症状＝生活管理能力の低下
　　　　　　　　（＋意欲低下＋病識低下）
○認知症初期症状＝量的変化から質的変化へ

2．認知症の確信を得る問診と徴候

　認知症に気づいた後、認知症と確信するのに有効な質問と徴候を示します。詳しくは後述しますので、ここでは簡潔に示します。「アルツハイマー型認知症らしさ」についてまとめた**表1-2**（17ページ）も参考にしてください。下記の簡単な問診や徴候で認知症が疑われたら、次項「認知症の確定」です。

2-1　問診
1)「最近どんなニュースがありましたか？」

具体的な出来事・固有名詞などを答えられれば認知症ではありません（15ページ参照）。

2)「もの忘れはひどいですか？　それとも年相応ですか？　もの忘れで困ることがありますか？」

「年相応です」と答えるなど病識の低下を示し（障害の自覚に乏しい）、「何も困っていない」と言い張るのが認知症の特徴です（詳細は28ページ）。

2-2　認知症のスクリーニングに役立つ徴候
1) 山口キツネ・ハト模倣テスト

　影絵のキツネとハトの形を手で示し、手で模倣ができるか見ます。軽度の認知症でハトの模倣が困難になります（18ページ参照）。

2) 振り向き徴候

　家族などの付き添いがいる場合に、質問に答える前に家族のほうを振り向いて確認を求める徴候です。例えば、「お子さんは何人ですか？」と聞くと、（振り向いて）「おい、二人だっけ？」などと家族に確認します（16ページ参照）。

C 認知症の確定（認知症としての初回診察）

　ここでは、医師が、認知症の診断を行うときの基本診療術を解説します。どんな医師にも理解してほしい、基本診療術です。

　認知症であるかどうかの判断には、生活状況の把握が必須なので、家族がいれば家族から情報を収集することで認知症かどうか判別できます。単独受診の場合は「次はご家族と受診してください」と伝え、家族同伴の受診を促してください。認知症になると病識低下や取り繕いがあるので、本人の話は信頼性が低くなります。独居の場合は、それ以外の所見から生活状況を推測します。

　後述する簡便な認知機能評価テストやMMSEまたはHDS-Rを実施して認知機能を評価し（看護師などのスタッフが実施できるようにトレーニングしておくとよいでしょう；詳細は18～25ページ）、日頃の生活状況と合わせて判断します。このとき、せん妄（意識障害で症状が変動；94ページ）ではないこと、うつではないこと（87ページ）、統合失調症のような妄想がないことを確認して、認知症と判断します。

1. 介護者と本人からの病歴聴取

1-1 病歴

　病歴は本人と介護者の両方から聴取することが大切です。介護者からは、これまでの経過や現在の生活状況を、**本人のいないところで**聴取します。本人の前で「最近ぼけてきて困ります。もの忘れはひどいし、買い物もできなくなりました」などと介護者がネガティブなことを並べ立てた途端に、ご本人の顔が曇りますので、注意しましょう。初発症状は必ず記載します。それから、どのような症状がどのような順番で出てきたのかを聞き取ります。診察前に、例えば「同じことを繰り返し聞くことはありますか？」や「物をしまい忘れて出てこないことはありますか？」など、認知症の症状を列記した認知症初期症状11項目質問票（SED-11Q；12ページ）を介護者に記入してもらうと、認知症が疑われるかどうか見当がつくので有用です。本人を診察する前に目を通しておくと、本人への聴取がスムーズに運びます。

　既往歴では、糖尿病・高血圧症・脂質異常症といった認知症のリスク因子、脳血管障害、心疾患（特に不整脈）の既往、胃の手術歴（ビタミンB_{12}欠乏）、甲状腺疾患などをチェックしておくことが大切です。

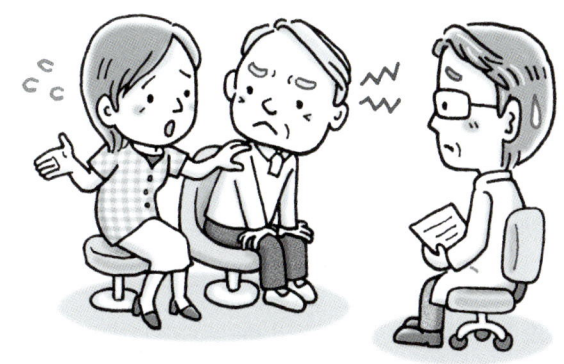

病識低下
介護者「ほんと、困ってるんです」
患者「何も困ることはないって言ってんだろ！ おまえのほうがボケているのに‥‥」

　「生活に支障をきたすレベルの認知障害」があることが認知症の要件なので、**買い物・調理・掃除・金銭管理・旅行・服薬管理**といった生活状況（**生活管理能力**）の把握は必須です。独居・同居、家族の状況、主介護者、介護保険の認定・利用状況や利用希望の有無なども聞き取ります。

　次いで、本人から病歴を聴取します。このとき、介護者からの情報をすでに得ているので、本人の言うことが正しいか、病識がどれだけあるかを判定しながら、本人の話に耳を傾けます。多くの場合、介護者から困っている症状や生活状況が寄せられ、本人が「困っていない」と言う、見解の食い違い（病識低下を示す証拠）があれば認知症が疑われます。

　なお、筆者の場合は、介護者からの病歴聴取を診療チームのスタッフに任せています。医療施設では、看護師など、問診票を活用して病歴聴取ができるスタッフを育てておくと、診療が楽になり、効率よく行えます。時間が許せば、医師が直接介護者から病歴・生活状況を聴取することで、スキルアップできます。

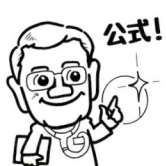

- **認知症は生活障害**
- **介護者が困っていて、本人は困っていないと主張（自覚なし＝病識低下）→ 認知症**

1-2 チェックリスト

介護者がいれば、生活状況をチェックします。認知症は生活状況に変化が現れる病気だからです。「一人暮らしに手助けが必要な程度にまで認知機能が低下」したら認知症です。

そこで、**認知症初期症状11項目質問票（SED-11Q；表1-1；巻末資料）**を、生活を見

表1-1 認知症初期症状11項目質問票（介護者用）

介護者記入

認知症初期症状11質問票

記入日 ：　　年　　月　　日
患者様お名前　　　　　　　ID
記入者お名前　　　　　　　関係

記入方法　家族等　・　家族等から聞き書き

最近1か月の状態について、日々の生活の様子から判断して、あてはまるものに〇を付けてください（ただし、原因が痛みなど身体にあるものは除きます）。

	同じことを何回も話したり、尋ねたりする
	出来事の前後関係がわからなくなった
	服装など身の回りに無頓着になった
	水道栓やドアを閉め忘れたり、後かたづけがきちんとできなくなった
	同時に二つの作業を行うと、一つを忘れる
	薬を管理してきちんと内服することができなくなった
	以前はてきぱきできた家事や作業に手間取るようになった
	計画を立てられなくなった
	複雑な話を理解できない
	興味が薄れ、意欲がなくなり、趣味活動などを止めてしまった
	前よりも怒りっぽくなったり、疑い深くなった
	認知症初期症状11質問票　合計項目数

次の2項目も、あてはまるものに〇をつけてください。

	被害妄想（お金を取られる）がありますか
	幻視（ないものが見える）がありますか

介護者が客観的に評価して11項目中3項目以上該当すれば、認知症を疑う。下の妄想と幻視の2項目は、一つでも該当すれば受診を勧める。用紙とマニュアルは山口晴保研究室ホームページよりダウンロードして利用可。

ている家族につけてもらいます。3項目以上にチェックがつけば認知症が疑われます。4項目以上なら強く疑われます。この質問票には付帯2項目があり、幻覚や妄想の有無を質問します。これら2項目は、一つでもチェックがついたら受診を勧める項目です。このように、介護者による生活状況の客観的な評価で、認知症かどうかが、ある程度推測できます。ただし、介護者と本人が不仲だとチェック数が多く、つまり厳しい評価となり、仲良しだとチェック数が少ない、つまり甘い評価になる傾向があります。

この質問票は、上記の介護者用に加えて、本人用があります。認知症になると、本人は介護者よりもチェック数が少なくなる傾向があります。自分に対して甘い評価になるのです。これが認知症特有の「病識のなさ」(詳細は28ページ)を示しています。

この質問票は山口晴保研究室のホームページからダウンロードできます(巻末資料)。

1-3　行動・心理症状(BPSD)の問診

幻覚・妄想や徘徊、暴言・暴力などを、認知症の行動・心理症状(behavioral and psychological symptoms of dementia：BPSD)といいます。介護者に「どんなことで困っていますか？」などの質問をして、介護者が困っている症状(多くはBPSD)を把握します。そして、これこそが治療の一番の標的となります。また、本人にも困ることを聞き、本人の話を傾聴して、本人の思い(生き方や介護者への対応、社会での活動など)を理解しておくことが、QOLを高める医療に必須です。認知機能を高めることが治療の目標ではなく、**本人・介護者の困る症状を減らし、QOLを高めること**こそが治療目標だからです。

2. 認知機能を推測する問診

ここでは、患者に答えてもらうことで、認知機能を推測するのに役立つ簡単な質問を例示します。家族が口をはさまないよう、家族の座る位置は、患者から斜め後方に少し離しておくとよいです。家族が口出ししにくくなる効果と、本人が家族に助けを求めて振り向く動作(振り向き徴候)が明瞭になる利点があります。それでも家族が口を出す場合は、医師が口に指を当てて「シーッ(静かに)」というジェスチャーを示します。

下記に示すような簡単な質問への回答内容、そのときの表情やしぐさから認知症の確信をもつことができます。ただし、いきなり質問するのではなく、笑顔でコミュニケーションを図る中で、下記の質問を盛り込んでください。なるべく患者本人が答えやすい質問から始めます。

筆者の場合は、「どんな楽しいことがありましたか？」といった、ポジティブな内容

を引き出す質問（認知症の人は「何もない」と答えることが多いのですが）や、「生活状況を教えてください。何人で生活していますか？　一緒に暮らしている人はどんな関係ですか？　食事の用意はどなたがなさっていますか？」など、比較的簡単に答えられ、しかも認知症の診断や今後の対応に役立つ質問をしながら、心を開いていきます。

筆者は下記の順に質問することが多いですが、順番はかまいません。まずは世間話から入って下記の質問につなげます。

2-1　「お待たせしてすみませんでした。今日は何分くらい待ちましたか？」

「15分くらい待った」と具体的に答えられれば○または△（実時間と違っている）。「ずいぶん待った」などと具体性がなければ×。これで、時間の見当識の予想がつきます。

2-2　「今日は暖かい（寒い）ですね。今、何月ですかね？」

さりげなく質問してみることで見当識をチェックします。うまくやらないと、相手に警戒されます。

2-3　「今日はご自分からここへ来ようと思いましたか？」（初診の場合）

この質問の目的は、本人の意思で受診したのか、それとも受診したくなかったのに家族に連れてこられたのか、「本人の気持ち」を聞いておくことにあります。認知症の場合は、認知障害への自覚が乏しく、本人からは受診したがりません。もの忘れが心配で自ら受診してくる場合は、うつか軽度認知障害（mild cognitive impairment：MCI）の場合が多く、認知症の場合でも超早期です。一方、認知症になってしまうと、多くは受診を嫌がります。ですから、嫌がって来たのか、自ら進んで来たのかを聴取すると診断に役立つだけでなく、病識低下もわかります。

また、あとから薬を処方する場合、前者ならスムーズですが、後者の場合は本人が納得する根拠を示して処方する必要があります。告知をどうするかという判断も、本人の気持ち（自覚）を考慮して行う必要があります。

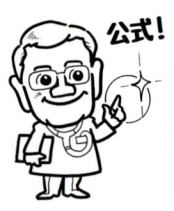

公式！
- 不本意ながら家族に連れてこられた
　　→　アルツハイマー型認知症ほか
- もの忘れが心配で自ら受診　→　うつ、MCI

2-4 「何か困ることはありませんか？」

これも前項に関連する質問です。家族が困って受診させているのに、本人が「困ることはありません」と即座に言えば、9割以上が認知症です。自覚のなさが、アルツハイマー型を代表とする認知症の特徴であり、本質だとわかっていただけると思います。そして、この自覚のなさが、介護の困難を引き起こしています。病識の低下した患者の介護はとても大変なのです（詳細は28ページ）。

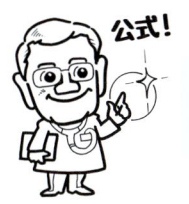

公式！
- 家族が困って受診 → 認知症
- 本人が困って受診 → うつ、MCI

2-5 「テレビなどで、最近どんなニュースがありましたか？」

健常者は、具体的な事実を示します。例えば、「フランスで飛行機が墜落して150名も亡くなりました」（2015年3月、執筆時点の事故）などと、地名や人数などが入った答えです。一方、認知症の人からは具体的な答えが得られません。「いろいろありますね。あまりに多くてわかりません」「私はNHKしか見ないんです。ニュースもいっぱいやっていますね」といった回答には、まったく具体性（何らかのイベントの名称やアクシデントの状況など）がないですね。さらには、「ニュースですか……（まいったなという表情）。夜は早く寝るので」と文脈がおかしければ、認知症も進んでいます。これだけでも、けっこう役立つ質問です。記憶は、自身のことは残りやすいが、社会の出来事など関わりのないことはすぐに忘れるという性質をもっています。ですから、社会の出来事の記憶を尋ねると、認知症かどうかの判定に役立ちます。

具体的なイベント（名称や概略、キーワード）が出ればOKです。

この質問が有益なことは、実践医療の大家である故・高橋智先生（岩手医科大学）に教えていただきました。

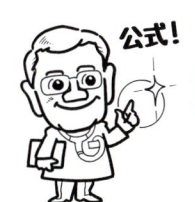

公式！
- ニュースに具体性がない＝認知症

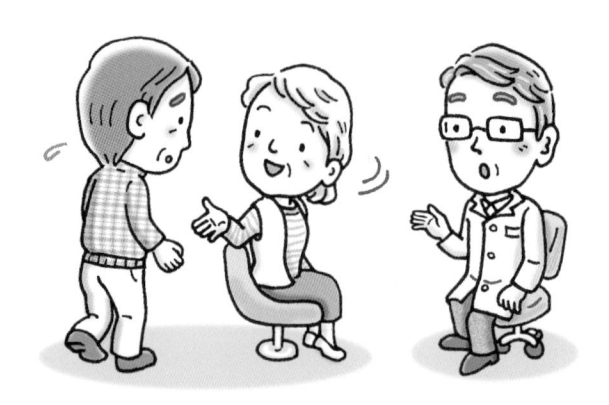

振り向き徴候―夫の名前も？―
医師「一緒に来られた方のお名前は？」
患者「ほら、あなたのことを聞かれてますよ」

2-6 「この方はどなたですか？ 紹介してください」

　診察に同伴者がいる場合は、同伴者を紹介してもらいます。娘なのに、「お姉さんです」などと答えれば、認知症は中等度以上に進んでいます。「この方のお名前は？」「この方のお歳は？」「何歳違うのですか？」「この方のお仕事は？」など、派生した質問をして、あとで、同伴者に確認します。軽度では、誰かはわかっていますが、細かく聞いていくとわからなくなります。自分で答えずに「ほら、あなたのことを聞かれていますよ」などと同伴者に質問を振れば、認知症の可能性が高いです。上記の質問のどれでも、同伴者に確認を求める・救いを求めるのは**振り向き徴候**です。例えば、「お子さんは何人ですか？」に対して、同伴者のほうを振り向きながら「おい、二人だっけ？」と確認を求めるのが典型です。

2-7 「昨晩はどんなものを召し上がりましたか？」

　残念ながら正解がわからないのですが、具体的なおかずがいくつか出てくれば○です。認知症の人は、「いつものと同じです」「代わり映えしないですよ」など、やはり具体性のない答えが返ってきます。重要でないことは健常者でも忘れてしまいますが、翌日でしたら残っていてほしい記憶です。前夜がレストランでのご馳走だったなど情動にインパクトを与えるイベントがあると、認知症でも記憶に残る可能性があります。

2-8 「ところで、お歳はいくつですか？」

　年齢を尋ねてみます。「いきなり聞かれてもわかりませんよ」「いい歳です」などと、数字が出ない。中には「女性に歳なんか聞くものではありませんよ」と説教された

り……。すべて認知症です。聞かれていない生年月日を答えてくれるのも、おそらく認知症です。毎年変化する歳は答えられなくなっていますが、一生変わらない生年月日は、記憶に残っています。そして、自分が生年月日を覚えていることを、懸命にアピールします。生年月日を聞かれていないのに、自ら答える点が取り繕いです。

手順の解説としては上述のようになりますが、実際は5分も会話すれば、認知症かどうか、さらには、どの臨床病型の認知症かまで、ある程度判断ができます。判断のポイントは、例えばアルツハイマー型認知症であれば、**取り繕い**などの特徴が目立つかどうかですが、**表1-2**にいくつかを紹介します。

普段から、高齢の患者と、このような会話をしていることが大切です。たくさんの健常者の答えを聞いていると、「あれ、変だな」と、認知症のサインである取り繕いや振り向き徴候を見逃さないようになります。

看護師など他の診療スタッフにもこのスキルを身につけてもらえば、患者とのさりげない会話の中で、効率的に「怪しいぞ?」と気づくようになるでしょう。

なお、工藤ら[1]が、振り向き徴候は健常高齢者の2%、MCIの14%、軽度認知症の88%に出現する(同伴者がいる場合の割合)と報告しているように、**振り向き徴候は診断意義の高い症状**です。

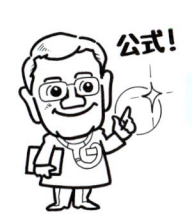

公式!
○**取り繕い+振り向き徴候=認知症**

表1-2 アルツハイマー型認知症らしさ(初診時)

①困ることなし、連れてこられた	家族が困っているのに、本人が「困ることはありません」と言えば、9割以上が認知症。自ら受診するのではなく、困った家族に連れられて、渋々受診する。
②最近のニュースに具体性がなく、文脈がずれる	「最近、世の中でどんなニュースがありましたか?」と尋ね、「◯◯がありました」といった具体的なイベントが出ず、「夜は早く寝ますから」「NHKしか見ません」など文脈が変な言い訳をする。
③振り向き徴候	「お子さんは何人ですか?」と尋ねたときに、「二人だっけ?」などと家族のほうを振り向いて確認や助けを求める。
④取り繕い	質問に答えられないときに、もっともらしい言い訳をする。歳を答えられないと、生年月日を誇らしげに答える。笑ってごまかす。

> **📋 カルテの中から：具体性のない会話例（中等度認知症）**
>
> 山口：美味しい物は何ですか？
> Aさん：ごく普通のものです……風邪を引かないので。
>
> 山口：食べ物で何か好きなものはないですか？
> Aさん：そんなの考えていない。娘がほとんど作っているから。
>
> 山口：楽しみは何ですか？
> Aさん：たいしたことはないですね……本を読んだり。
> 山口：どんな本を読むのですか？
> Aさん：そんなに難しいのでなく……。

3．簡単な認知テスト

　認知症のスクリーニングに有用で、しかも短時間で実施でき、認知テストらしくないもの（患者の心理負担になりにくいもの）を紹介します。すべて"紙とペン"で実施できます。

　本人に警戒されずに行うため、例えば「これ、皆さんにやってもらっているのですけど、やってみていただけますか？」などと声かけします。下記の山口キツネ・ハト模倣テストの場合は、「手の動きをチェックします」と言って、先にバレー徴候（閉眼で手掌を上に向けた回外位での両上肢の水平挙上を指示し、手の回内と落下があれば運動麻痺を示す）を見たり、交互変換運動（手の回内・回外を素早く行う運動で、パーキンソニズムでは動きが小さく遅くなり、麻痺や運動失調では拙劣になる；図1-20；55ページ）を行ってもらったあとにこのテストを実施すると、認知テストではなく、手の運動機能の評価だと誤解してくれます。

　筆者の外来では、山口キツネ・ハト模倣テストと時計描画、立方体模写をルーチンに行います。どんな名答が出てくるかと、「サルも木から落ちる」ということわざの意味を聞くのは楽しみでもありますので、時間が許すときは尋ねます。

3-1　山口キツネ・ハト模倣テスト

　筆者がプロトコルを開発した、手指模倣課題です[2]。検査方法の手順は以下です。
　①患者と相対して、座ってください。

②指示は「私の手をよく見て同じ形を作ってください」と一度だけ言います(了解が悪ければ繰り返してもよい)。

③最初は影絵のキツネの形です。**図1-1A**の形を約10秒間提示します。この間は無言で、「キツネ」や「よく見て」などと言ってはいけません。心の中で10秒カウントし、模倣を評価します。

④次にキツネと同じ指示を繰り返して、両手で作ったハト(**図1-1B**)を10秒間提示します。両手掌が自分のほうに向き、母指が組み合わさっています。この間は無言で、模倣ができているかを評価します。

⑤キツネ・ハト共に提示している10秒間のうちに模倣ができれば○、できなければ×とします。×の場合は、エラーパターンを記録します。

　これは、相手の手指の形を見て、その通りにまねる課題です。したがって、キツネとかハトとか言語指示をしてはいけません。それでは別のテストになってしまいます。見本を提示して、教示後は無言で10秒待って正否を判定します。すると、キツネは重度認知症でない限り大部分でできますが、ハトは認知症の人の7割が失敗します。なお、健常者でも2割が失敗、軽度認知障害(MCI)では5割が失敗します。しかも、アルツハイマー型認知症(ADD)では両手掌が外に向くパターンの誤りが多く(**図1-1C**)、レビー小体型認知症(DLB)では両手掌は内向きですが、手の組み合わせの形が誤っているパターン(**図1-1D**)になる傾向があります。

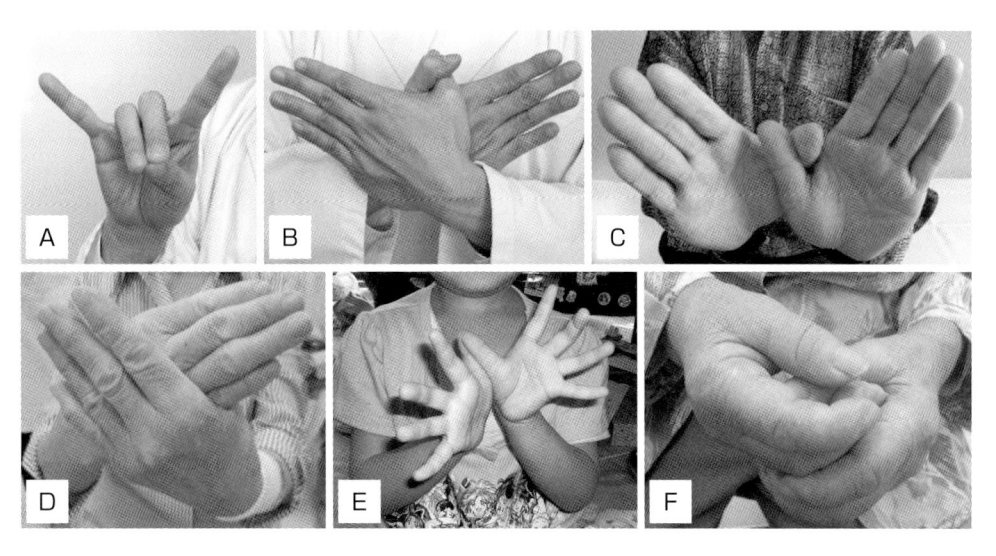

図1-1　山口キツネ・ハト模倣テスト
A：キツネの提示、B：ハトの提示、C：ADDに多いハトの失敗、D：DLBに多いハトの失敗、E：3歳児はADDのパターン、F：重度認知症で多いハトの失敗。

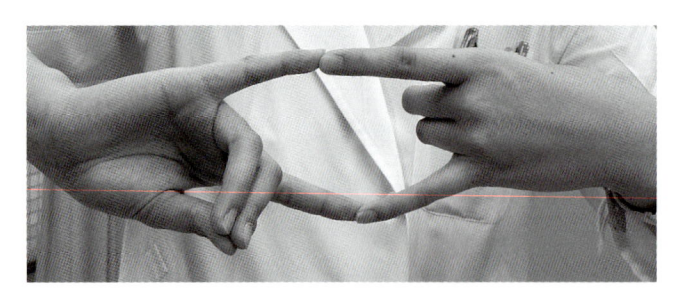

図1-2 「逆さキツネ」の提示

　アルツハイマー型認知症では早期から頭頂葉の機能が低下して、他人の目から見たらどう見えるかと、脳の中で画像の向きを180度変えて、他者の視点で見る機能「第三者視点取得」が障害されます。このため、両手掌が外を向くパターンになりやすいと考えています。第三者視点取得の機能は4歳頃から発達するので、3歳児までは両手掌が外を向くアルツハイマー型認知症と同じパターンをとります（**図1-1E**）。レビー小体型認知症では、視覚認知障害により形の正確な再現が難しくなります（**図1-1D**）。重度では形が大きく崩れます（**図1-1F**）。このテスト、たとえ間違ったとしても、本人が誤りに気づかないので、本人の気持ちを傷つけないで済みますし、また、テストらしくなくゲーム感覚で気軽にやってもらえて、30秒で認知症かどうかがある程度わかる優れものです[2]。

　詳しい実施マニュアルは、山口晴保研究室のホームページに掲載しています。

　この「キツネ・ハト」より難しい課題も紹介しておきます。「逆さキツネ」です。**図1-2**に示すように、両手でキツネを作って、片手は手掌を外側（前腕回内位）に、もう一方の手は手掌を内側（前腕回外位）にして、左右の示指と小指を合わせた形を作ります。そして、同様に「私の手をよく見て同じ形を作ってください」と教示して、10秒間で判定します。難易度が高いので、認知症では大部分の人が模倣できませんが、健常でもできない人がいます。これが模倣できれば、認知症でない可能性が高いという課題です。

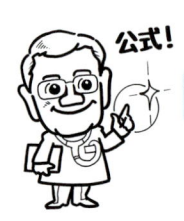

○ **手指ジェスチャー模倣の失敗＝認知症**

3-2 「〈サルも木から落ちる〉ってどんな意味ですか？」

比喩的なことわざの意味を問うテストです。Figurative proverb test（比喩的ことわざテスト）として筆者らが発表しました[3]。認知症になると、字義通りの解釈が増えます。「サルが落ちた」から抜け出せません。例えば、「サルはすばしっこくて木登りが上手だけど、油断して落ちる」「サルは木登りが上手なはずだが、うっかりすると落ちる」など、「その道の名人でも時には失敗することがある」という比喩の意味（サルではなく人が失敗する）を答えられません。

認知症が重度になると、脱線や作話、言い訳が出てきます。例えば、「言葉通りの意味だね。サルも木からたまに落ちるんかね」、「サルを飼っていた人がちゃんと見ていなかったのではないですか。私に言われてもサルを飼っていないからわからない」、「サルも木から落ちる、先生いきなりおっしゃるからわからない。びっくりした。ところで、お背が高くて先生素敵だわ」となります[3]。

認知症の人は質問に対して「びっくりした」「いきなり言われても」という表現をしばしば用います。また、医師を賛辞するのは、「これ以上私を質問で責めないで」というメッセージです。世辞を言うような社会性は保たれているので、気をつけないと認知症を見過ごしてしまいます。

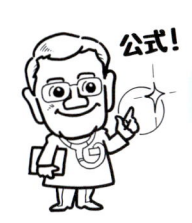

公式！
○比喩表現を字義通りに解釈＝認知症

3-3 落とし穴課題（Pitfall task）

1枚の画像を見せて、その画像の示す意味（状況）がわかるかどうかをチェックする課題です[4]。図1-3に示すイラストを見せ、「何が起こっている？」と質問して、その全体像を捉えられるか（正解は「落とし穴」）、また「（人物を指しながら）真ん中の人は何をしている？」と質問して、登場人物の行動意図を読み取れるか（正解は「落とし穴に落ちるところを想像しながら隠れて見張っている」）という点から、認知症らしさを見抜く簡便な検査です。最初の質問で「落とし穴」と気づけたのは、健常者の65％、MCIの33％、軽度アルツハイマー型認知症の25％、中等度アルツハイマー型認知症の0％でした[4]。中央の人物については「かくれんぼ」などと答え、右上部の人物については「バンザイ」などと答えるのが、アルツハイマー型認知症の特徴でした。

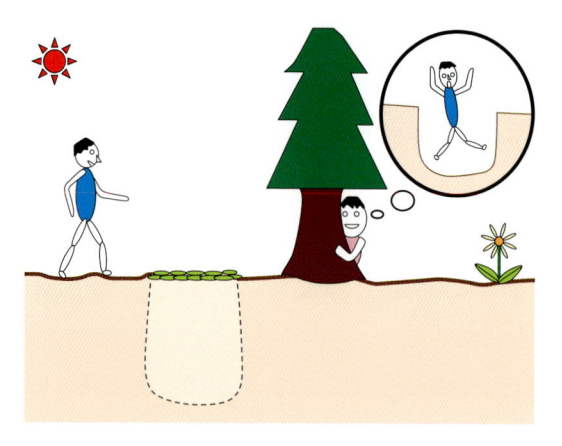

図1-3 落とし穴課題
「何が起こっている？」、「（人物を指しながら）真ん中の人は何をしている？」と質問して、登場人物の行動意図を読み取れるかを確認する。
（Yamaguchi et al 2012[4]）

3-4 時計描画

　時計の文字盤と11時10分の針を描いてもらいます。文字盤の円をあらかじめ示す方法もありますが、円から書いてもらうと、どの程度の大きさの円を描くか、判定できます。健常者は1〜12の数字を入れることを考慮して円の大きさを決めますが、認知症では小さな円を書いて、数字が入りきらなくなります（**図1-4**）。数字配置のバランスをチェックします。また、10分を示す長針が2ではなく10の文字にいくのも認知症の特徴です（**図1-5**）。時計描画は失敗したら認知症の確率が高いテストですが、軽度認知症でも書ける人はたくさんいます。認知症でも生活力の高い人は、このテストをクリアします。HDS-R 9点でもクリアした元看護師長がいました。その一方で、このテストを

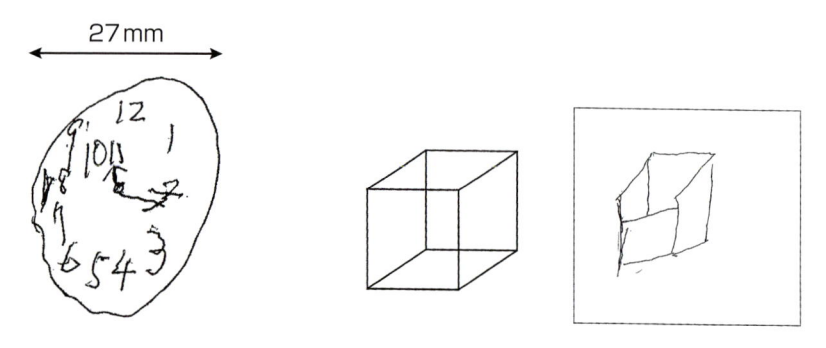

図1-4 アルツハイマー型認知症（MMSE 25点）
時計描画の文字盤の横径は27mmと小さく、文字が乱れているが、11時10分を指せている。立方体模写は不完全。

失敗すると、大部分が認知症です。**図1-5**のケースはアルツハイマー型認知症で、MMSE 28点、HDS-R 29点と高得点でしたが、時計描画が×でした。高教育歴＋知的な職業歴だと、認知症でもMMSEやHDS-Rは高得点となります。アルツハイマー型とレビー小体型の認知症では、早期から時計描画を失敗する傾向があります。血管性認知症では、時間がかかってもクリアする傾向があります。

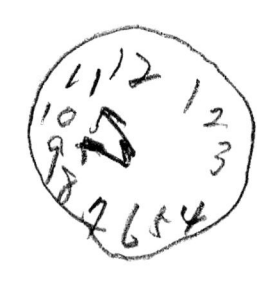

図1-5　アルツハイマー型認知症
（MMSE 28点、HRS-R 29点）

なお、巻末資料に時計描画・立方体模写の検査用紙を載せてあります。使用の際、教示は読み上げてください。

3-5　立方体模写

立方体を見た通りに、右の枠の中に模写してもらいます。アルツハイマー型認知症やレビー小体型認知症で低下しやすい認知機能です。時計描画よりも、認知症検出には感度が高いです（**図1-4**、**図1-6**、**図1-7**）。

時計描画と立方体模写は、テストっぽいので患者への負荷となりますが、認知症を確認するにはとても有効です。

レビー小体型認知症では、用紙に描かれた四角い外枠を利用して描く傾向があります（**図1-8**）。

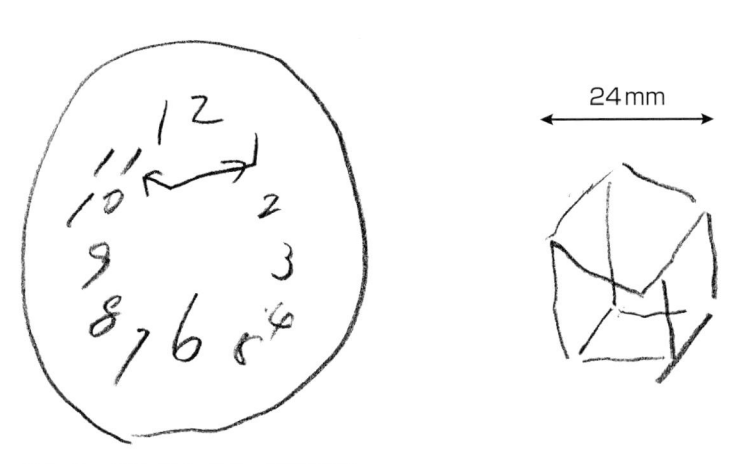

図1-6　アルツハイマー型認知症
時計描画では針の場所や指す方向に誤りがある。12と6を先に書く作戦は元来の認知機能の高さを示唆している。立方体は、見本（34mm）よりも小さく、しかも雑な描き方で、形が崩れている。

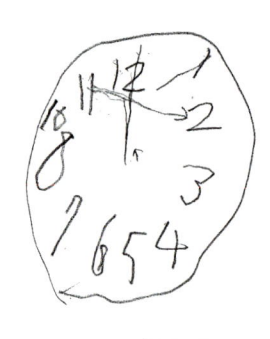

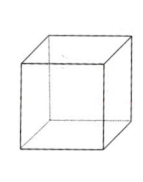

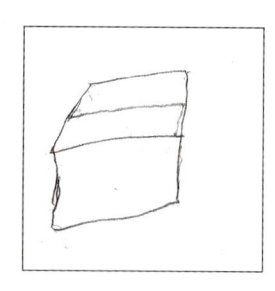

図1-7 MCI（MMSE 26点、HDS-R 24点）
80歳代後半の女性。時計描画では文字盤の数字の配置が乱れて9が抜け、針も失敗。立方体も不完全。

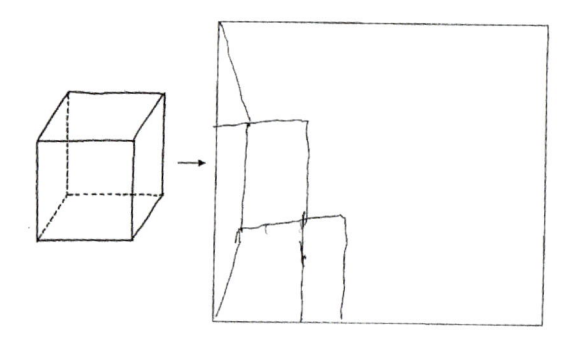

図1-8 レビー小体型認知症
立方体模写に外枠を利用している。

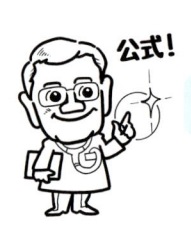

○ 時計描画・立方体模写の失敗＝認知症

3-6 「1分間で、動物の名前をできるだけたくさん言ってください」

　これは、言語流暢性テストです。1分間で動物の名前をできるだけたくさん答えてもらいます。健常高齢者は約14種、MCIでは約12種、初期アルツハイマー型認知症では約10種で、12/13をカットオフとすると、感度0.91、特異度0.81で健常と認知症を判別できるといいます[5]。筆者の用いている方法ではないのですが、簡単にできるので紹介しておきます。ちなみに、ネ・ウシ・トラ‥‥と十二支を答えるのはナシですが、頭のよい人だと思います。

4. 認知機能全般を簡易評価するMMSEとHDS-R

Mini-Mental State Examination（MMSE）と改訂長谷川式簡易知能評価スケール（HDS-R；表1-3）は、認知機能全般を簡便に評価するテストです。

いずれも医師や臨床心理士などが行う検査ですが、看護師もできます。どちらも10分程度で検査でき、30点満点で評価するものです。MMSEは23点以下、HDS-Rは20点以下で認知症を疑います。MMSEは教育歴の影響を受けやすく、高教育歴では認知症でも満点近い高得点となることがあります。また、HDS-Rは認知機能全般というよりも記憶の配点が高く、アルツハイマー型認知症で低得点になる傾向があります。HDS-RやMMSEを医療で使う意義は、診断だけでなく、治療効果や経過を見ることにもあります。

受けるほうにとっては嬉しいテストではありません。うまくできなくてもほめながら、楽しい雰囲気で実施するように心がけてください。患者への心理的負担が大きいので、検査前に「誰でも知っているようなことを聞いたりして申し訳ありませんが、皆さんに答えてもらうことになっていますので、すみませんがおつき合いください」などと伝え、実施中もなるべく笑顔を保つようにして、失敗しても「これ難しいですね。ご高齢の方は皆さんできませんね。大丈夫ですよ」などと支えながら進めてください。これらのテストを上手に実施できるスタッフを育成しておくことをお勧めします。医師は患者が嫌がることに手を出さないで、されると嫌な検査はスタッフに任せることで、医師は患者と良好な関係性を保てます。

なお、MMSEはいくつかの日本語訳が出回っているのですが、三段階の命令にしばしば誤訳があります。一段階ずつ区切って命令するのは正しくありません。三段階の命令は、例えば「この紙を左手で取って、両手で二つに折り、膝の上に置いてください」と三つ全体を一度に命令するのが適切です（これは筆者の用いている意訳で原著の表現とは若干異なります）。

5. 認知症の診断

認知症であることの診断は、診断基準に則って行います。その判断基準が単純明快な米国精神医学会によるDSM-5のものを表1-4に示します。

認知機能が、独居生活に手助けが必要なレベルにまで低下したら認知症という基準です。よって、生活状況の把握、つまり介護者など生活状況を知る者からの情報収集が認知症の診断には必須です。

表1-3　改訂長谷川式簡易知能評価スケール（HDS-R）

1	お歳はいくつ？（2歳までの誤差は正解）		0　1	アルツハイマー型認知症が進行すると、若い年齢を答える傾向。
2	今日の日付は何年の何月何日、何曜日ですか？（年、月、日、曜日が各1点）	年 月 日 曜日	0　1 0　1 0　1 0　1	
3	私たちが今いるところはどこですか？（自発的に出れば2点、5秒おいて、家？病院？施設？の中から正しく選べれば1点）		0　1　2	時間や場所の見当識をチェックする。正常だと見当識が保たれ、認知症が進行するにつれて低下していく。
4	これから言う三つの言葉を言ってみてください。あとで聞くので覚えておいてください。（以下の1または2の一方を採用） 1：a桜　b猫　c電車 2：a梅　b犬　c自動車		0　1 0　1 0　1	ここで失敗するのは、重度な認知症か、意識障害や注意障害。
5	100から7を順番に引いてください。（100-7は？　それからまた7を引くと？　と順に質問する。最初の答えが不正解なら打ち切る）	（93） （86）	0　1 0　1	
6	私がこれから言う数字を逆から言ってください。（6-8-2、3-5-2-9を逆に言ってもらう。3桁の逆唱に失敗したら打ち切る）	2-8-6 9-2-5-3	0　1 0　1	計算や逆唱は、注意力が低下するレビー小体型認知症で落ちやすい。
7	先ほど覚えてもらった言葉をもう一度言ってください。（自発的に回答があれば2点、もしなければ以下のヒントを与え正解なら1点） a植物　b動物　c乗り物		a：0　1　2 b：0　1　2 c：0　1　2	アルツハイマー型認知症では、この遅延再生が著しく低下する。特に手がかりを示しても思い出さないことが特徴。
8	これから五つの品物を見せます。それを隠しますので何があったか言ってください。（時計、鍵、タバコ、ペン、硬貨など無関係なもの）		0　1　2 3　4　5	視覚で提示して記憶を評価。見せながら物の名前を答えてもらうと、物品名を呼称できない意味性認知症が見つかる。
9	知っている野菜の名前をできるだけ多く言ってください。（答えた野菜の名前を下に記入、途中で10秒待っても出ないときは打ち切る。0～5=0点、6=1点、7=2点、8=3点、9=4点、10=5点）		0　1　2 3　4　5	連想しながら言葉を思い出す機能を評価。
			合計点	

表1-4　DSM-5の認知症※の診断基準（A～Dをすべて満たす）

A. 認知障害	6領域：注意、学習と記憶、言語、実行機能、運動－感覚（失行・失認）、社会的認知のうちの1領域以上で明確な障害（以前よりも低下）
B. 認知障害に基づく生活障害	自立（独立）した生活の困難（金銭管理・服薬管理などの複雑なIADLに最小以上の援助が必要）→ 独居に手助けが必要
C. 意識障害	せん妄などの意識障害ではない
D. 精神疾患	認知障害は、精神疾患（うつ病や統合失調症）に起因するものではない

※…DSM-5では認知症（dementia）を"major neurocognitive disorders"と用語変更した。
（American Psychiatric Association 2013[6]より、筆者抄訳）

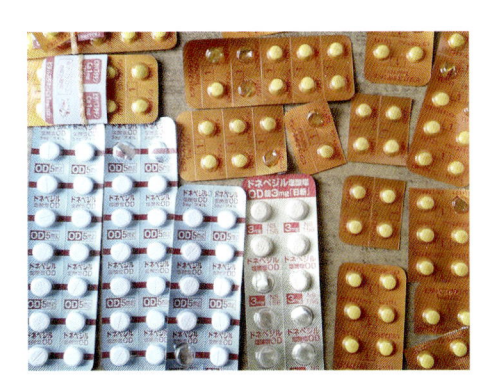

図1-9　認知症初期集中支援チームの独居宅訪問例
医師は内服していると思っているが、訪問してみるとほとんど内服できていない。

　認知症になると金銭管理や服薬管理ができなくなっています。認知症初期集中支援チームが独居宅を訪問すると、たくさんの薬が見つかることがしばしばです（図1-9）。認知症になったら、処方前に服薬管理体制を築くことが先決です。その意味でも、生活状態を把握して認知症の診断をつけることが必要です。そして、介護保険などを利用して、服薬管理しましょう。

　これまでに示した介護者への質問票、患者への質問や簡単な認知テストで認知症かどうかはほぼ推測できます。MMSEまたはHDS-R（加えて時計描画や立方体模写）を行えば、さらに認知症かどうかを的確に診断できます。独居で生活状況を把握できない場合は、MMSEかHDS-Rの点数から認知症と判定しても概ね間違いではありません（おそらく過小診断になるでしょう）。

[臨床メモ]　認知症の本質「病識低下」

　認知症といえばもの忘れが代名詞ですが、認知症の本質は別なところにあります。それが**病識低下**です。自分の認知機能がどの程度低下しているのかを正確に把握する自己モニタリング機能が衰えています。例えば、単に記憶が低下しているだけでしたら、メモ帳やホワイトボードなどで障害を補うことができます。しかし、「自分のもの忘れはたいしたことはない」と障害の自覚に乏しいと、メモなどを活用できません。また、受診や介護を拒否します。この自覚の乏しさこそが認知症の本質だということが、室伏君士先生や小澤勲先生といった先人により指摘されています。特に、アルツハイマー型認知症や前頭側頭型認知症で低下しています。

　この病識低下は、MMSEのような認知テストでは測れません。筆者が考案した認知症初期症状11項目質問票（SED-11Q）のような生活機能チェックリストを、本人と介護者が同時にチェックすることで、病識低下の程度を知ることができます。図1-10に筆者らの研究結果を示しました。軽度のアルツハイマー型認知症では、介護者がSED-11Qの6〜7項目にチェックをつけますが、本人は2〜3項目しかチェックしません。この乖離の大きさが病識の低下度を示しています。SED-11Qは介護者チェックにより認知症のスクリーニングが行え、本人チェックで病識程度が評価できるという優れものですので、ぜひご活用ください（巻末資料）。

　進行すると、さらに病識が低下して（図1-10の中等度ADD）、失敗体験が減るので、本人はむしろハッピーですが、介護者は、デイサービスやショートステイの利用拒否やホームヘルパーの受け入れ拒否などに直面し、介護がさらに大変になります。そして、本人が失敗だと認識していない失敗を介護者が指摘すると、非難されたと受け止めて喧嘩になってしまいます。介護者が本人の病識低下を理解して失敗の指摘を減らせば、家族が困る易怒性や暴言、無断外出などの行動・心理症状（BPSD）を未然に防ぐことができます。**困る症状は予防する**という考え方が大切です（233ページ）。

　本人の病識は低下しますが、ゼロではありません。「変だな」という病感は残っています。そして、自分が失われていく不安や寂しさを感じています。このことを理解することが認知症ケアでは極めて重要です。

　このように、**病識低下こそが認知症の本質**だという理解が、認知症の医療・ケアで必須なので、ここでページを割いています。しかし、認知症の本質が病識低下にあることを解説している教科書は少ないのが現状です。

　この認知症の本質は、普通の認知テストでは測れません。本人と家族への問診に

より、両者の間に乖離を見つけることで、病識低下が明らかになります。

　ここで、本人の視点に立ってみましょう。本人からすれば自分が正当で、介護者は自分の行動を非難する存在と感じているでしょう。介護者が「それは違う」と修正しようとすれば、喧嘩になるだけで、徒労に終わります。この本人の気持ちを尊重してケアすることで、本人も介護者も穏やかにハッピーに過ごすことができます。病識が低いことは悪いこと、だから高めようと接するのではなく、低いことを受容して、「そのままでいいよ」と受け入れることが大切です。

　本書の副題「笑顔の生活を支えよう」を目指して、病識低下の評価をもとに介護者教育でBPSDを予防しましょう。

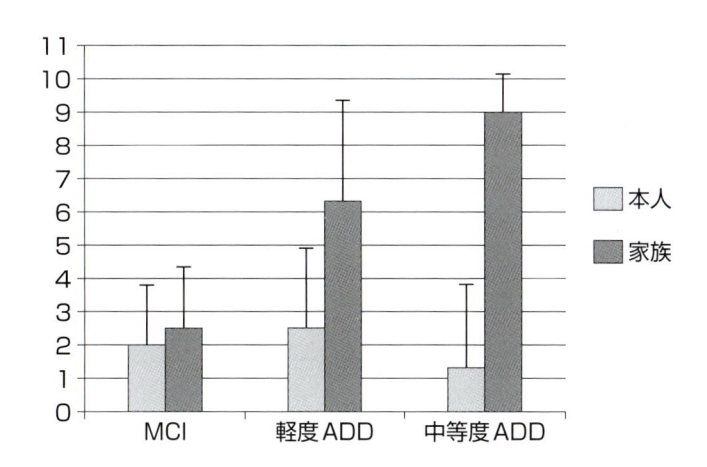

図1-10　認知症初期症状11項目質問票（SED-11Q）で病識がわかる
本人評価と家族・介護者評価を比較すると、MCIでは変わらないが、軽度アルツハイマー型認知症（ADD）では、本人の点数が低い。中等度に進行すると、自覚は減り、乖離はさらに大きくなる（病識がさらに低下する）。
(Maki et al 2013[7])

D 認知症の臨床病型の鑑別：総論

これまでの過程で認知症が確定したら、適切な治療とケアのために、認知症の臨床病型の鑑別が必要になります。ここでは、介護者からの情報収集と、本人の態度や行動から得られる情報分析を解説します。

各病型の解説は、次項以降に記載しています。

本書は、紙とペンでできる臨床、つまり「**患者の症状と生活状況の把握から臨床病型を明らかにして対症療法を行う認知症医療**」を提唱しています。以下の記載に従ってつけた臨床診断（臨床病型）が、必ずしも死後の病理診断と合致するわけではない、合わないことも多いということが前提だと認識してください。生前の治療は「臨床病型を判断して、症状と生活状況に合わせて治療を進める」という基本に沿って解説を進めます。

1. 介護者の症状チェックリスト

認知症病型分類質問票（dementia differentiation questionnaire）43項目版（DDQ43；表1-5；巻末資料）は、認知症の病型を考える上で役立つ質問票です。待ち時間に、本人の生活を知っている介護者に記入してもらいます（施設入所の場合は施設スタッフ）。介護者がいない場合は、スタッフが本人から聞き取りながら記入してもよいのですが、本人の病識が低下している場合が多いこと、すなわち過小評価になっていることを念頭に置く必要があります（血管性認知症やレビー小体型認知症、およびうつ病では、本人の評価のほうがチェック数が多くなる傾向があります）。また、幻視や誤認、取り繕い、REM睡眠行動障害など、本人では答えられない項目がありますので、介護者記入が原則です。

医師はこのシート全体を一瞥するだけで、どの臨床病型の認知症なのか、おおよその予測がつきます。そして、内容を深める質問に結びつけることができます（例えば52ページ）。また、REM睡眠行動障害など、家族が自らは訴えない症状をこの質問紙によって拾うことができるので鑑別に役立ちます。

このDDQ43のベースとなったDDQ41の各項目の陽性尤度比・陰性尤度比などを論文[8]にしていますので、参考にしてください。

表1-5 認知症病型分類質問票43項目版（DDQ43）

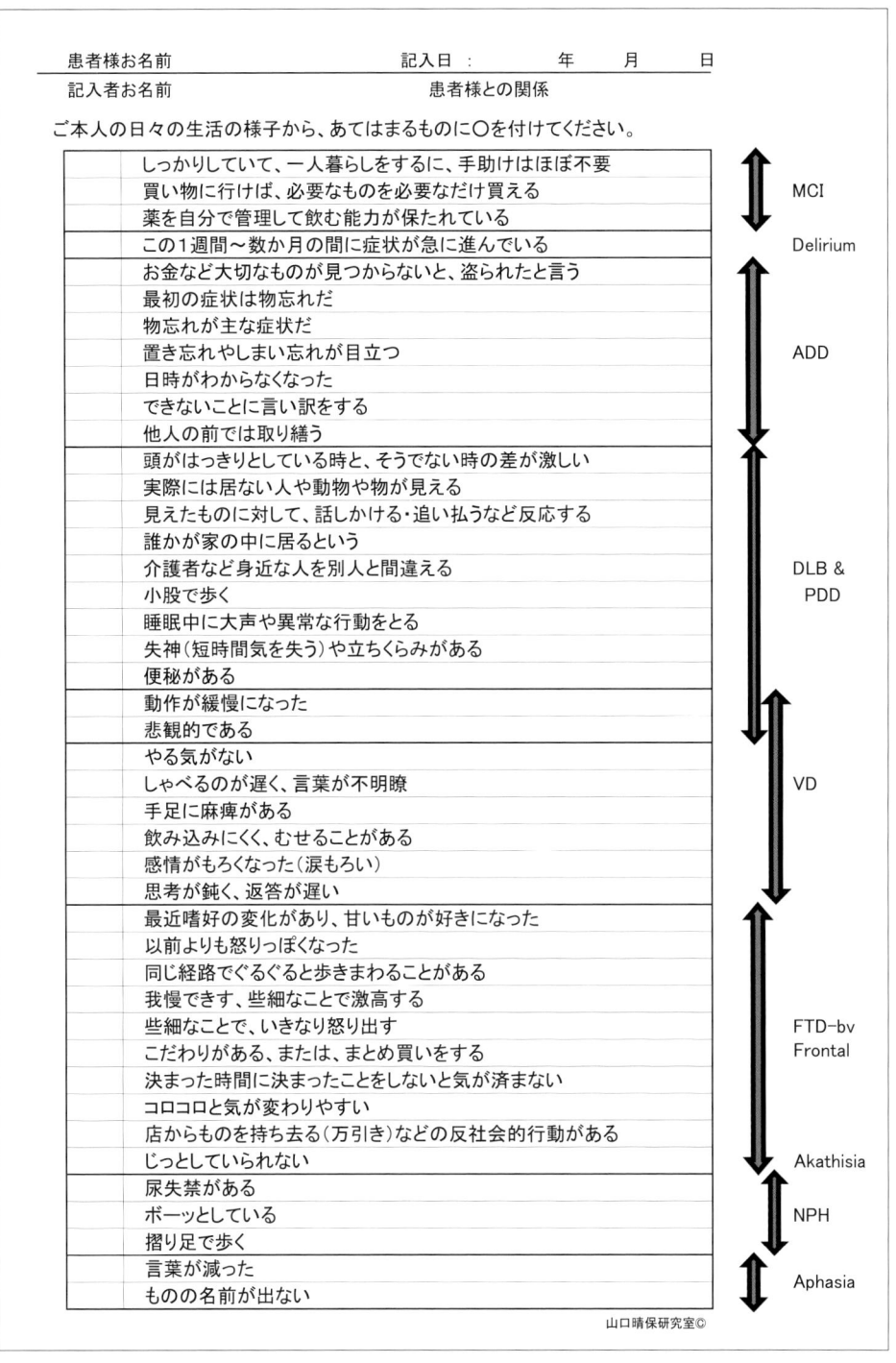

症状	分類
しっかりしていて、一人暮らしをするに、手助けはほぼ不要	MCI
買い物に行けば、必要なものを必要なだけ買える	
薬を自分で管理して飲む能力が保たれている	
この1週間～数か月の間に症状が急に進んでいる	Delirium
お金など大切なものが見つからないと、盗られたと言う	ADD
最初の症状は物忘れだ	
物忘れが主な症状だ	
置き忘れやしまい忘れが目立つ	
日時がわからなくなった	
できないことに言い訳をする	
他人の前では取り繕う	
頭がはっきりしている時と、そうでない時の差が激しい	DLB & PDD
実際には居ない人や動物や物が見える	
見えたものに対して、話しかける・追い払うなど反応する	
誰かが家の中に居るという	
介護者など身近な人を別人と間違える	
小股で歩く	
睡眠中に大声や異常な行動をとる	
失神（短時間気を失う）や立ちくらみがある	
便秘がある	
動作が緩慢になった	
悲観的である	VD
やる気がない	
しゃべるのが遅く、言葉が不明瞭	
手足に麻痺がある	
飲み込みにくく、むせることがある	
感情がもろくなった（涙もろい）	
思考が鈍く、返答が遅い	
最近嗜好の変化があり、甘いものが好きになった	FTD-bv Frontal
以前よりも怒りっぽくなった	
同じ経路でぐるぐると歩きまわることがある	
我慢できず、些細なことで激高する	
些細なことで、いきなり怒り出す	
こだわりがある、または、まとめ買いをする	
決まった時間に決まったことをしないと気が済まない	
コロコロと気が変わりやすい	
店からものを持ち去る（万引き）などの反社会的行動がある	
じっとしていられない	Akathisia
尿失禁がある	NPH
ボーッとしている	
摺り足で歩く	
言葉が減った	Aphasia
ものの名前が出ない	

山口晴保研究室©

注1…用紙と解説は山口晴保研究室ホームページよりダウンロードして利用可。
注2…もとになったDDQ41の開発については文献8を参照のこと。

2. 動作・姿勢と態度や表情

2-1　診察室に入ってから着座までの動作と着座姿勢

　患者本人が入室してくるところから、さりげなく観察スタートです。様々な情報を入手します。

1) 診察室に入ってから椅子に座るまでの歩行動作

　歩行速度、歩幅（大きいか小刻みか）、歩隔（左右の間隔）、歩行、リズム、杖・車椅子などの補助具の有無、バランスなどを観察します（図1-11）。

2) 着座姿勢

　座るべき場所の認知、座り方（失行の有無）、座った姿勢（体の傾き）などを観察します。ここまでで、パーキンソン病らしさ、アルツハイマー型認知症らしさ、血管性認知症らしさ、前頭側頭型認知症（ピック病）らしさが、感じられます。アルツハイマー型認知症と前頭側頭型認知症では、しっかりと歩いて入ってきます。パーキンソニズムとは、体幹が前傾して四肢体幹共に屈曲傾向の姿勢や、腕の振りが少なく小股に歩く小刻み歩行、表情が乏しい仮面様顔貌など、パーキンソン病に特有の徴候です。椅子に座っていて体が傾くことも特徴です。認知症とともにパーキンソニズムが見られたら、レビー小体型認知症、認知症を伴うパーキンソン病、進行性核上性麻痺、大脳皮質基底核変性症、特発性正常圧水頭症（iNPH）などを疑って検査を進めます。血管性認知症では、杖歩行や車椅子で入室したり、動作が緩慢であったりします（血管性パーキンソニズム）。また、アルツハイマー型認知症が重度になると、座る場所がわからない、椅子

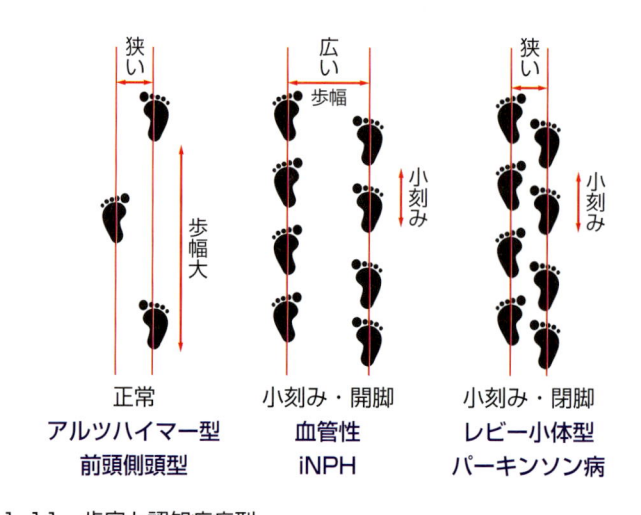

図1-11　歩容と認知症病型
どの病型でも初期には正常なことも多い。iNPHは特発性正常圧水頭症。

への座り方がわからない、といった失行・失認の症状が出てきます。

このように、診察室に入ってきてから着座までの1分以内に、疑われる認知症の臨床病型を思い描くことで、次の問診ではどんなことがポイントになるかを判断できるのです。

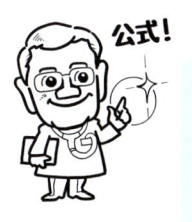

公式！
- 歩行障害ナシ
    → アルツハイマー型認知症、前頭側頭型認知症
- 歩行障害アリ
    → 血管性認知症、レビー小体型認知症（初期はナシも）、認知症を伴うパーキンソン病、特発性正常圧水頭症（iNPH）、進行性核上性麻痺（変形性脊椎症、膝・股関節の変形など除外）

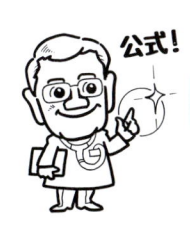

公式！
- 「らしさ」を見抜き、鑑別へ

2-2　表情と態度

1）表情

にこやか、不満そう、緊張している、暗いといった表情をチェックします。アルツハイマー型認知症の多くは、挨拶もできて表情は豊か、ニコニコと協力的で、多幸的な印象を受けます。暗い表情の抑うつは、レビー小体型認知症や血管性認知症でも頻度が高く、うつ病との鑑別も必要です。表情が乏しければパーキンソン病を疑います。

2）態度

医師の前で足を組むなど、診察の場にふさわしくない横柄な態度を示します（**図1-12**）。前頭側頭型認知症では挨拶ができませんし（「お世話になります」といった言葉を常同的に繰り返すこともありますが）、診察に非協力的で、不遜な態度をとり、す

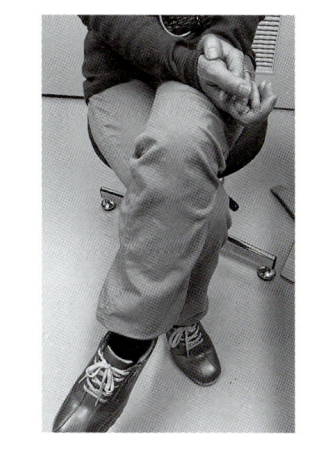

図1-12　診察室で足を組む前頭側頭型認知症患者

ぐに立ち去ろうとしたり、「もう帰ろう」と言い出したり、診察室の中のポスターを読み上げたりといった症状が出ます。また、机の上のカルテや医師の白衣などに手が伸びてきて、触り出します。「セッセッセーノヨイヨイヨイ」や「トントコトンノースットントン」と膝を叩きながら鼻歌を歌う人も経験しました。

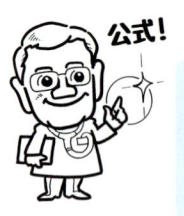

公式！
- 笑顔 → アルツハイマー型認知症
- 暗い顔 → うつ、血管性認知症
- 無表情 → パーキンソン症候群
- 不遜 → 前頭側頭型認知症

2-3 会話

アルツハイマー型認知症と行動障害型前頭側頭型認知症（前頭葉が萎縮するタイプ）は、会話のスピードが速くて流暢（正常）なことが多いです。血管性認知症は、反応が遅くなるので、会話のレスポンスに時間がかかり、発語スピード自体も遅くなります。さらに構音障害により、言語が不明瞭になる傾向があります。そのほか、血管性パーキンソニズムを伴うと小声に、言語中枢に病変があると失語症を伴います。レビー小体型認知症は、どちらかというと言葉自体が少なく、小声でしゃべる傾向があります。前頭側頭型認知症で側頭葉に萎縮が強いタイプである意味性認知症（71ページ）は、物の名前を理解できない・名前が出ない症状です。

2-4 介護者との関係性

まず、基礎情報として、①独居であれば、介護者の訪問頻度など、②同居であれば、どんな同居人なのか（伴侶、息子や娘など）や住居形態（別棟か）などを得ておきます。

その上で、介護者との関係性を情報収集します。診察に付き添ってきた家族がどんな態度や言葉で本人に接するか、また逆に、本人が家族に対してどんな態度をとるかを観察し、関係性を推測します。筆者は同時に、本人に対して、まず「こちらの一緒に来られた方を紹介してください」という質問で、夫や娘などの関係性と名前を正確に答えられるか（見当識）をチェックし、次に「**この方とは仲良しですか？**」と質問します。その答えと、その答えを聞いたときの家族の表情（同意または否定）から関係性を推測します。「この方はよく面倒を見てくれますか？」や「この方と喧嘩しますか？」などの補足質問も加えることがあります。このような質問に対する本人と家族の返答や態度

(しぐさ)から、関係性がおおよそ読み取れます。良好な関係なのか、気持ちを家族が理解してくれないと本人が感じているのか、本人が家族から被害を受けていると考えているのか(もの盗られ妄想や嫉妬妄想)、家族に迷惑をかけていると考えているのか、などなど、その関係性を読み取っておくことが、特に行動・心理症状(BPSD)の治療で不可欠となります。前項の会話にも関連しますが、家族のことを話すときに「怒り」が現れているのか、「感謝」や「安らぎ」が現れているのかなど、表情や言葉から感じ取ります。

2-5 まとめ：認知症初期における各病型の臨床的特徴と鑑別診断のポイント

次項以降の各論に入る前に、これまでに述べたことを整理しておきましょう。認知症が軽度で受診した場合での、各病型の診断ポイントを表1-6にまとめました。認知症との鑑別に重要なうつの特徴も加えてあります(うつはレビー小体型認知症の初期症状のことがあります)。この表を見渡すことで、実際の症例がどの病型に近いか、どれを鑑別しなくてはいけないか、一見でわかるように工夫してみました。また、これまで述べた認知症疾患の臨床的特徴を、ここでまとめて復習しておきましょう。各病型の臨床的特徴や画像所見は、あとで詳述します。

1) アルツハイマー型認知症(ADD：Alzheimer disease dementia)

明るく笑顔で、はっきりとしゃべり、流暢で多弁、感じがよいです。取り繕いが見られ、病識が低下しています。スタスタ歩きます。MRI/CT画像だけからは診断できません(VSRADで診断するのは誤り)。他の病型を除外して診断します。

前頭葉症状を伴うアルツハイマー型認知症は、上記ADDの特徴に加えて、易怒性などの前頭葉症状をもちます。ドネペジルなどのアセチルコリンエステラーゼ阻害薬の投与は要注意です。

2) 嗜銀顆粒性認知症(DG：dementia with grain)

ADDと下記FTD-bvの症状の特徴を併せもちますが、画像で前頭葉や側頭葉の限局性萎縮はなく、扁桃体の萎縮(左右差あり)を伴います。85歳以上が多いです。ドネペジルなどの投与で興奮性BPSDが悪化するアルツハイマー型認知症例ではこれを疑います。詳しくは75ページを参照してください。

3) 行動障害型前頭側頭型認知症(FTD-bv：frontotemporal dementia-behavioral variant)

不服そうな表情で、非協力的です。活動的で、流暢に話し、スタスタ歩きます。病識はほとんどありません。脱抑制、激高、周徊、常同行動、反社会的行動などの前頭葉症状と、画像で前頭葉の限局性萎縮が見られます。なお、一般的に前頭側頭型認知症とい

表1-6　認知症初期での各病型の特徴的所見と鑑別診断のポイント

病型	一見（ヒトミ）の所見				病識	MRI/CT画像のポイント	臨床診断のポイント
	一瞥	歩行	会話	意識			
ADD アルツハイマー型	明・笑	スタスタ	ペラペラ	はっきり	低	決定打なし（海馬・頭頂葉軽度萎縮）	健忘主体、盗られ妄想　他の病型を除外
DG 嗜銀顆粒性	ADD+FTD-bv、両者の中間的症状					扁桃体萎縮、左右差	BPSDの強いADD、85歳過ぎ
FTD-bv 前頭側頭型	怒	スタスタ	ペラペラ	はっきり	無	前頭葉の限局性萎縮	社会性低下、激高など　臨床診断基準に合致
SD 意味性	やや怒	スタスタ	ボソボソ・誤	はっきり	低	側頭極の限局性萎縮	語義失語、相貌失認や常同行動、臨床診断基準
DLB レビー小体型	暗	遅・小刻みかも	細・少	変動	有	決定打なし	幻視、パーキンソニズム、RBD、臨床診断基準
VD 血管性	暗	遅・小刻みも	少・遅	ややボー	有	多発性ラクナや広範な白質虚血	画像重視、アパシー、偽性球麻痺、感情失禁
iNPH 正常圧水頭症	暗	遅・すり足 wide base	細・遅	ややボー	有	DESH	画像重視、思考鈍麻、小刻み・すり足、（尿失禁）
うつ	暗	スタスタ	暗・小	はっきり	過剰	病変なし	悲観的、軽度の記憶障害

語義失語…言葉を聞いても、その言葉の意味がわからない（例：帽子、カバン）
RBD…REM睡眠行動障害（夢を見て活動・発声）
DESH…脳室拡大、シルビウス溝の開大、高位円蓋部の脳溝狭小化（くも膜下腔の不均衡な拡大）

山口晴保©

うと、この行動障害型を指します（66ページ参照）。

　4）意味性認知症（SD：semantic dementia）

　物とその名称が結びつきません。言葉の意味を理解できないので、発語はほぼ流暢ですが、時に言葉が出ないことがあります。病識は低下しています。スタスタ歩き、同じ行動を繰り返します（常同行動）。決められたスケジュール通りの生活にこだわること（時刻表的生活）が見られます。側頭葉の萎縮が強い前頭側頭型認知症です（66ページ

参照)。

5）レビー小体型認知症（DLB：dementia with Lewy bodies）

悲観的で表情が乏しいです。発語量が少なく、小声でうつ的に見えます。歩行は小刻みで不安定です（初期には正常なことも多い）。リアルな幻視、覚醒レベルの変動、パーキンソニズムのうちの二つ以上で診断がつきます。身近な人を他人と見間違える誤認妄想やREM睡眠行動障害（REM sleep behavior disorder：RBD）が特徴的です。初期にはパーキンソニズムがないこともあります。失神や便秘などの自律神経症状も特徴です。

6）血管性認知症（VD：vascular dementia）

表情が暗く、言葉が少なく、発語はゆっくりで不明瞭です。反応が鈍く、動作も鈍いです。病識は保持されています。意欲低下（アパシー）が見られます。歩行は不安定で遅く、頭の回転が鈍い印象を受けます。感情失禁や偽性球麻痺が特徴的所見です（強く疑う）。MRI画像で血管障害病変を確認して診断します。

7）特発性正常圧水頭症（iNPH：idiopathic normal pressure hydrocephalus）

表情が暗く、無表情で、発語はゆっくり、動作も鈍いです。ボーッとした印象で、頭の回転が鈍いように見えます。歩行は小刻みなすり足で遅く、歩隔は左右に広がっています（wide base）。パーキンソン病様の歩き方です。MRI画像所見で、くも膜下腔の不均衡な拡大を伴う水頭症（disproportionately enlarged subarachnoid-space hydrocephalus：DESH）を確認して診断します（CTでは冠状断も必要）。

いずれも、臨床症状をきちんと押さえることが基本です。しかし、血管性認知症、前頭側頭型認知症、意味性認知症、特発性正常圧水頭症を疑った場合は、画像で血管性病変や限局性萎縮、DESHを確認して診断を確定します。本書のタイトルは「紙とペン」ですが、MRI/CTを一度は撮ることが必要です。特に、急な発症や若年発症では必須です。

E もの忘れを主訴とする軽度認知症の初診

　もの忘れを主訴として受診してきた場合、認知症なのか、MCIのレベルなのかを判断するには、介護者から生活状況を聞き取ることが大切です。健忘による生活の失敗（約束を忘れる、内服管理ができないなど）が増えて、生活管理能力が低下していれば認知症と判断します。また、病識低下が、一つの判断基準になります。もの忘れの自覚があり、メモや黒板、カレンダーの活用などで対策を講じることができれば認知症ではなく、一方、もの忘れを自覚してもそのことを問題視せず、対策を講じないのが認知症といえます。

1. アルツハイマー型認知症の特徴と鑑別

　アルツハイマー型認知症の特徴として、(1)もの忘れが初発症状で主症状、(2)病識低下（もの忘れを問題視しない自覚のなさ）、(3)取り繕い、(4)振り向き徴候、(5)流暢な会話で、陽気で多弁、(6)身体活動に問題なし、などが挙げられます。

　31ページに示した認知症病型分類質問票43項目版（DDQ43）では、アルツハイマー型認知症の特徴を示す症状として、下記7項目を挙げています。

---
① お金など大切なものが見つからないと、盗られたと言う〈もの盗られ妄想〉
② 最初の症状はもの忘れだ〈記憶障害〉
③ もの忘れが主な症状だ〈記憶障害〉
④ 置き忘れやしまい忘れが目立つ〈記憶障害〉
⑤ 日時がわからなくなった〈見当識障害〉
⑥ できないことに言い訳をする〈言い訳〉
⑦ 他人の前では取り繕う〈取り繕い〉

　アルツハイマー型認知症では、どうして上記の症状が出るのでしょうか？
　②〜④のもの忘れは、海馬領域の病変だけではなく、大脳皮質（連合野）の病変も関係しています。記憶には脳全体のシステムが関わっています。**記憶障害が初発症状かつ主症状**ということは、アルツハイマー型認知症の診断に欠かせません。
　⑤は時間の見当識障害といわれますが、背景には記憶障害があります。出来事が抜け落ちたり、つながらなくなって前後関係がわからなくなるなど、時間軸が失われてしま

います（**図1-13**）。

①のもの盗られ妄想は、アルツハイマー型認知症に多い症状です。しまい忘れという記憶障害を背景に、見つからないと「盗られた」と主張する心理的背景が、アルツハイマー型認知症らしさといえます。誰でも、自分が置いたはずのところで見つからなければ、一瞬盗られたと思うかもしれません。しかし、家族などから「そんなはずはない」と言われれば、納得します。健常者であれば、自分の言動を検証することができるからです。一方、認知症の人は、他人の声をまったく受けつけません。このように、一貫してぶれない考えを妄想といいます。コロコロ変わるようでしたら、妄想ではありません。記憶障害はあるのに、財布のこととなると、記憶から消えず、何度も盗られたと言いますので、不思議です。しまい忘れを「◎◎に盗られた」と他者に責任転嫁する背景には、自我の危機があります（**図1-13**）。認知症になって失敗ばかり、さらにしまい忘れでは、心が折れます。そこで、自己防衛のメカニズムが働き、責任を転嫁すれば、本人は救われます。自分の言動を検証することができなくなり（病識低下）、自分に都合がよいように解釈するのです。

本人にとっては、財布や通帳がなくなるというのはインパクトの大きな問題なのでしょう。強い情動に結びついたイベントは、アルツハイマー型認知症でも記憶に残ります。さらに進行すれば、いよいよ記憶に残らなくなって、盗られたとは言わなくなりますが。

⑥の言い訳と⑦の取り繕いは、アルツハイマー型認知症で目立つ症状です。この背景

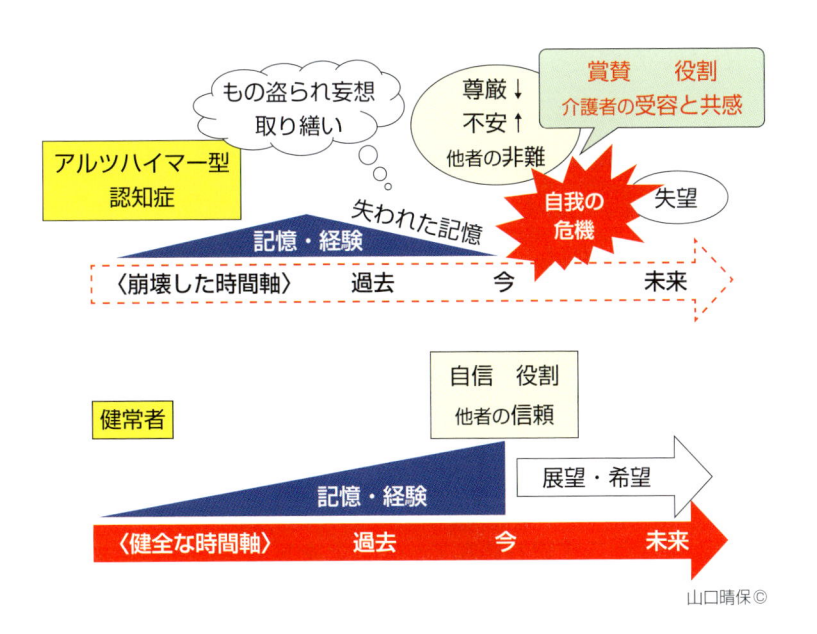

図1-13　アルツハイマー型認知症の人が抱える困難

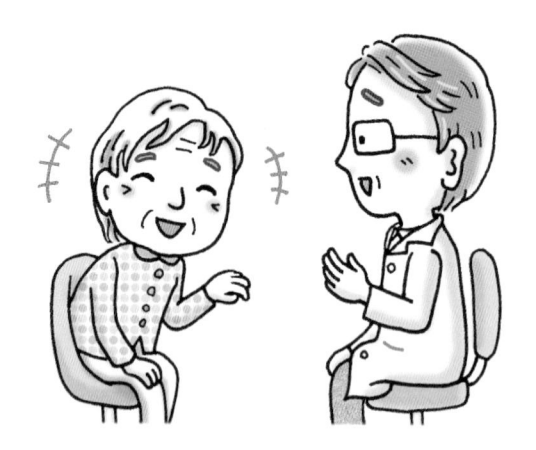

取り繕い
医師「どんな料理を作るんですか？」
患者「そりゃ、いろいろですよ」

には、病識の低下があります。自分の認知機能が低下しているという事実を正確に把握できず、自身の能力を過大評価しています。このため、自身の失敗をなかなか認めず、自信に満ちた言動となります。取り繕いや言い訳は、健常者でもあります。人間は自身の行動を正当化するように脳が働くからです。人間の脳は、あまり正直ではなく、取り繕うように作られています。その一方で、自分の言動が状況に即しているか、社会のルールから外れていないかなどを、内側前頭前野で常に監視していますが、アルツハイマー型認知症ではこの働きが低下しています。その結果、自身の言動を反省できなくなり、言い訳や取り繕いが増えることにつながります。

　これらのアルツハイマー型認知症の項目は、レビー小体型認知症でも血管性認知症でも家族がチェックする傾向があり、①〜⑦にチェックがついてもアルツハイマー型認知症とは言いきれません。しかし、ここだけにチェックがついて、他のカテゴリーにチェックがあまりつかなければ、アルツハイマー型認知症の可能性が高いといえます。診断基準（**表1-7**）に示すように、アルツハイマー型認知症の診断には、他の臨床病型を除外すること（他の臨床病型らしくないこと）が必要なのです。

　臨床的には、**もの忘れが主症状**で、**取り繕いが目立ち**、**もの盗られ妄想があり**、**陽気で多弁**、**歩行可能**ならば、アルツハイマー型認知症といってよいでしょう。ただし、臨床的には鑑別が難しい神経原線維変化優位型老年期認知症（47ページ）や嗜銀顆粒性認知症（75ページ）が少なからず紛れ込んでいることを忘れないでおきましょう。これらの病型は進行がゆっくりなことが特徴なので（MMSE/HDS-Rの得点低下が年1点以下）、数年の経過を見て診断を見直すことも大切です（アルツハイマー型では治療開始

表1-7 NIA/AAのアルツハイマー病診断ガイドライン作成ワークグループから推奨されたアルツハイマー型認知症の臨床診断（probable ADD；臨床研究目的ではない実践的診断基準）

認知症があり、A〜Dをすべて満たす。
A. いつの間にか発症し（突然発症でない）、数か月〜数年にわたる緩徐進行性の経過
B. 認知機能悪化を示す明白な病歴
C. 次の項目に該当（病歴や認知検査から）[筆者注]
　a. 健忘症状＋他の認知領域の障害
　b. 非健忘症状〈失語症状、視空間認知障害、実行機能障害のうちの一つ〉＋別な認知領域の障害
D. 次の所見を欠く
　脳血管障害、レビー小体型認知症、前頭側頭型認知症（広義）、他の神経疾患による認知障害、内科疾患や薬剤による認知障害

筆者注…ADDの多くはaに該当するが、bの健忘を伴わないケースも含まれ、健忘が必須ではなくなった。いずれにしても、複数の認知領域の障害があることが必須。

(McKhann et al 2011[9])より抜粋、筆者抄訳）

後の1年間を除くと、年2点程度の低下が目安）。

> **［臨床メモ］　アルツハイマー型認知症初期に伴いやすいBPSD**
> 　もの盗られ妄想が多いです（対応法は118ページ参照）。また、易怒性や暴言もときおり見られます（対応は172ページ参照、その背景となる病識低下は28ページ）。

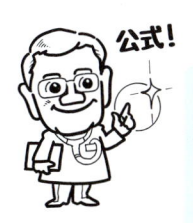

公式！
- 健忘主体で、他の臨床病型の認知症の特徴を欠く
　→ アルツハイマー型認知症
- 記憶障害が初発＆主症状で「盗られた」
　→ アルツハイマー型認知症

2. アルツハイマー型認知症と健忘性軽度認知障害(aMCI)の鑑別

もの忘れを主訴として受診してきた場合でも、健常なのか、今後アルツハイマー型認知症へと進行していく可能性が高い健忘型(amnestic)MCIなのか、それともごく軽度のアルツハイマー型認知症なのかと、判定に迷うことが多いのが現実です。この境をきちんと判定するには、記憶テストが必要です。リバーミード行動記憶検査の物語り記憶は、25文節の文章で、ストーリーを聞いた直後にそのストーリーを再生してもらい、25点満点で評価します(即時再生)。また、30分間別なことをしてから、「先ほどの話を思い出してください」と再生してもらい、25点満点で評価します(遅延再生)。このストーリーは版権の関係で、ここでは紹介できません(用具と用紙を購入する必要があります)。同様な記憶検査にWMS-Rの論理記憶があります。

目安として、MMSEなら27〜24点、HDS-Rなら25〜21点くらいのレベルでMCIが疑われますが、残念ながらMMSEやHDS-Rの点数だけでMCIを診断することはできません。生活歴が大きく影響します。

一度の受診で診断を確定することが難しいときは、無理に診断せず、正直に「MCIと認知症初期のどちらか判断が難しいです。しばらく経過を見させてください」と伝え、

表1-8 加齢に伴う健忘と認知症の健忘

分類	加齢に伴う健忘(良性健忘)	認知症の健忘(悪性健忘)
エピソード(出来事)	部分を忘れる(おかずの種類を忘れる)	全体を忘れる(食べたこと自体を忘れる)
	大切でないことを忘れる	大切なことを忘れる
	その日のエピソードを振り返ることができる	数分でエピソードを忘れる
ニュース(報道)	概要を覚えている	他人事なので、すぐに忘れる
再 認※	できる(伝言の伝え忘れを指摘された途端に思い出す)	できない(伝言の伝え忘れを指摘されると、「そんな話は聞いていない」と怒る)
再 生(思い出すこと)	とっさに思い出せなくても、記憶には残っており、あとで思い出せる	記憶に残っていないので、ずっと思い出せない
健忘の自覚	自覚している	自覚が乏しい

※…買ったものを見た途端に、買ったことを思い出すなど、直接の手がかりによって思い出す。認知症では、自分で買ったものなのに、「誰が買ったの?」と言い出す。

半年後の受診を勧めるとよいでしょう。半年後に認知機能が低下していれば、認知症に進行していく可能性が高いので、アルツハイマー型認知症の超早期と考えて治療を開始するのがよいでしょう。ただし、85歳以上では慎重に（141ページの［臨床メモ］）。

また、健常かaMCIかの判別が難しいときは、無理に決めつけず、aMCIとしてアルツハイマー型認知症予防のライフスタイル（運動や食事、気持ちのもち方など；250ページ参照）を勧めるとよいでしょう。やはり、半年〜1年の経過を見ていくと、認知機能が低下していくのか、維持・改善なのかがわかるので、低下する場合は、ライフスタイル（運動・食事・飲酒・煙草・メタボ）や心理的ストレスなどの要因を探って対応します。そのような認知機能低下の要因がはっきりしなければ、アルツハイマー型認知症の超早期として治療の開始を検討します。

表1-8を参考に、健忘が加齢に伴うものなのか、病的なものなのかを判別します。aMCIの健忘はその中間です。

3. アルツハイマー型認知症の本人と家族への説明

説明・告知の基本的態度については98ページに詳しく記載しました。ポジティブなメッセージも伝え、「これからあなたを支えていきます」という医師の意思表明をしましょう。

説明前に、アルツハイマー型認知症の全経過と病期ごとに出現する症状やBPSD、生活障害が頭に入っていることが大切です。それを図1-14に示しました。

アルツハイマー型認知症は、診断が正しければ、発症から10〜15年の経過で死に至る緩徐進行性の病気です。ドネペジルなどで治療しても、死を避けることはできません。進行しなければ、診断が誤っているでしょう（例えば神経原線維変化優位型老年期認知症；47ページ）。このように予後の悪い病気の事実を本人と家族にどのように、そしてどこまで伝えるのがよいのでしょうか？　これはいつも悩む課題です。本人はなるべく正確な情報を知る権利がありますが、「だんだんと進行してあなたは10年後に死ぬでしょう」ということを、いきなり伝えるデメリット、本人の心理的ダメージも大きいものです。そこで、①まずは信頼関係を得てから、②なるべくやわらかい表現で、③時間をかけてなるべく真実を伝える、のが基本だと思います。

しかし実際は、発症年齢、その人の性格、介護状況（介護者の態度）、今後の治療を自分が主治医として担当するか否かなどで、変わってきます。正解はありません。試行錯誤が続いています。例えば、鑑別診断で一度きりの受診であれば、診断は紹介元の主治医に送り、「詳しいことは主治医の先生からお聞きください」と本人に伝えることも

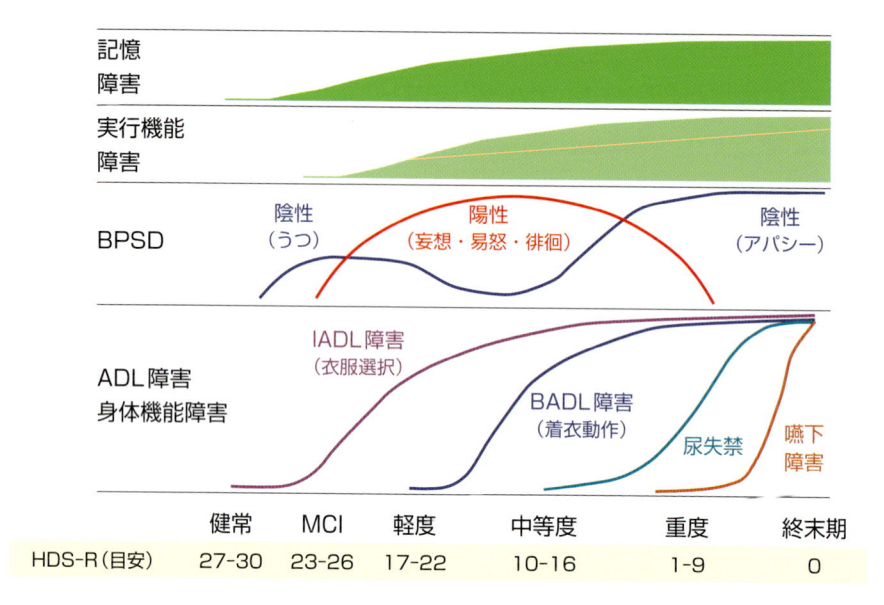

図1-14 アルツハイマー型認知症の進行過程

あります。自分が主治医として継続的に関わるのであれば、本人にも「認知機能が低下していて薬で進行を遅らせることができる」程度の説明は、服薬コンプライアンスを上げるためにも必要と思います。

　発症年齢が65歳未満の若年性認知症では、子どものこと、家計のことなど、本人と家族が考えるべき課題がたくさんありますので、事実を正直に、誠意をもって伝えます。ただし、臨床診断は絶対的なものではないので、誤診の可能性も残っていることや、認知症でも前向きに明るく楽しく生活することは可能なこと、そして、そのように生活すれば進行が遅れることなど、ポジティブに考えられるように話します。高齢になればなるほど、「年相応よりはもの忘れが進んでいますね。これ以上進まないように、もの忘れの薬を飲んだほうがいいですね」といった程度の説明で、本人は納得してくれます。ご家族には、診断が正しければ、徐々に進行して10～15年で死に至ることを伝え、残された時間をなるべく楽しく穏やかに過ごすにはどうしたらよいか、一緒に考えましょうと話します。アルツハイマー型認知症と診断しても、本当は嗜銀顆粒性認知症や神経原線維変化優位型老年期認知症など進行が遅い臨床病型であることもあります。高齢になればなるほど複数の病変が合併します。臨床診断の正確性には限界があることを踏まえて、断言的な説明は控えるようにしています。

　脳血流SPECTやMIBG心筋シンチ、脳脊髄液のタウ濃度などの補助診断を使えば、認知症の病型をある程度確実に診断できます。しかし、対症療法としての実践医療では、このような精密な臨床診断を行っていないので、告知も「症状の説明」と「その症状へ

の対応（治療）法」が主体となります。本人・家族への説明では、「疑い」をつけておくのがよいと思います（特に初診時は）。臨床経過を年余にわたって見ていると、特徴が出揃って、診断がほぼ確実になってきます。

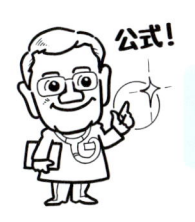

> 公式！
> ○ 説明は年齢や関係性を考慮して、ポジティブに
> ○「あなたを支えます」と意志表明

4．アルツハイマー型認知症とMCIの補足知識

4-1　アルツハイマー型認知症の成因

病変に関する重要なポイントは、①大脳皮質連合野神経細胞の周りにβタンパクが異常蓄積することが病気の始まり、②βタンパクの異常蓄積（βアミロイド沈着）が広がりつつ蓄積量も増えると、神経細胞内にタウタンパクが異常蓄積して、大脳の神経のネットワークが壊れる、③βタンパクの溜まり始めからアルツハイマー型認知症発症までは25年くらいの長時間を要する、という点です。脳には"ゆとり"（認知予備能）があるので、少しくらいタンパクが溜まっても症状は出ないのですが、長い年月をかけてじわりじわりと蓄積が進んでいくと、もちこたえられなくなって認知症を発症するというわけです（図1-15）。

発症後の経過は図1-14に示しました。

このβタンパクが蓄積しやすい場所は、身体運動や感覚、視覚などに直接関わる脳部位（一次領野）ではなく、それらの情報をもとにして分析し、対応を考える部位（大脳皮質連合野）です。これはヒトでよく発達した場所です。ですから、アルツハイマー型認知症はヒトに特有の病気ともいえます。

逆にいうと、人間らしさの源になっている部位が壊れる病気ともいえます。

4-2　MCI

健常と認知症の中間の状態が軽度認知障害（MCI）です。表1-9にあるように、認知テストなどから認知機能が低下し始めていることが明らかだが、手助けなしに独居生活が可能であって認知症の診断基準を満たさないのがMCIになります。アルツハイマー型認知症だけでなく、いろいろな病型の認知症の前段階です。したがって、記憶障害がメ

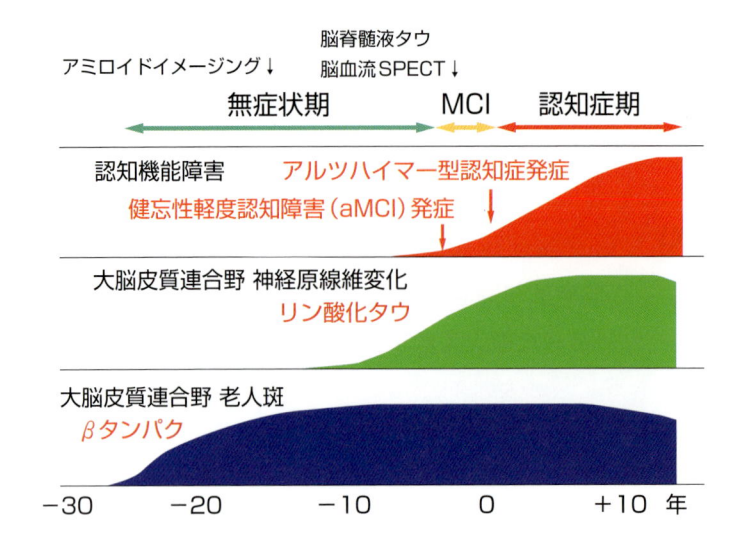

図1-15　アルツハイマー病の全経過
発症15年前の無症状期にアミロイドイメージング（PET）でβタンパクの蓄積を検出することができる。発症数年前のMCIの時期に脳脊髄液の検査や脳血流SPECTでアルツハイマー病の特徴を捉えることができる。発症後をアルツハイマー型認知症といい、10～15年の経過で死に至る。

表1-9　米国精神医学会のDSM-5によるMCI※診断基準（A～Dを満たす）

A. 以前に比べて、一つ以上の認知領域（注意、記憶学習、実行、言語、運動－感覚、社会脳の6領域）でわずかな低下が、下記のいずれかに基づいて明らかである。 　1. 本人の訴え、よく知る介護者やかかりつけ医などからの情報 　2. 標準化された認知テストの成績 B. 認知障害は、**日々の生活の独立性**を妨げるものではない。 　（支払い、服薬管理などが可能で、手助けなしに独居できるレベル） C. せん妄によるものではない。 D. うつ病や統合失調症などの精神疾患ではうまく説明できない。

※…DSM-5では、mild neurocognitive disordersがMCIに相当する。
（American Psychiatric Association 2013[6]より、筆者抄訳）

インのMCIとそうでないMCI（記憶障害がない、または目立たず、他の認知症状がある）があり、記憶障害がメインのamnestic MCI（aMCI）がアルツハイマー型認知症に進行していく可能性が高いです（図1-16）。MCIから毎年約10％が認知症に移行する（5年間では半数近くが移行）といわれますが、MCIから健常に戻る例も毎年数％あります。また、85歳以降に多い神経原線維変化優位型老年期認知症（47ページ）や嗜銀顆粒性認知症（75ページ）は、進行が緩徐でMCIに長くとどまることも知られています（このため、認知症になる前に寿命がくることも多く、MCIにとどまったままで死亡することにな

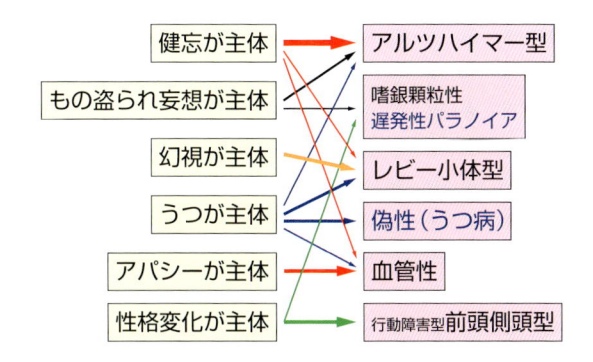

図1-16　MCIでの主症状と進行していきやすい認知症病型（他疾患を含む）との関係

る）。

　amnestic MCIの正確な診断（臨床研究や論文を書く）には前述の記憶テストが必須ですが、便宜的にはMMSEで27〜24点程度、HDS-Rで25〜21点程度のようなMCIの目安を参考に、臨床経過や生活状況を見て判断します。

　2016年現在、認知症は高齢者の約15％の約500万人ですが、MCIは20％弱の約600万人と推定されます。

4-3　神経原線維変化優位型老年期認知症

　認知症の原因ともなりますが、aMCIの臨床像を示すことが疾患として、ここで紹介します。

　従来の病理報告では高齢者認知症の約5％を占めますが、長寿化の進行に伴って1割近くを占めるようになっていくと推測されます。健忘が主症状で、アルツハイマー型認知症と臨床診断されますので、アルツハイマー型認知症と臨床診断された例の1割以上はこの疾患ということになります。①85歳以上の高齢者が多く、②海馬領域に限局して神経原線維変化がたくさん出現し、③アルツハイマー型認知症のリスクファクターであるApoE4遺伝子亜型を有さない、④進行が緩徐（MMSE/HDS-Rの得点低下が年1点以下）、という特徴をもっています。臨床症状は記憶障害で発症し、とても緩徐に進行し、健忘のみで生活障害を示さないので、aMCIや早期のアルツハイマー型認知症と診断されるわけです。MRIでは海馬萎縮（後方優位）と側脳室下角の拡大を示しますが、基本的には、死後の病理検索で確定診断されます。健忘のみの症状で、PIB-PETのようなアミロイドイメージングで脳βアミロイド沈着を欠くことが示されれば、この疾患が強く疑われます。アルツハイマー型認知症の初期の臨床像を示しますが、アルツハイマー型認知症ではない疾患があることを理解しておいてください。

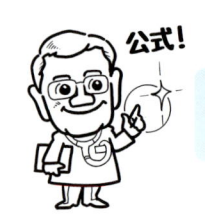

○ 超高齢で健忘のみ、進行緩徐
　→ 神経原線維変化優位型老年期認知症

4-4　健忘発作

　記憶障害が持続するアルツハイマー型認知症と異なり、一定期間だけの記憶がない健忘発作がありますが、これを見逃さない、アルツハイマー型認知症と誤診しないように注意が必要です。

　健忘発作の病態としては、①**一過性全健忘**と、②**側頭葉てんかん**、があります。記憶障害のパターン（図1-17）を介護者から聞き取ることが決め手になります。一番大切なことは、病歴を詳しく聞き、健忘が発作（一時的で再発性）なのか、持続性なのかを明らかにすることです。また、てんかん特有の症状がないかを聞き取ります。

1）一過性全健忘

　数時間（24時間以内）の記憶がまったく残っていないという健忘発作です。発作中は、普通に会話したり歩いたりと生活できますが、新しいことを覚えられないので、何度も質問するといった症状が出ます。海馬領域の静脈瘀流障害が原因のものがあるようです。発作は一度だけの場合が多いので、アルツハイマー型認知症と間違われることはまずないでしょう。繰り返すようならば、神経内科専門医に紹介しましょう。

2）側頭葉てんかん

　同様に数時間の健忘発作ですが、てんかんなので、健忘以外の症状が出現します。典型的な発作では、発作開始時に一点を凝視し、それから口をもぐもぐする、無目的な身振りを繰り返すなどの自動症が見られます。四肢の痙攣はありません。悪心などの前兆

〈アルツハイマー型認知症〉　　〈健忘発作：側頭葉てんかん〉

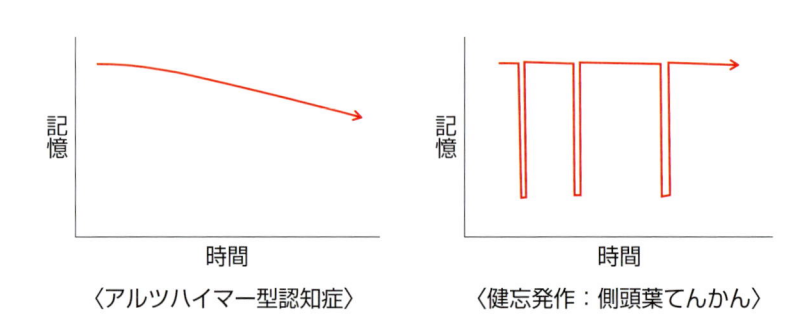

図1-17　アルツハイマー型認知症と健忘発作の記憶障害の経過の違い（イメージ図）

があり、患者は前兆を覚えていることもありますが、発作のことは覚えていません。て んかん発作自体は1～2分で終了しますが、その後はもうろう状態が続き、1時間程度 の記憶が失われます。このような典型例ではなく、時間や場所の見当識障害と記憶障害 が数時間から一日続くと（この間会話したり歩いたりできるが、同じことを何回も聞い たり道に迷ったりする）、アルツハイマー型認知症と誤診されやすくなります。脳波検 査で異常が判明すれば確実ですが、脳波やMRIでは異常が見つからないケースも多い といわれます。カルバマゼピン（高齢者ではごく少量で開始）で治療して発作が消えれ ば診断がつくという方法もありますが、てんかん専門医に紹介したほうがよいでしょう。

[臨床メモ]　糖尿病とアルツハイマー型認知症

1) 糖尿病性認知症

　疫学研究で、糖尿病はアルツハイマー型認知症の発症リスクを倍増することが示されている危険因子ですが、糖尿病自体が認知機能を低下させる、そして"糖尿病性認知症"を引き起こすという考え方があります。糖尿病性認知症では、注意障害が強い、脳血流低下部位がアルツハイマー型認知症と異なり前頭葉である点など、アルツハイマー型認知症とは症状や画像所見が異なるといいます。しかし、アルツハイマー型認知症の発症メカニズムを介さずに、糖尿病だけで認知症を引き起こすかどうかがまだ確立されていないので、今のところは"糖尿病性認知障害"という言い方が無難と思います。糖尿病を有する高齢者は、糖尿病を有しない高齢者よりも認知機能が若干低いことは確かなようです。

2) 脳内インスリンとアルツハイマー型認知症の治療

　II型糖尿病では、インスリン抵抗性が増し、血中にインスリンがたくさん出ていますが、効きにくい状態になっています。アルツハイマー型認知症の脳内は、インスリン濃度が低く、さらに、インスリン抵抗性があると報告されています。インスリン受容体の感度や遺伝子発現の低下、脳内インスリンの遺伝子発現低下などによって、インスリン抵抗性が増しています（アルツハイマー型認知症は"脳の糖尿病"という研究者もいます）。

　MCI 64例と軽度アルツハイマー型認知症40例を対象にした臨床研究で、鼻腔インスリンス噴霧が、記憶や認知機能を向上させることが示され[10]、経鼻インスリン療法が米国で臨床試験中です。アルツハイマー病モデル動物では、経鼻インスリンによる脳βアミロイド沈着抑制効果が示されています。インスリンが嗅神経を介

して海馬領域に運ばれて、効果を発揮するようです。よって、全身の血糖下降作用はありません。以前、糖尿病の治療目的で鼻腔にインスリンを噴霧する治療法が開発されましたが、刺激が強く、効果も薄いことから開発が中断されたという経緯があります。

3）アルツハイマー型認知症と糖尿病合併例の血糖コントロール

きっちりした血糖値のコントロールは、将来の合併症予防が一番の目的です。アルツハイマー型認知症の診断が正しければ概ね10年で寝たきりになり、多くが誤嚥性肺炎で命を終えます。つまり、先が長くないということです。よって、10年後の合併症を予防するために血糖値をしっかりとコントロールする必要は少ないといえます。そして、認知症があれば服薬の自己管理はできなくなっています（二度飲みや、食事を忘れて薬のみ内服など低血糖のリスクが増大）。インスリンの自己注射には、必ず健常者による支援が必要です。このような状況を勘案すると、アルツハイマー型認知症になったら、①低血糖リスクの高いインスリンの注射はやめる方向で、②やはり低血糖をきたしやすいSU剤（アマリール®）は極力減量・中止する、③DPP-4阻害薬中心で、HbA1cを7〜9程度にコントロールできればよしとする、④時に血糖値が高くても、高血糖性昏睡を引き起こさない程度なら慌てない、とマイルドな血糖調整がよいようです。低血糖は認知機能を悪化させます。

F 幻視を主訴とする軽度認知症の初診

　幻視を主訴とする場合は、レビー小体型認知症のことが多く、せん妄や血管性認知症のこともあります。このため、SED-11Q（表1-1）で「幻視（ないものが見える）がありますか」にチェックがつけば受診を勧めています。幻視ではないのですが「家の中に誰かがいる（感じがする）」という訴えもしばしば出現します。

1. レビー小体型認知症（DLB）の特徴的症状

　DDQ43（表1-5）では、レビー小体型認知症（dementia with Lewy bodies：DLB）の特徴を示す症状として、下記11項目を示しています。

> ①頭がはっきりとしているときと、そうでないときの差が激しい〈変動〉
> ②実際にはいない人や動物や物が見える〈幻視〉
> ③見えたものに対して、話しかける・追い払うなど反応する〈リアル〉
> ④誰かが家の中にいると言う〈幻の同居人〉
> ⑤介護者など身近な人を別人と間違える〈誤認妄想、カプグラ症候群〉
> ⑥小股で歩く〈パーキンソニズム〉
> ⑦睡眠中に大声や異常な行動をとる〈REM睡眠行動障害〉
> ⑧失神（短時間気を失う）や立ちくらみがある〈末梢性自律神経障害〉
> ⑨便秘がある〈末梢性自律神経障害〉
> ⑩動作が緩慢になった（血管性認知症と共通）〈パーキンソニズム〉
> ⑪悲観的である（血管性認知症と共通）〈うつ〉

　レビー小体型認知症の診断基準では、**症状の変動、リアルな幻視、パーキンソニズム**の三徴のうちの2項目以上があると、臨床診断できることになっています（詳細は58ページ）。症状の変動は、一日のうちでも、日によっても、年月によっても変動します。午前中は比較的認知機能が高く表情もはっきりしていますが、午後、特に夕方はボーッとして幻覚や見当識障害、不安や不穏などが現れやすいという日内変動があります。そして、症状は日々異なり、さらに大きな波（例えば数か月単位で変動）もあります（大きなうねりの中に大小様々な波があるイメージです）。

　脳幹部の睡眠・覚醒に関係する神経系にも病変があることが、「①頭がはっきりとしているときと、そうでないときの差が激しい」に関連していると考えられます（表

表1-10 レビー小体型認知症の病変部位と症状の関係

嗅球〈初期〉		嗅覚低下が早期から出現
脳幹	黒質（中脳）	パーキンソニズム
	縫線核や青斑核	症状の変動（覚醒レベルの変動）、REM睡眠行動障害
	迷走神経背側核〈初期〉	便秘（副交感機能低下）
大脳辺縁系（海馬や扁桃体）		うつや認知機能低下
マイネルト核（前脳基底部）		視覚を中心とした認知認知機能の低下、幻視・錯視
大脳新皮質〈最後段階〉		認知機能低下
末梢自律神経系		立ちくらみ・失神、便秘、インポテンツなど

1-10）。認知症は意識障害ではないと定義されますが、レビー小体型認知症は例外です。覚醒レベル・注意が変動する、つまり意識障害を伴うことが特徴です。長濱ら[11]は症状の変動が84％と高頻度に出現すると報告しています。

　何もないのに何かが見えてしまう症状を**幻視**といいます。一方、庭の木立が人に見える、花瓶が子どもの頭に見える、扇風機が人物に見えるなどは**錯視**といいます。「②実際にはいない人や動物や物が見える」には両者が含まれます。そして、見えているだけでなく、「③見えたものに対して、話しかける・追い払うなど反応する」のが特徴です。「②実際にはいない人や動物や物が見える」にチェックがついていたときは、詳しく問診すると、「"さっきまでそこに息子がいた"（過去形）と言った」というアルツハイマー型認知症にも見られる症状なのか、「見えている子どもに対して声をかけている（現在形）のを目撃した」というレビー小体型認知症に特徴的なリアルな幻視なのか、深める

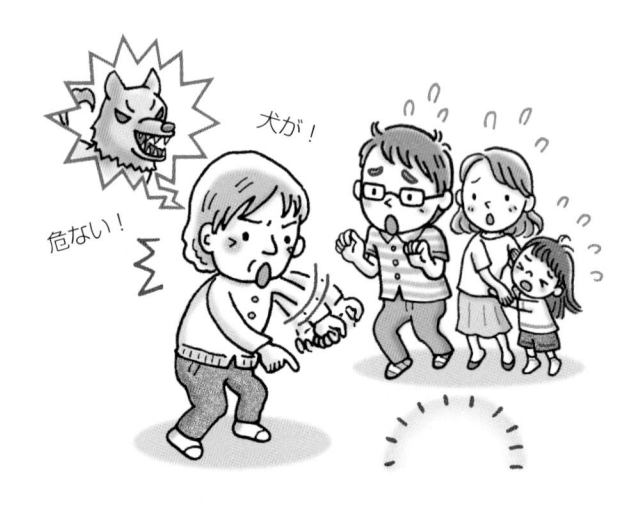

リアルな幻視

ことができます。この項目にチェックがついたら、妄想的な幻視なのか、リアルな幻視なのかを明確にすると、診断に役立つのです。「虫がたくさん見えて殺虫剤をまいた」「犬が見えて追い払った」「床に穴が空いているからと隣の人に注意を呼びかけた」「ふとんの上に赤い鳥がいる」「風呂に子どもがたくさん入っていて、私が入る場所がない」「キツネがふとんの中に入ったと、孫の手を振りかざして追い払う」などがリアルな幻視（錯視）の具体例です。幻視は、「本人には見えているが、他の人には見えていない」という事実を、本人が納得することが多いです（妄想的な幻視は、家族が否定しても、受け入れない傾向がある）。レビー小体型認知症では78％と高頻度に出現します。

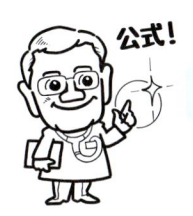

公式！
○ リアルな幻視＋見間違え＝レビー小体型認知症

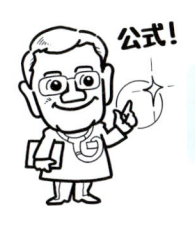

公式！
○ 見えている〈現在形〉＝レビー小体型認知症
○ （さっき）見えた〈過去形〉＝アルツハイマー型認知症

　見間違いによる錯視（パレイドリア；図1-18）を誘発するノイズ・パレイドリア・テストが東北大学のYokoiら[12]によって開発されています。単なるモノクロの模様ですが、患者に「顔が見えますか？」と尋ねると、顔が見えてしまうのです（図1-19）。この図版集は、東北大学大学院医学系研究科高次機能障害学分野のホームページの「リソース」から利用者登録後にダウンロードできますが、「レビー小体型認知症やパーキンソン病の患者さんで認められる幻視に類似した錯視を誘発し、測定する神経心理テストです。研究目的にのみご使用ください」とあります。
　「④誰かが家の中にいると言う」のが、"幻の同居人"といわれる症状です。「2階に子どもが来ているので、ご飯を作っ

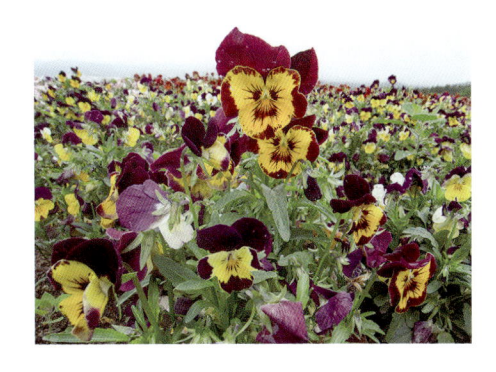

図1-18　パレイドリア（pareidolia）
「何が見えますか？」と聞くと、パンジーではなく「顔が……」との回答が返ってくる。黄色の部分に目が行き、パンジーではなく顔に見える。

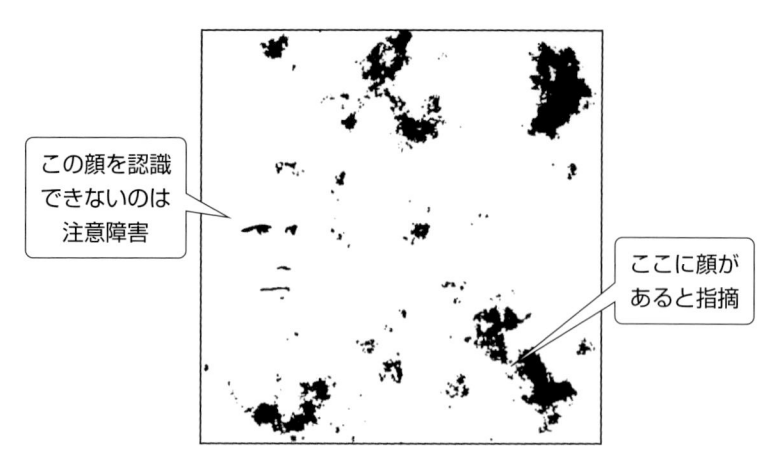

図1-19 ノイズ・パレイドリア・テスト
錯視を誘発する（意味のないものに意味を見いだす）。レビー小体型認知症では、左の明らかな顔以外に顔が見える。
（文献13より、許可を得て掲載）

て食べさせる」など、リアクションを伴います。また、妄想（修正不能な考え）に発展していく場合もあります。

「⑤介護者など身近な人をよく似た別人と間違える」は、**誤認妄想**の一つで、**カプグラ症候群**と呼ばれます（60ページ参照）。妻をヘルパーと見間違える、夫をよく似ているけど別人だと言う、介護者の息子を息子の友達だと言う、などの症状です。泥棒と間違われて暴力を受けた人もいました。一生懸命に面倒を見ている介護者は、別人と言われてがっかりします。こんなときは、目の前から一度消えて出直すと本人だとわかるなど、妄想といえるほどの持続性がないことが多いです。

⑥〜⑪は、パーキンソン病でも高頻度に出現する症状です。体中の筋肉が硬くこわばり、動きにくく、さらに動き始めるのに時間がかかるようになります（**表1-10**）。このため、歩行は「⑥小股で歩く」ようになり、足を持ち上げずに小刻みとなります。ゆっくりとした小刻み歩行でも、左右の足が広がっているwide baseは、小脳性運動失調やiNPH、両側性運動麻痺（double hemiparesis；血管性認知症）を疑わせますが、レビー小体型認知症は左右に広がらない傾向（左右にも小さい）があります（**図1-11**）。そして、腕を振らなくなります。歩行時に腕を振るかどうかは、注意して観察しないと見落とします。腕の振りが悪ければ、パーキンソニズムか運動麻痺を疑う観察眼が大切です（意図的に診る）。ほかにも、「⑩動作が緩慢になった」、表情も乏しく、縮こまった姿勢となった、バランスをとることも難しい、といった症状が出現します。座位で体幹が左右どちらかに傾く症状も、レビー小体型認知症を疑わせます。

パーキンソニズムを明らかにするには、観察だけでなく診察も必要です。**手の交互変換運動**では、両手を広げたままで垂直位に保ち、キラキラ星のように前腕の回内・回外をなるべく早く繰り返す運動をチェックします（**図1-20**）。パーキンソニズムでは、これが遅く、ぎこちなくなり、振幅が小さくなります。また、**肘関節と手関節の固縮の診察**では、肘関節を他動的に屈伸して硬さをチェックします。典型例は、硬くて力を要し、歯車様にガクガクと動きます。図1-21のように動かすと、肘関節と同時に手関節の硬さもチェックできます。パーキンソニズムの有無は、固縮、交互変換運動、歩行状態（小刻み、バランス不良、腕振りの欠如）、無表情などから総合的に判断します。

　「⑦睡眠中に大声や異常な行動をとる」症状を、**REM睡眠行動障害**といい、発症の何年も前から前兆として出現することもあります。健常者では、睡眠中に夢を見ても手足は動かず声もでない"金縛り"状態になりますが、この病気があると、「逃げろー！」などと突然叫んだり、周りのものを蹴飛ばしたりします。そのとき起こしてみると、「今、熊に襲われた」という夢だったりします。ほかに、隣で寝ていた妻を飛び越えたときは

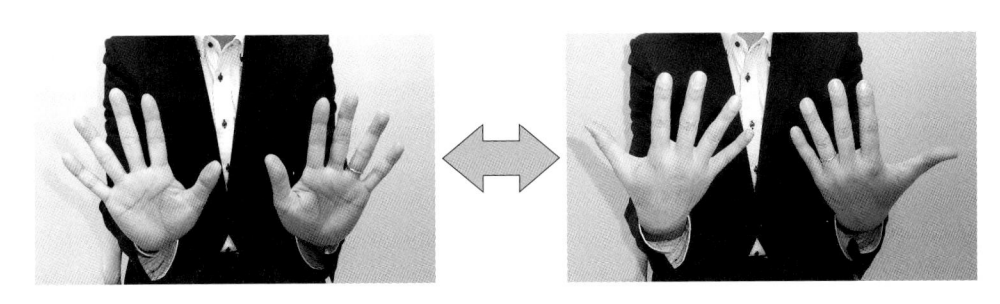

図1-20　交互変換運動
前腕の回内と回外を、素早く繰り返す。パーキンソニズムでは、動き（回内・回外の角度）が小さくなる。途中で止まる傾向もある。

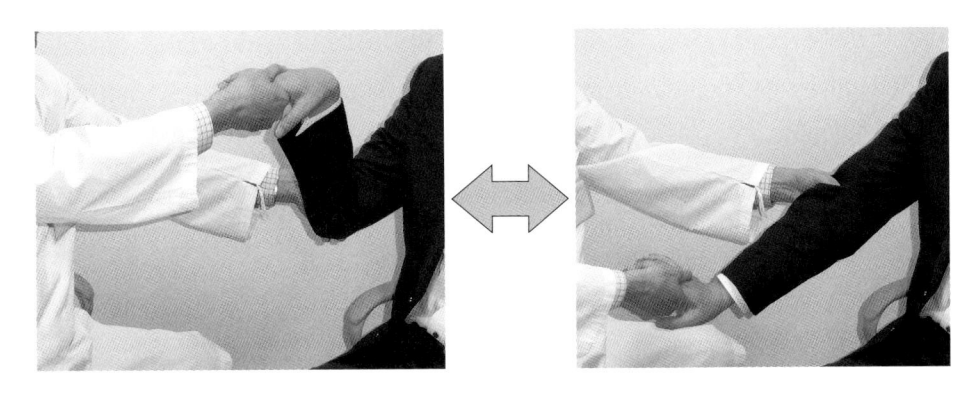

図1-21　肘と手首の固縮を診る
肘屈曲・手掌屈位（Z型）と肘伸展・手背屈位（J型）を繰り返しながら、動きの硬さや、ガクガクとなる歯車様の動きを診る。

「（夢の中で）熊と闘っていた」とか、「あっちいけー！」と叫んだときは「（夢の中で）イヌを追い払った」などがあります。

夜中に夢を見て、覚醒後もその続きになってしまうことがあります。例えば、夢の続きで、「死体が転がっているから埋めなければならない」とか「今シベリアから帰ってきた」などと、夜中に騒いで活動するので家族が困るケースです（この人はシベリア抑留体験をもち、それが夢に現れる）。

REM睡眠行動障害は、本人・家族から訴えることはまずありません。医療者側から尋ねるとわかる症状です。よって、質問票のDDQ43（表1-5）でチェックしてもらうと、把握漏れを防ぐことができます。

「⑧**失神**（短時間気を失う）や**立ちくらみがある**」は自律神経系の症状です。立ち上がると血液が重力に引かれて足に溜まってしまうので、下肢の静脈を収縮させたり心臓の拍動を増やしたりする交感神経が興奮して、血圧低下を防ぐ生理的な仕組みがあります。しかし、レビー小体型認知症の病変として末梢交感神経系にαシヌクレインが蓄積して壊れると（交感神経節には比較的早期から蓄積が始まる）、「立ち上がる→血圧低下→脳血流量減少→失神」となります。

「⑨**便秘がある**」も自律神経系の症状です。腸管を動かす副交感神経系もαシヌクレイン蓄積で壊れて、腸の動きが悪くなり、頑固な便秘となります。

「⑪**悲観的である**」は、しばしば前駆症状として出現し、初期ではうつが主症状のことがあり、しばしばうつ病と診断されます。ほめる介護、失敗しないように支援する介護、役割をもって尊厳を高める介護が必要です。薬は抗うつ薬を、薬剤過敏性に注意しながら使います。ごく少量で、1回の投与でも、興奮や過鎮静が現れるのが薬剤過敏性です。

このほか、嗅覚が初期から低下します。嚥下障害（むせ）も合併しやすい傾向があります（表1-10）。

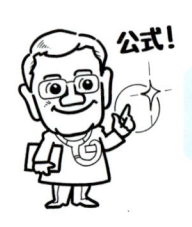

公式！

○REM睡眠行動障害、嗅覚低下、便秘、うつが先行
　→ レビー小体型認知症

[臨床メモ] レビー小体型認知症初期に伴いやすいBPSD

幻視（幻覚）が高頻度で、BPSDに分類されますが、レビー小体型認知症では認知症状そのものです。ただし、環境の影響や心理的影響を受けるので、BPSDといっても間違いではありませんが。一部のケースで幻覚が妄想に結びつきやすく、「愛人が来ているという幻覚→嫉妬妄想」、「誰かが見ている→敵に狙われているという被害妄想」など、抗精神病薬の投与や、重度の場合には精神科への入院治療が必要なケースが稀にあります。

カルテの中から：リアルな幻視

夜になると四人家族でやってくる。冷蔵庫を開けて中のものを食べたりして生活している。以前は「何やってるの！」と声をかけると消えたが、最近は消えなくなった。図々しくなって「あら、見つかっちゃったわー」という顔で平然としている。目の前でパチンと手を叩くと消える。

このように、触覚や聴覚の刺激が入ると幻視が消える症例はよく経験します。

[臨床メモ] レビー小体型認知症を鑑別する質問項目Q-DLB9

筆者は、認知症を鑑別するための介護者記入の質問票DDQ43を公表していますが、その前のバージョンであるDDQ41の分析結果が論文化されています[8]。この論文の中で、レビー小体型認知症に関する9項目（Q-DLB9）がレビー小体型認知症の判別に優れていることを報告しました。この9項目のうちの4項目以上にチェックがつくと、感度83％、特異度78％でレビー小体型認知症を判別できます。各項目の陽性率・陽性尤度比・陰性尤度比を図1-22に示しました。幻視、幻の同居人、REM睡眠行動障害（RBD）の3項目は陽性尤度比が5以上で鑑別に極めて有効です。転倒・失神・立ちくらみも陽性尤度比が高い項目でした。

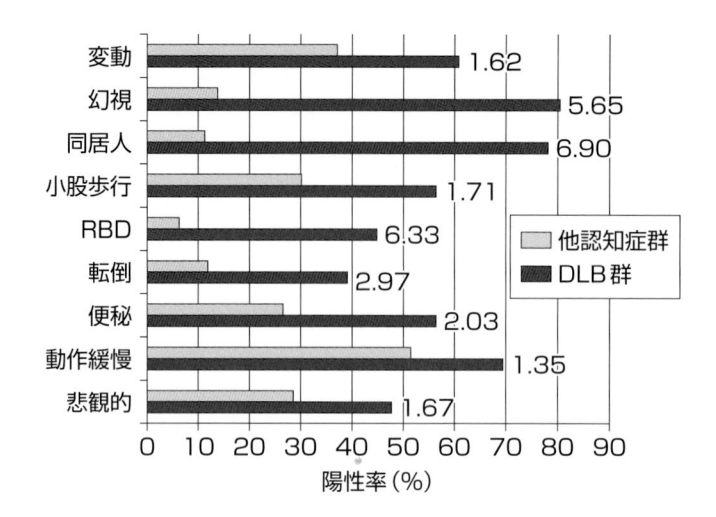

図1-22　DDQ41の中のDLB9項目（Q-DLB9）によるDLBと他認知症の群間比較
数字はDLB検出の陽性尤度比を示す。
（山口ら2016[8]）

2. レビー小体型認知症の診断

　レビー小体型認知症は、診断基準が示されているので、それに沿って診断します（**表1-11**）。まずは、認知症があることが前提です。次に、変動、リアルな幻視、パーキンソニズムの3項目のうちの二つがあれば、臨床診断としては確実です。該当が1項目だけでも、示唆する所見（REM睡眠行動障害または薬剤過敏性）があれば、診断にほぼ間違いはないでしょう。診断を確定するには、MIBG心筋シンチが最も優れています。心筋を支配する交感神経にαシヌクレインが蓄積して除神経状態になっており、MIBGが心筋に分布する交感神経終末に取り込まれない（心臓が描かれない）のです（ただし心不全でも陰性になる）（詳細は124ページ）。

　レビー小体型認知症の自律神経障害の検出には、上記のようにMIBG心筋シンチが感度・特異度共に優れていますが、実施できる病院は限られています。でも、血圧計があれば、簡単に評価できる場合があります。**図1-23**に示すように、①臥位、②立位直後、③立位1分後、④臥位と4回血圧を測ると、起立性低血圧を評価できます。健常者では立位になったときに血圧低下を防ごうと拡張期血圧が上昇しますが（収縮期血圧は少し低下）、起立性低血圧の場合は拡張期血圧が低下し、収縮期血圧も大きく低下します。MIBG心筋シンチがなくても、血圧計一つで診断を確実にすることができるのです。

　筆者らは、病型分類質問票のDDQ43（31ページ；**表1-5**）の旧バージョン（DDQ41）

表1-11 レビー小体型認知症の診断基準

1. 認知症がある（初期には記憶障害がないこともある）
   注意力、前頭葉－皮質下機能、視空間認知が侵されやすい
2. 次の3項目中、2項目あればprobable、1項目ならpossible DLB
   a. 注意や覚醒レベルの変動を伴う認知機能の動揺
   b. 現実的で詳細な内容の幻視が繰り返される
   c. パーキンソニズム
3. 診断を示唆する項目（抜粋）
   a. REM睡眠行動障害
   b. 抗精神病薬に対する感受性の亢進
4. 診断を支持する項目（抜粋）
   a. 繰り返す転倒と失神
   c. 起立性低血圧などの自律神経障害
   h. SPECT/PETで後頭葉の取り込み低下
   i. MIBG心筋シンチの取り込み低下

(McKeith et al 2005[14]、筆者抄訳)

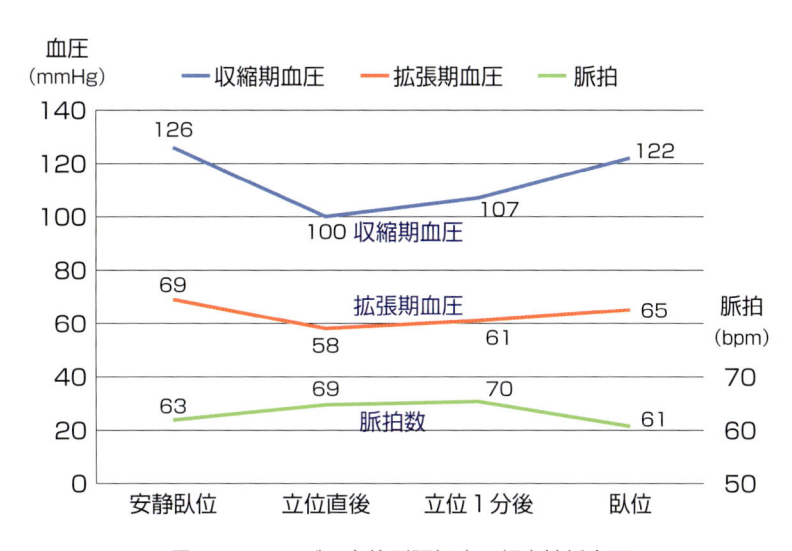

図1-23 レビー小体型認知症の起立性低血圧

を用いて575名を対象とした研究を行い、アルツハイマー型など他の認知症病型との鑑別で、陽性尤度比がREM睡眠行動障害（RBD）6.3、幻の同居人6.9、幻視5.7と、レビー小体型認知症で6倍ほど高頻度に出現することを示しました（図1-22）。鑑別に有用です。

> **📋 カルテの中から：レビー小体型認知症の症例①**
>
> 　NHK番組の「ためしてガッテン」でレビー小体型認知症を取り上げた回を見たご家族が、うちのお父さんの症状とそっくりだと受診した70歳代男性。幻視はヒョウなどの怖い動物や子どもが見えた。元教師で、見えている子どもに向かって大声で「他人の家に上がってはだめだ！」と説教するという。
>
> 　これがリアルな幻視です。加えて誤認妄想があり、妻がよく似た別人になるカプグラ症候群も見られました。パーキンソニズムや便秘（自律神経症状）、症状の変動と、典型的な症状が揃っていましたが、受診した精神科病院では見過ごされていました。テレビで地震のニュースを見ると、夜中に「地震だ、逃げろ！」と大声で騒ぐなど、昼に見たものが夜に夢となって（夜間せん妄状態）、現実と区別がつかなくなるので介護者が大変ということでした。

3. レビー小体型認知症の本人と家族への説明

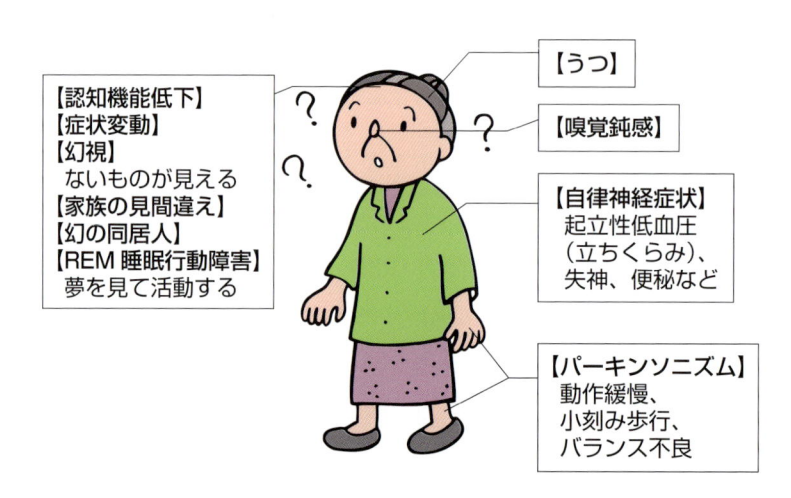

　レビー小体型認知症の人の抱える困難（症状や生活障害）を**図1-24**に示します。本人は、幻視で見えている人物や動物（例えばヒョウやネズミ）が自分に危害を加えるに違いないと思い込んでいるので、不安を抱いています。「決して危害を加えることはありませんよ」と話すと安心します。また、「今度見えたら触ってみてください」などと指示すると、「近くに来ると消えてしまうんです」など、触れることができないことを実

図1-24　レビー小体型認知症の人の抱える困難

感して安心します。精神的ストレスで悪化します。ある患者は、体調が悪いときは怖い動物が見えて、体調がよいときはかわいい動物が見えると言っていました。この幻視には、アセチルコリンを増やす薬剤（アリセプト®）や抑肝散がよく効くので、治療できることを本人と家族に伝えます。タンスの上の花瓶を子どもの頭に見間違えるなど、薄暗いときに錯視が生じやすいので、部屋を整理整頓し、カーテンも模様のないものにするなど、錯視を誘発しないような環境調整が有効ですので、部屋に余分なものを置かないなど工夫してみてくださいと伝えます。

> **カルテの中から：レビー小体型認知症の症例②**
>
> 　レビー小体型認知症の80歳代女性、MMSE 28点、HDS-R 28点。運転もしている。
> 　告知前の幻視——「いつも後ろ向きの人で、表情はわからなくて黙っている。"あんたどこから入ってきたのよ！"と怒鳴ると、ぱっと消えて、何だろうと思い、怖くて悩んでしまい眠れなかった」「夫は見えないというので、"何で見えないのよ！"と喧嘩になり、夫が人を家に入れているのだと思い込み、離婚寸前までいった」
> 　告知後の幻視——「レビーという病名を知ったら、今日は何が見えるかなと思うようになり、不安ではなくなった」
> 　病名告知が有効で、他人には見えない"幻視"であることを理解できたケースです。本例は認知機能のレベルから、正確には認知症ではなく、レビー小体病によるMCIといえます。

　レビー小体型認知症と言うと本人はがっかりするので、レビー小体病と言うほうがショックが少ないようです。大脳だけでなく、脳幹や末梢神経にまでαシヌクレインが蓄積して、様々な症状を引き起こすこと（**表1-10**）、症状はよくなったり悪くなったり変動があることなどを本人や家族に説明します。

　家族には、一時的には薬がよく効くのですが、長期的には変動しながら徐々に進行し、アルツハイマー型認知症よりも生命予後が悪いことを伝えます。

　対応は、ゆっくりと急がせないで待つ介護が基本ですが、イッチニ、イッチニと声かけするとリズムをとりやすく、歩行がスムーズになります。関節が屈曲して縮こまりやすいので、各関節を十分に伸展したり、背筋を伸ばすようなストレッチを毎日朝夕に行うと効果的です。パーキンソン病の薬（ドパミンを増やす）がこわばりや歩行障害を軽

減するのに有効ですが、使いすぎると幻視が悪化します。

便秘には、食物繊維を多く含む野菜や、ヨーグルトなどの発酵食品の摂取、下剤の内服などで対応します。

失神すると介護者は慌てて救急車を呼ぶのですが、横になっていれば脳血流が回復して、すぐに意識が戻ります。この病気とわかっていれば、救急車を呼ぶ前に1分間様子を見ましょう。対策は、急に立ち上がらないで、ゆっくり立ち上がることです。失神・転倒してもけがや骨折を防止するよう、ヘッドキャップやヒッププロテクターを装着することが望まれます。また、家族に「この病気の転倒は突然生じるので、どんなに注意しても防ぎきれない」と事前に説明しておくことが、トラブルを防ぎます。

4. レビー小体型認知症の補足知識

4-1　レビー小体型認知症

病変に関する重要なポイントは以下の通りです。DDQ43（**表1-5**）による特徴的な症状（51ページ）とあわせて示します。

(1) 神経細胞内に異常蓄積し、時にはレビー小体という塊を作るタンパクがαシヌクレインで、パーキンソン病と同じである。
　⇨ ゆえにパーキンソニズムを伴う（⑥⑩）。

(2) 多くの例でアルツハイマー型認知症の原因となるβタンパクの異常蓄積を伴っている。
　⇨ ゆえにアルツハイマー型認知症の症状を伴いやすい。

(3) 大脳新皮質よりも、大脳基底核や脳幹部、加えて末梢自律神経系にまでαシヌクレインが蓄積する。
　⇨ ゆえに症状（覚醒レベル）が変動し（①）、悲観的で（⑪）、REM睡眠行動障害（⑦）、便秘や失神などの自律神経症状を伴いやすい（⑧⑨）。

4-2　認知症を伴うパーキンソン病

パーキンソン病の経過中に認知機能障害が出現します（パーキンソニズムが1年以上先行するのが原則です）。パーキンソン病を発症してから12年後には6割に、20年後には8割に認知症が出現します。剖検脳を調べると、レビー小体型認知症と区別がつかないので、どちらもレビー小体病で、表現型の違いだといわれています。レビー小体型認知症に比べると、静止時振戦が目立つのと、左右差があるという、パーキンソン病の特徴を有しています。

> **カルテの中から：認知症を伴うパーキンソン病の症例**
>
> 最近ボーッとしているので認知症ではないかと疑われて受診した70歳代の男性。MMSE 23点、HDS-R 19点。時計図は×（図1-25）。固縮と軽度の無動があるが、振戦はない。ボーッとしているように見えるのは、パーキンソン病で表情が乏しくなったため（仮面様顔貌）。小刻み歩行はないが、時に突進がある。起立性低血圧をチェックすると、臥位134/82、起立直後122/79、立位1分後120/79、再臥位148/82と陽性。ほかに、便秘、REM睡眠行動障害と、時に幻視（ゴキブリのような虫が見える）があった。
>
> 4年前から軽度の固縮や動作緩慢が見られ、パーキンソン病が1年以上先行していると考え、また、それが主症状なため、認知症を伴うパーキンソン病と診断しました。
>
> 図1-25 時計描画
> 文字盤が反時計回りで、11時10分の針を描いていない。

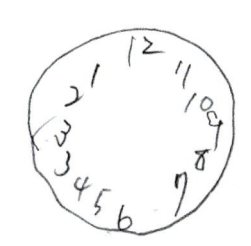

4-3 進行性核上性麻痺

　レビー小体型認知症と異なり幻視はありませんが、認知症と固縮や動作緩慢などのパーキンソニズムを併発する疾患に進行性核上性麻痺があります。タウタンパクが神経細胞やグリア細胞に蓄積する疾患で、①パーキンソン病と異なりドパミン製剤が効きにくい、②眼球の上下方運動制限、③突然後方に転倒しやすく、姿勢が不安定、④すくみ足が強い、⑤振戦を伴いにくい、などの特徴があります。頸部の後屈位姿勢（固縮）が有名ですが、初期には2割程度しか出現しません。拍手徴候（applause sign）は、医師がなるべく早く3回連続の拍手をして見せ、患者に同様な拍手をしてもらう検査です。「できるだけ早く、3回だけ叩いてください」と指示し、見本を示します。進行性核上性麻痺や大脳皮質基底核変性症では、3回で止まらずに4回以上拍手してしまうこと（陽性）が多く、パーキンソン病との鑑別に役立つといわれています。前頭葉障害を示すサインです。

　MRI矢状断では中脳被蓋部の萎縮を反映するハチドリ徴候（hummingbird sign）が有名ですが、初期には出現しないので、初期診断にはあまり役立ちません。

　MIBG心筋シンチ（124ページ参照）が正常パターンを示すので、鑑別に有用です。

　パーキンソニズム＋認知症で、典型的なパーキンソン病やレビー小体型認知症と

チョット違うと感じたケースは、MIBG心筋シンチなどの精査を受けることをお勧めします（年齢も考慮した上で）。

この進行性核上性麻痺が、特発性正常圧水頭症（iNPH）を合併しやすい（3割程度？）ことから、iNPHの原因疾患（の一つ）ではないかという考え方があります。

4-4　参考：人物誤認（妄想）

広い意味での人物誤認はレビー小体型認知症以外でも出現しますので、参考にここで解説します。

1）カプグラ（Capgras）症候群

「自分の身近な人間がそっくりの他人にすり替えられてしまった」と確信する妄想で、認知症ではレビー小体型認知症に特異性が高いです。「身近」と「よく似ている」、「別人・偽物」がキーワードです。メカニズムとしては、視覚認知（後頭葉）と自分の考えの整合性のチェック機能（前頭葉内側面）の障害と考えられます。背景には否定的感情があり、優しい相手には出にくいという点では、BPSDともいえます。

2）幻の同居人

他人が自分の家に住み込んでいると確信する症状、つまり妄想です。レビー小体型認知症では「◯◯が部屋にいる」と現在形になることが多く、アルツハイマー型認知症では、記憶錯誤が関係し、「（すでに亡くなっている父親が）さっきまでそこにいた」と過去形になることが多いです。

3）鏡徴候

鏡に映った自己像を自分と認識できませんが、他人は認知できます。鏡に向かって話しかけたり、食べ物を与えようとしたりする行動が見られます。重度認知症で出現し、通常はアルツハイマー型認知症で見られます。

4）テレビ徴候

テレビの場面を現実のものと取り違えます。テレビの出演者と会話したり、テレビの場面設定に入り込んでしまいます。アルツハイマー型認知症よりもレビー小体型認知症に頻度が高い症状です。

📋 カルテの中から：人物誤認の症例

アルツハイマー型認知症の60歳代後半の男性。MMSE 20点と初期なのに、妻を他人と言うカプグラ症候群様の症状が見られた。車に乗っているときは妻とわかっていたが、妻が車を降りて家のドアを開けて先に入り、家の中で妻に会うと、妻と認識できない。そして「妻はもっと若い」と言う。

これはアルツハイマー型認知症による記憶錯語と記憶障害で、時間軸がつながらないことが背景となっているようで、カプグラ症候群とは異なります。

G 易怒性を主訴とする軽度認知症の初診

　介護者から「すぐに怒る」「じっとしていられない」「同じことを何度も繰り返す」のような訴えがあれば前頭葉症状と捉え、行動障害型前頭側頭型認知症を念頭に置いて診察を進めます。前頭側頭型認知症には、前頭葉萎縮が強い行動障害型と側頭葉萎縮が強い意味性認知症などがあることは、補足知識としてあとで解説します（74ページ）。もう一点重要なことは、前頭側頭型認知症の頻度が認知症の5％程度と低いので、前頭葉症状を示す症例の多くは、前頭側頭型認知症ではなく、認知症の大部分を占めるアルツハイマー型認知症や血管性認知症に前頭葉症状が加わった症例、はたまた精神症状を伴いやすい嗜銀顆粒性認知症だということを理解しておいてください（詳しくは後述）。

1. 前頭葉症状のチェックと前頭側頭型認知症（FTD）

　易怒性がある場合は、前頭葉症状をチェックします。DDQ43における前頭側頭型認知症（fronto-temporal dementia：FTD）の特徴（前頭葉症状）は下記の10項目です。

> ①最近嗜好の変化があり、甘いものが好きになった〈脱抑制・常同行動〉
> ②以前よりも怒りっぽくなった〈脱抑制・易怒性〉
> ③同じ経路でぐるぐると歩き回ることがある〈常同行動〉
> ④我慢できず、些細なことで激高する〈脱抑制・易怒性〉
> ⑤些細なことで、いきなり怒り出す〈脱抑制・易怒性〉
> ⑥こだわりがある、または、まとめ買いをする〈常同行動〉
> ⑦決まった時間に決まったことをしないと気が済まない〈時刻表的生活〉
> ⑧コロコロと気が変わりやすい〈被影響性の亢進〉
> ⑨店からものを持ち去る（万引き）などの反社会的行動がある〈反社会的行動〉
> ⑩じっとしていられない〈脱抑制・被影響性の亢進、アカシジア〉

　まずは活発な幼稚園児を思い浮かべてください。じっとしていません（③⑩）。我慢ができません（①②④⑤⑨：脱抑制）。何かに熱中したかと思うと（③⑥⑦：**常同行動**）、「⑧コロコロと気が変わりやすい」（**被影響性の亢進**）という特徴が見られます。初期から中期の行動障害型前頭側頭型認知症の人と幼稚園児は行動が似ています（進行すると活動性は低下しますが）。

　「①最近嗜好の変化があり、甘いものが好きになった」というように、饅頭やジュー

スなどが好物になり、たくさん食べ・飲みます。例えば、饅頭を一箱もらうと、最後の1個まで食べてしまいます。脱抑制のため、際限がありません。過食で糖尿病になる人も多いです。常時決まったスポーツドリンクを飲んで糖尿病になった例などがあります。特定の食品にこだわって食べ(飲み)続けるのは常同行動です。行動制限すると怒り出すので、止めることはなかなか困難です。甘いものは目に触れないようにすること、習慣化しないように甘いものに触れないようにすることが方策です。

「②以前よりも怒りっぽくなった」「④我慢できず、些細なことで激高する」「⑤些細なことで、いきなり怒り出す」という**易怒性**も特徴です。前触れがなく、いきなりスイッチがオンになったように怒るので、介護者は訳がわからずに怒鳴られたり殴られたりして大変です。それでも怒る原因は本人の気に入らないことが多いので、気に入らないことを少なくするというケアが必要です。また、ドネペジルなどアセチルコリンを増やす薬剤は症状を悪化させます。進行して低活動になるまでは使いません。

「③同じ経路でぐるぐると歩き回ることがある」は**周徊**です。アルツハイマー型認知症では、空間認知機能が低下して方向音痴になり、道に迷ったり、どこまでも突き進みますが、周徊では行き場所が決まっていて、同じところを周遊して元の場所に戻ります。マイチェアのようなこだわりがあり、戻ってくるといつも同じ場所に座ります。そこに他の人が座っていれば、「どいて」とは言わずに、いきなり突き飛ばすでしょう。

「⑦決まった時間に決まったことをしないと気が済まない」(**時刻表的生活・常同行動**)や「⑥こだわりがある、または、まとめ買いをする」共に共通の要素「**こだわり・マイルール**」(常同行動)があります。ケアでは、なるべくよい行動を早くから習慣づけることが望まれます。デイサービスに通う、入浴するなどの適切な行動をマイルール化しましょう。

「⑩じっとしていられない」は脱抑制や被影響性の亢進の症状のこともありますが、すでに抗精神病薬が処方されている場合は、その副作用である**アカシジア**(akathisia；静座不能症、じっとしていると不快で歩き回る・動き続ける)のことも多々あります。薬剤中止が必要ですが、落ち着かないからと薬剤を増量され、さらに悪化しがちです。

「⑨店からものを持ち去る(万引き)などの反社会的行動がある」ことで、警察に突き出されて仕事を解雇された若年性前頭側頭型認知症の例が新聞記事になりました。店に入ると、食べたいものをその場で食べたりします(脱抑制)。また、欲しいものを持ってレジを素通りしてしまうので、万引きとして捕まります。ただ、万引きと違いがあります。それは、持っている品物を隠さないことです(隠す認知機能が保たれている場合もあります)。万引きする人は、それが違法行為だとわかっているので、見つからないように隠します。しかし、このタイプの人は、堂々と持ち去ります。違法行為だという

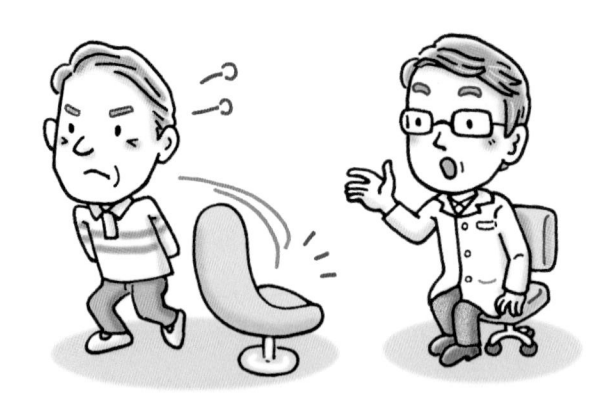

脱抑制―立ち去り―
医師「今日は何日ですか？」
患者「知らんよ」

認識ができないからです。なので、捕まっても謝ることをせず、警察に通報となってしまいます。対策としては、特定の店に立ち寄ることが多いので(**常同行動**)、店に事情を話して、お金を先渡ししておきます。

　上記のほかにも、脱抑制として、目についたものを**読み上げる**症状があります。診察室にあるポスターを読み上げたり、掛け時計の時間を正確に読み上げたり、窓の外の風景を実況中継してくれたりと、診察とは無関係な発言をします。診察机の上の書類に手を伸ばしたり、医師のネクタイを引っ張ったりと、興味を引かれたものに手を出します。脱抑制と**被影響性の亢進**(周囲の音や動きなどの影響を受けやすく、コロコロと気変わりして行動が変わる)の症状です。診察しようと、「今日は何日ですか？」と質問すると、「知らんよ」の一言で、**鼻歌を歌い出す**、そして**立ち去る**など、診察には非協力的です。また、医師の前で足を組んで座るなど、診察の場にふさわしくない横柄な態度を示します(図1-12；33ページ)。こんな態度をピックらしさ(33ページ参照)といいます。

　また、前頭葉内側面障害の症状として、「心の理論」の障害が現れます。他人の表情や言動やしぐさから行動意図を読み取って、相手に合わせて行動することが難しくなります。他者への**共感**、他人の痛みがわかること(**同情**)もできなくなります。これらが、**我が道を行く行動**の背景になります。

　前頭葉障害を示す診察所見(徴候)として、わかりやすいのは**強制把握**です(図1-26)。患者の手掌を手首から指先方向にゆっくりとさすると握り返してきます。この反応が強いと、握られて手を抜けなくなります。患者に好かれたと誤解しないでくださいね。人間の祖先(サル)が樹上生活をしていたときの名残である原始反射です。手に

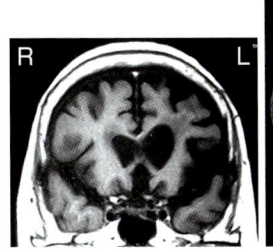

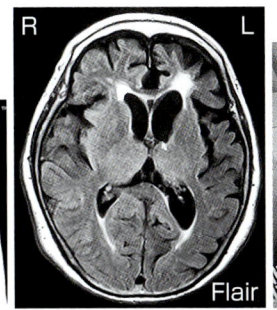

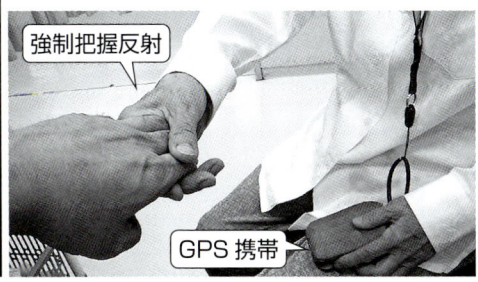

図1-26　80歳代の行動障害型前頭側頭型認知症
MRIでは左側有意の強い前頭葉萎縮が見られる。その前頭葉の萎縮に一致して、右手には強制把握反射が見られる。この疾患に特徴的な常同行動を利用して、常時GPS携帯を首から下げる習慣づけに成功した。起きている間は決して外さないので、行方不明になっても捜し出せる。

触れた枝をしっかりと掴む反射です。この反射は乳児期に出現していて成長すると消えますが、前頭葉が壊れると対側に出現します。錐体路障害で出現することで有名なBabinski徴候も、同様に乳児期と脳障害時に出現する原始反射です。

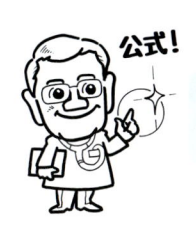

公式！
○ 態度がデカい、頑固、我が道を行く、脱抑制、易怒性
　→ 前頭葉症状

［臨床メモ］　行動障害型前頭側頭型認知症とBPSD

アルツハイマー型認知症では易怒性、暴言・暴力、周徊などはBPSDに分類されますが、行動障害型前頭側頭型認知症では環境やケアの仕方などの影響をあまり受けずに出現するので、これらの症状は、どちらかというとBPSDというよりも中核となる認知症状そのものです。したがって、アルツハイマー型認知症の易怒性は、介護者が失敗を注意しないようにするなどで防げますが、前頭側頭型認知症では、ケアの工夫に限界があり、多くの場合は薬剤による調整が必要になります（介護者と引き離せばよくなる例もありますが）。

> **カルテの中から：行動障害型前頭側頭型認知症の症例**
>
> 　70歳代の女性。診察室での様子は、①投げキッスとウインクをして、色気を振りまく、②椅子から立ち上がろうとする、③「セッセッセーノヨイヨイヨイ」と鼻歌を歌いながら、膝を叩き拍子をとる、④名前と年齢は答えてくれるが、話がそれて会話が続かない（注意の持続困難）。
>
> 　以前ドネペジルが処方されていて著しい多動・外出がある介護困難事例でしたが、ドネペジルをメマンチンに変えて、行動が落ち着き、介護負担が減少したケースです。デイサービスにも通えており、夫が自宅で介護しています。甘いものが好きで、肥満が進行しています。「言うことを聞いてもらいたいときは、食べ物をエサにするとうまくいく」と夫が述べていました。

2. アルツハイマー型認知症の前頭葉症状？：鑑別診断

2-1　前頭葉症状を伴うアルツハイマー型認知症

　前頭葉症状は行動障害型前頭側頭型認知症の特徴ですが、この疾患は頻度が少ないので（認知症全体の2％程度）、実臨床では約7割を占めるアルツハイマー型認知症（ADD）で前頭葉症状を伴うケース（認知症全体の7割を占めるADDの2割とすると14％となり、行動障害型前頭側頭型認知症の7倍の頻度となる）や、嗜銀顆粒性認知症（7割を占めるADDの1割とすると7％）のケースが多いです。嗜銀顆粒性認知症は臨床診断が難しいので、ADDと診断されているのが現状です。なお、ADDや嗜銀顆粒性認知症でドネペジルを内服すると易怒性などの前頭葉症状が出やすくなり、薬の減量・中止で穏やかになるパターンが多いです。血管性認知症で前頭葉白質の広範囲な虚血性病変によって前頭葉症状が見られる場合もあります。このように、「前頭葉症状＝前頭側頭型認知症」ではありません。軽度の前頭葉症状では、それ以外のことのほうがむしろ多いのです。

2-2　行動障害型前頭側頭型認知症の診断基準

　行動障害型前頭側頭型認知症の診断基準の必須5項目を**表1-12**に示します。
　認知テストでは、ルーチンの認知テスト（MMSE、HDS-R）に加えて、FABやStroopテストなどで前頭葉機能を評価しますが、実践医療では、臨床症状から脱抑制、常同行動、被影響性の亢進などに気づき、前頭葉機能を評価します。そして、CTやMRIで前

表1-12　行動障害型前頭側頭型認知症の診断基準

A. 緩徐な発症と進行
B. 早期からの社会的対人行動（人間関係）障害 ―― 我が道を行く行動や脱抑制、暴言・暴力など
C. 早期からの自己行動の統制障害（社会のルールを守れない）―― 万引き、暴力、マイルール
D. 早期からの情動鈍麻 ―― 共感や同情の欠如
E. 早期からの病識欠如 ―― 自覚のなさ、易怒性につながる

(Neary et al 1998[15]、筆者抄訳)

頭葉（＋側頭葉）の**萎縮**が認められれば、行動障害型前頭側頭型認知症の診断が確実です（**図1-26**、**図1-27**）。初期には限局性の萎縮（葉性萎縮）を示さないアルツハイマー型認知症と異なり、画像診断が極めて有用です。ただし、病初期にはMRI/CTのような形態画像では萎縮が軽度で、パーソナリティーの問題なのか（頑固で怒りっぽい昔気質が強くなった）、前頭側頭型認知症なのか判定が難しいですが、脳血流SPECTを撮れば、前頭前野の明らかな血流低下から診断できます。

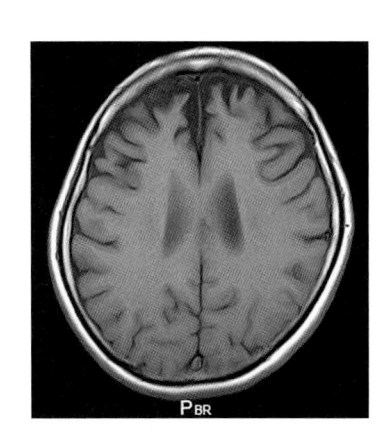

図1-27　前頭前野の限局性萎縮

2-3　意味性認知症の診断

意味性認知症（semantic dementia）は側頭葉を中心に萎縮する前頭側頭型認知症のサブタイプです（**図1-28**）。

DDQ43（**表1-5**）の最後の二つ「言葉が減った」「ものの名前が出ない」に○がついている場合は、意味性認知症を疑います。

認知症が進行すれば、どの臨床病型でも言葉が出にくくなります。また、アルツハイマー型認知症の場合も、ものの名前を思い出せず、「あれ」とか「それ」といった代名詞を多用するようになります。しかし、初期から、言葉が出ない、または言葉を聞いても理解できないという失語症の症状が主体の事例が、意味性認知症です。「鞄を取って」と頼まれたときに、「鞄って何？」と聞き返します。これは、「カバン」という言葉と「鞄」という品物を結びつける意味記憶の障害で、もの忘れ（エピソード記憶）の障害とは少し異なります。「カバン」と「鞄」が結びつかなくなったのです。例えば記憶障害なら、鉛筆を見せて名前が思い出せなくても、「エで始まります」というヒントを与え

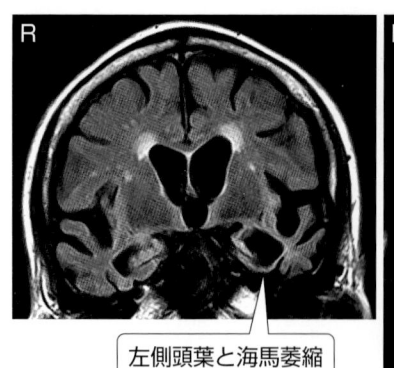

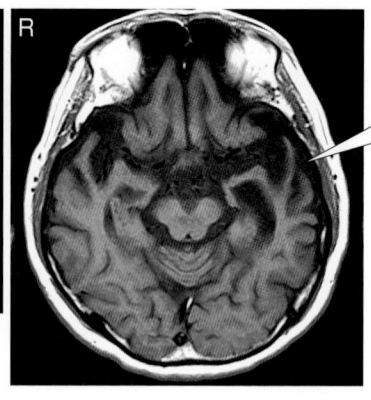

図1-28　意味性認知症のMRI所見（HDS-R 4/30点）

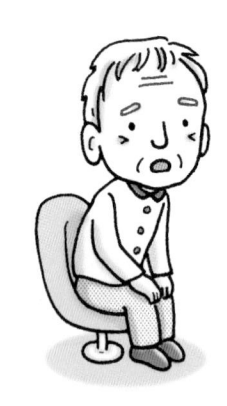

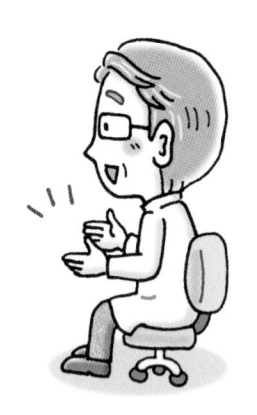

左側頭極のナイフの刃様限局性萎縮

左側頭葉と海馬萎縮

言葉の意味がわからない
医師「利き手はどっちですか？」
患者「利き手って何ですか？」

ると「エンピツ」が出てくるのですが（語頭音効果）、「エンピ‥‥」とヒントを与えても「（これは）エンピっていうのですか」と言って、「エンピツ」という言葉が出てこないのが特徴です（語頭音効果なし）。「利き手はどっちですか？」という質問には、「利き手って何ですか？」と返答します（時に「私です」と答える人がいますが、"聞き手"との勘違いで、意味性認知症ではありません）。「"サルも木から"に続く言葉は何ですか？」と質問したときに、「落ちる」と答えられません。

漢字の読みでは、海老をカイロウ、団子をダンシやダンコ、三味線をサンミセン、八百屋をハチヒャクヤなどと読む特徴があります。

ものの名前が出ない症状（語義失語）が主体ですが、相貌失認（顔を見て誰だかわからない）も出現します。

先に示したFTD①〜⑩の症状（66ページ）も出ますが、ものの名前を言えないという

症状が中心です。物品名が出ないのは記憶障害と思われて、「アルツハイマー型認知症」と診断されているケースが多いです。それゆえ、アルツハイマー型認知症にしてはチョット変だな、物品名が出ないのが主症状だし、前頭葉症状も出ているし、と気づくことが大切です。

> **カルテの中から：意味性認知症の症例**
>
> 　60歳代前半で意味性認知症を発症した男性。発症から5年経過した時期の診察で、MMSEが18点に対して、言葉が出ないのでHDS-Rは9点と低い。消しゴムを見せても名称を言えない。「ケシ」と語頭音を示すと「ケシですか」と言い、ホッチキスを見せても名称が出ず、「ホッチ」と語頭音を示すと、やはり「ホッチですか」となる。歯磨きを繰り返す（常同行動）。外出して1,000歩くらい歩いて家に戻り、しばらくするとまた外出と、これを何度も繰り返す（周徊）。夜は家の中で階段の上り下りを繰り返す（常同行動）。5～6歳用のジグソーパズルを組み立てる作業は熱中し、じっとして何度も繰り返す。
>
> 　ジグソーパズルのような適応的行動習慣を見つけ出して身につけてもらうことが、行動を落ち着かせるのに有効な方法となります（ルーチン化療法）。

3. 前頭葉症状に関する家族指導

3-1　前頭葉症状を伴うアルツハイマー型認知症

アルツハイマー型認知症の前頭葉症状は、上手なケア（尊厳を守り、役割を与え、賞賛するなど）で改善することが多いです。家族が困る症状（BPSD）は、薬剤調整（ドネペジル→メマンチンと抑肝散）と適切なケアで軽減できる可能性が高いです。

3-2　行動障害型前頭側頭型認知症

家族には、根本的治療薬ばかりか、適応症をもった症状改善薬もないことを伝えます。ただし、薬剤調整（ドネペジルが処方されていたら中止する、メマンチンや抑肝散を使う）と適切なケアで、家族が困る症状を軽減できると伝えます。しかし、適切なケアだけでは改善せず、抗精神病薬などを併用することで落ち着くケースの割合が高い点も、アルツハイマー型認知症と異なります。介護者が「よくならないのは私の介護が悪いからだ」と真剣に悩むと、うつになってしまいます。なかなか手強いので、ほどほど

に手抜きをしながら長くつき合って、疲弊を防ぐようアドバイスしていきます。

　最後に、「家族が困っている症状は軽減するように手を尽くします。介護は今より楽になりますよ」という主治医の決意を伝え、明るく終わりましょう。治すことはできない疾患だからとネガティブに見放す態度ではなく、**しっかり支えますというポジティブな態度表明**が、家族にとっての支え（在宅生活の継続）になります。

3-3　意味性認知症

　本人は、伝えたいけど言葉が出てこないというストレスを感じていることが多いです。「言えないけど、言いたいことがある」という本人の気持ちを理解して、相手の立場になって接するように指導しましょう。

　言葉が出ないことへのケアは、よい方法がないのですが、「この人は言葉の意味がわからなくなっているが、物品を何に使うかは理解している」ということを介護者が理解して、言語命令が伝わらなくても相手を非難せず（介護者の言い方が悪かったと考え）、非言語コミュニケーションを大切にして関わることが望まれます。

4. 前頭側頭型認知症の補足知識

4-1　前頭側頭型認知症の種類

　今から100年以上前に、前頭葉や側頭葉が限局性に萎縮する病気をPick医師が見つけ、のちにPick病と命名されました。Pick病には、前頭葉の萎縮が主体で①〜⑩（66ページ）に示したような行動障害を主症状とする行動障害型前頭側頭型認知症（behavioral variant；前頭型Pick病）と、側頭葉（左側＞右側のことが多い）の萎縮が主体で物の名前や言葉の意味がわからなくなるタイプの意味性認知症（側頭型Pick病）があります。このほか、ごく稀ですが、左前頭葉言語野（ブローカ野）付近が萎縮して言葉が出なくなることが主症状の進行性非流暢性失語があります（図1-29）。本書では新しい流れに基づき、この3型を合わせて前頭側頭型認知症とします（以前は前頭側頭葉変性症といわれましたが、この用語は病理の概念として使い、臨床診断には使わない流れです。また、前頭側頭葉認知症を行動障害型として用いる医師もいます）。Pick医師は肉眼で病変を見ましたが、どんなタンパクが神経細胞内に溜まっているかという分子レベルで調べると、タウタンパクかTDP-43タンパクが、一部はFUS（fused in sarcoma）タンパクが溜まっています。

　TDP-43タンパクが蓄積する前頭側頭型認知症では、運動ニューロン疾患（筋萎縮性側索硬化症；筋力低下、筋萎縮、線維束れん縮）を伴うことがあります。このことか

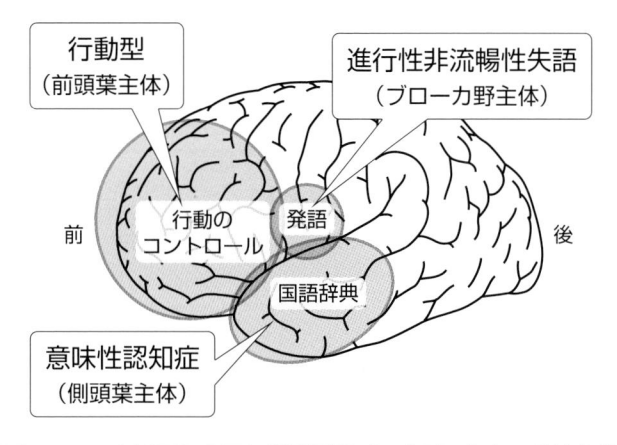

図1-29　左側面から見た前頭側頭型3病型の主たる萎縮部位

ら、筋萎縮性側索硬化症でもTDP-43タンパクが蓄積していることが明らかになり、両者は兄弟疾患だと示されました。筋萎縮性側索硬化症の一部には前頭側頭型認知症が合併するというわけです。

4-2　嗜銀顆粒性認知症

　嗜銀顆粒という脳病変は、神経突起内への**タウタンパク**の顆粒状蓄積で、これ単独で認知症を引き起こすと嗜銀顆粒性認知症です。嗜銀顆粒自体は加齢性の病変でもあり、アルツハイマー型認知症やレビー小体型認知症、さらには前頭側頭型認知症などの高齢期の認知症に併発しますので、話が複雑です。側頭葉腹側（迂回回）、扁桃体、海馬に萎縮があり、左右差が見られる傾向があります。進行とともに嗜銀顆粒の出現部位が前頭葉・側頭葉に伸展します。それゆえ、前頭側頭型認知症様の症状が出現するのですが、嗜銀顆粒性認知症は前頭側頭型認知症と鑑別すべき疾患として、ここに示しました。この病名は病理診断で、臨床診断は難しいとされ、アルツハイマー型認知症と臨床診断されてきましたが、以下のような臨床特徴が示され、今後は診断が増えていくでしょう。臨床症状の特徴は、①85歳以降の高齢発症、②MMSEの得点の程度（比較的保持されている）に比べて海馬前方領域の萎縮が目立つ（画像解析で海馬領域の萎縮度を示すVSRADのZ値が高い；アルツハイマー型認知症の初期にしてはZ値が高いと違和感を感じる例）、③易怒性（医療拒否）や妄想などの精神症状を伴いやすく、頑固で他人の言うことを聞かない、焦燥、④ドネペジル無効（ドネペジルで易怒性が増強する例）、⑤進行が緩徐で（MMSE/HDS-Rの得点低下が年に1点以下）、認知障害が軽度でMCIにとどまるケースも多い、などです。

公式！

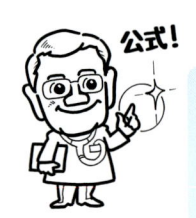

○超高齢者で、易怒性・妄想などの興奮性BPSDが顕著（ドネペジルで悪化）な
アルツハイマー型認知症様症状
　→　嗜銀顆粒性認知症

H 歩行障害のある軽度認知症の初診

　認知症を引き起こす脳病変が歩行障害も引き起こす臨床病型の認知症として、血管性認知症と特発性正常圧水頭症（iNPH）を取り上げます。

1．血管性認知症

1-1　血管性認知症の症状

　DDQ43（**表1-5**）では血管性認知症の症状（**図1-30**）として下記8項目を挙げています。

> ①動作が緩慢になった（レビー小体型認知症と共通）〈パーキンソニズム〉
> ②悲観的である（レビー小体型認知症と共通）〈うつ〉
> ③やる気がない〈アパシー〉
> ④しゃべるのが遅く、言葉が不明瞭〈構音障害：偽性球麻痺〉
> ⑤手足に麻痺がある〈運動麻痺〉
> ⑥飲み込みにくく、むせることがある〈嚥下障害：偽性球麻痺〉
> ⑦感情がもろくなった（涙もろい）〈強制泣き・笑い〉
> ⑧思考が鈍く、返答が遅い〈思考鈍麻〉

　「①動作が緩慢になった」が見られるのは、パーキンソニズムですが、レビー小体型認知症以外にも、①進行性核上性麻痺、②特発性正常圧水頭症、③血管性認知症、④甲状腺機能低下症（頻度は少ない）などです。部屋に入ってから椅子に座るまでの動作を見ただけで、アルツハイマー型認知症や前頭側頭型認知症との違いが明確になります。このように、動作が緩慢かどうかで、認知症を大別できます。血管性認知症では、中脳黒質（パーキンソン病の主病変部位）からのドパミンを受け取ったあとの大脳基底核に多発性ラクナ梗塞がある場合にパーキンソニズムが出ます（ドパミンを受け取ったあとの神経細胞が壊れているので、L-DOPA製剤が効きにくい）。

　「②悲観的である」はうつ症状で、レビー小体型認知症の初期ではうつが主症状のことがあります。血管性認知症でも、手足が不自由になる、しゃべりにくいなどの障害を自覚して、うつになる傾向があります。病識が比較的保たれていることも、うつに関係します。一方、アルツハイマー型認知症は病識（認知機能低下の自覚）が低下するので、発症すると、一見多幸的に見えます。

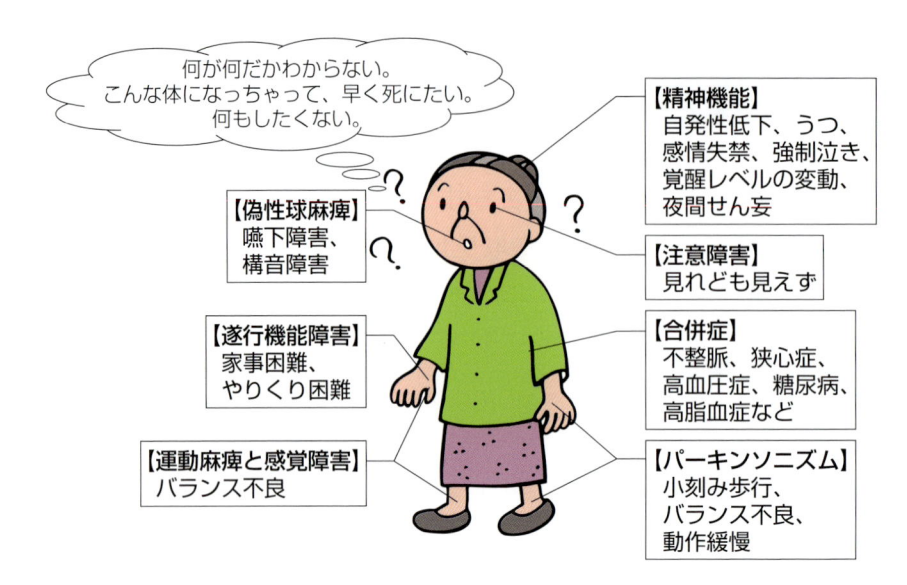

図1-30　血管性認知症の人の抱える困難

　「③やる気がない」症状を**アパシー**といいます。血管性認知症では、前頭葉白質や大脳基底核の虚血性病変が関与してアパシーが出現します。刺激しないと何もしないでごろごろしている、テレビの前から動かないといった症状がアパシーです。それでいて、本人には困った様子がない点がうつと異なります。うつは、「自分には生きる価値がない」といったような悲哀的なところが特徴で、本人が困っています（**表1-13**）。薬剤では、アルツハイマー型認知症治療薬のドネペジルなどアセチルコリンを増やす薬剤や、アマンタジン（シンメトレル®；せん妄に注意）というパーキンソン病治療薬の少量投与が有効です。逆にチアプリド（グラマリール®）などの抗精神病薬は副作用としてアパシーや過鎮静を引き起こします。
　「④しゃべるのが遅く、言葉が不明瞭」「⑥飲み込みにくく、むせることがある」という偽性球麻痺症状は、アルツハイマー型認知症では末期に近づいてからです。一方、早期からこの症状が出るのは血管性認知症の特徴です。「しゃべる・飲み込む（構音・嚥下）」には、口腔（舌や口唇）〜咽頭〜喉頭の諸筋群を上手に動かす必要があります。これらの筋を動かす司令部は下部脳幹（橋〜延髄）にあり、大脳の両側から命令を受け取っています。身体運動の命令は、右大脳皮質から左脳幹・脊髄の司令部というように、反対側だけに伝わるのが原則です。このため、脳梗塞では、大脳病変と反対側の半身に運動麻痺が生じます。しかし、飲み込む・しゃべる能力は人間が生きていくのに必須の能力なので、一側の脳神経核（橋〜延髄）が左右両側の大脳皮質からの命令を受け取るというように、安全装置（両側性支配）が働いています。このため、一側に病変の

表1-13 うつとアパシーの特徴の対比

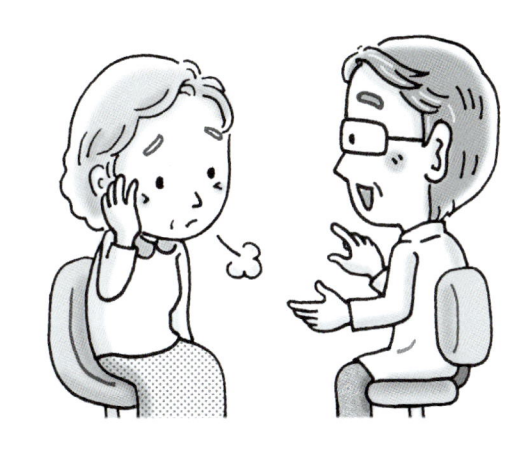

	うつ	アパシー
気分	悲哀的、絶望	無感情、やる気なし
自己洞察	病識過剰（本人が困っている）	病識低下（本人が困っていない）
薬剤	抗うつ薬（SSRI）	アセチルコリンやドパミンを増やす薬剤
ケア	身体活動、日課	ほめる、役割・活動
合併	レビー小体型に多い	血管性に多い

血管性認知症―鈍くて暗い反応―
医師「お歳はいくつですか？」
患者「……もう、こんな歳になってしまって…」

　ある大きな脳梗塞になって半身が動かなくなっても、麻痺側の咀嚼や嚥下・発声に必要な諸筋肉が動きますので、不完全ながらもしゃべる・飲み込むが可能です（ほかに眼球運動を司る外眼筋、咀嚼筋、顔面上半分の表情筋が両側性支配です）。しかし、大脳白質に両側性の病変が広がると、両側の連絡路が絶たれてアウトです。この状態を偽性（仮性）球麻痺といいます。認知症の初期〜中期に構音・嚥下障害が見られたら、血管性認知症が疑われます。
　「⑤手足に麻痺がある」症状は脳血管障害の存在を疑わせます。もちろん、頸椎症など脊髄疾患も多いですが。脳血管障害では左右差（片麻痺のパターン）に注目します。運動麻痺やパーキンソニズムで歩行はスローになり、小刻み・すり足傾向が出ます。
　「⑦感情がもろくなった（涙もろい）」は情動への抑制がとれた症状（感情失禁）で、前頭葉機能障害です。血管性認知症では、「おはよう」という声かけ刺激だけで、大声で泣き笑いになったりします。悲しいはずがない種々の情動刺激に対して簡単に泣くとい

う特徴です（強制泣き）。これには、笑顔や否定しないポジティブな声かけで対応しましょう。この感情失禁・強制泣きは血管性認知症に特徴的な症状で、病型鑑別にとても役立ちます。

「⑧思考が鈍く、返答が遅い」は前頭葉外側面の機能である注意・実行機能障害を表しています。「お歳はいくつですか？」と尋ねると、「……もう、こんな歳になってしまって……」などと、時間をおいてゆっくりとしゃべり、悲観的な内容の答えが返ってくるのが血管性認知症です。アルツハイマー型認知症でしたら、「あらいやだ、先生、女性に歳なんか聞かないでよ」と間髪を入れずに素晴らしい切り返しに遭います（実際の年齢は答えられませんが）。血管性認知症では、大脳白質に虚血病変があり、前頭葉と他の大脳部位や基底核各部を結ぶ線維連絡網が壊れてしまいます。そのために、「全体的に脳の回転が鈍い→思考がのろい、動作がのろい、返答がのろい」という症状や、調理など段取りよく計画を立てて実行する機能の障害（実行機能障害・遂行機能障害）になります。これが生活障害をもたらします。

このほか、尿失禁や頻尿を伴いやすいことや、夜間せん妄を伴いやすいことが特徴です。

血管性認知症は「まだらボケ」ともいわれるように、時や場所によって症状が変動します。これは、脳血流量の変化や微小な脳梗塞の出現などに伴って覚醒度が変動するためと考えられています。レビー小体型認知症ほど強くないですが、症状の変動があり、夜間せん妄もその一つです。

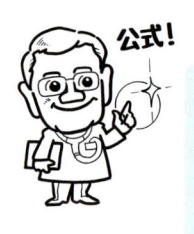

公式！
- 言葉が少なく、悲観的、思考が鈍く、動作も鈍い
  → 血管性認知症
- 感情失禁・強制泣きは血管性認知症
- 早期からの尿失禁 → 血管性認知症かiNPH

[臨床メモ] 血管性認知症初期に伴いやすいBPSD
　血管性認知症で頻度の高いBPSDはアパシーです（対応は81ページ参照）。前頭葉白質や基底核病変では易怒性などの前頭葉症状や妄想を生じます。夜間せん妄や昼夜逆転も見られます（対応はそれぞれ95ページと184ページ）。薬物療法は157ページです。

1-2　血管性認知症の診断

　診断には、①認知症がある、②認知症が血管障害を原因とする、を満たすことが必要です。アルツハイマー型認知症に脳梗塞を併発しても血管性認知症とはいいません。脳血管障害が認知症の原因であることを証明しなければならないのですが、臨床診断ではこれがとても難しいのです。それゆえ、DDQ43（表1-5）における①〜⑧の臨床症状（77ページ）のいくつかを示し、MRIまたはCT画像で広範囲な大脳白質虚血性変化（ビンスワンガー型）や多発性ラクナ梗塞を認めると血管性認知症が疑われます。視床や海馬領域などの重要部位では、小さな病変で血管性認知症となる場合もあります。大きな脳梗塞を何度か繰り返して、そのたびに認知機能が低下している例（階段型の認知機能低下）では、臨床経過から血管性認知症が疑われます。これが教科書的な血管性認知症の経過ですが、実際はこのような経過のケースは少数で、多くは徐々に認知機能が低下し続ける経過を示します（未治療の場合）。

1-3　血管性認知症に関する家族指導

　血管性認知症は、適切な治療やリハビリテーション、生活指導を行えば、ある程度回復する可能性がありますし、進行が止まることも稀ではありません。しかし、脳の動脈硬化が進んでいると、抗血小板薬などで治療しても徐々に進行します。

　うつへの対応は、身体活動（運動）が効果的です。日中の活動を増やして、夜は疲れてぐっすり眠るという生活リズムをつけることも大切です。リズミカルな運動で脳内セロトニンが増えて気持ちが明るくなります。

　薬剤では抗うつ薬（SSRI）を試してみると有効なことが多いです。"多い"と書いたのは、抗うつ薬でかえって眠気や混乱が生じるケースが時々あるからです。これが認知症薬物療法の難しいところで、脳に病変ができて脆くなっているので、過剰な反応を生じやすいというのが認知症全般の特徴です。ですから、薬剤は使ってみて、よければOK、だめなら中止が基本です。そして、まずは少量で試してみます。

　アパシーは、介護者にとっては、ある意味で「楽な症状」です。放っておけば、おとなしくしていて、介護者が困ることは行わない優等生です（入浴や排泄介助への抵抗はあっても）。しかし、放置していると、廃用性の機能低下がドンドン進行します。アパシーへの対応は「ほめる」です。ほめられてドパミンが放出されると、やる気が高まります。

　ケアでは、ゆっくり待つことが大切です。「できない」と即断して「余計な手出し」をするのではなく、待ってあげましょう。手を出さずに見守ることは大変ですが、じっくり待って、一段階ずつの適切な声かけで実行機能障害を補えば、できることが増える

はずです。

1-4　血管性認知症の補足知識

　筆者は、病理学の大学院を出たあとに神経内科に入って臨床医をスタートしました。そして、最初の研修病院が脳卒中専門でした。その当時（1980年代）は、太い血管が詰まって片麻痺を生じるような大発作を何度か繰り返して、階段状に進行する血管性認知症のケースをたくさん経験しました。しかし、最近の血管性認知症は、大脳白質の虚血性病変（小さな動脈の硬化による血流低下）や大脳基底核の多発性小梗塞が原因のものが多くなりました。いわば小血管病変が原因で、一つ一つの病変は無症状か、ごく軽度の症状を示すに過ぎません。このため、階段状の進行ではなく、アルツハイマー型認知症のように徐々に進行するケースが多くを占めています。階段状進行にこだわると、血管性認知症の多くを見逃してしまうことになります。それに加えて、高齢になるほどアルツハイマー病の脳病変（老人斑や神経原線維変化）、嗜銀顆粒などを伴っています。高齢者では、純粋に血管障害だけで認知症になるのは、ごく一部でしょう。

　なお、アルツハイマー型認知症でも、大脳白質虚血などの血管障害の合併は、発症・進行の促進因子として重要です。

カルテの中から：運動麻痺を伴わないので脳梗塞を見過ごされ、認知症を疑われた失語症例

　最近、認知症が急に進んで会話が成り立たなくなったので、と診察依頼のあった症例です。以下が、録音した会話のやりとりです。

Q：お名前を教えてください。
A：はい、はい、はい、……　まあ　うーん　よく　よく　よく　よっくるまですね

Q：お歳はいくつになります？
A：うーん……よくねえ……む　む　む　むせにならなければ　なれば　だから　なかなかね　な　なかな　ないです

Q：おなかすきましたか？
A：うーん、なかなかね　ずけません　ずけませんけどね……だんだんなれるんじゃないですか

Q：お昼は何を食べたいですか？
A：あー　うーん　しれでいくらかね　なんていうんかね……た　た　たたら

……らく　らく　なにいってんだよー　でね　だって　ゆっくりして　まあ
　よく　よくばりですけど　ふたりで　でなりって　まあそんなもんだね
　……　ははは

　吃音で言葉が出にくく非流暢な部分もありましたが、下線部は流暢に話しました。質問の内容をまったく理解できず、自分の言いたいことを勝手にしゃべっています。

　どのような診断名が考えられるでしょうか。答えは、感覚性失語（Wernicke）です。発症後に急性期病院を受診してCTを撮りましたが脳梗塞はないと言われ、発熱で全身状態が悪化したのが認知機能低下の原因とされていたというわけです。脳梗塞は、発症直後はCTで病巣が見つけることが極めて難しいことを、この病院の医師は理解していなかったのでしょうか？　改めてCTを撮ると、左側頭葉から頭頂葉に大きな脳梗塞が見つかりました（図1-31）。運動麻痺を伴わない脳梗塞はしばしば見過ごされます。そして、このケースのように認知症が急に悪化したと間違えられてしまいます。

　この症例とは反対に、右側のこの領域（側頭葉後部から頭頂葉）の脳梗塞では、空間認知障害として、道に迷う地誌的失見当や、体と服の位置関係が理解できないために服を上手に着られない着衣失行などが出現します。これも、認知症の進行と間違われやすいです。

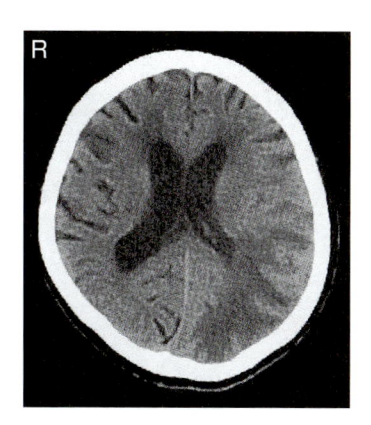

図1-31　左後頭葉から頭頂葉にかけての梗塞

> 📋 **カルテの中から：アルツハイマー型認知症と誤診された境界領域の脳梗塞例**
>
> 　本例は、MRIで右中大脳動脈領域と右後大脳動脈領域の境界部に梗塞があります（図1-32）。このような境界領域梗塞は、太い血管（頸動脈）が狭窄したり、血圧が急激に低下したりすることが原因で生じます。運動麻痺を伴わないので、脳梗塞と診断されないことがあります。軽度の意識障害（注意障害）で認知テストの得点が悪化し、左の半側空間無視も伴っていました。このケースは、某認知症疾患医療センター（精神科系）でアルツハイマー型認知症と診断され、脳梗塞が見過ごされていました。
>
> 　認知症の診断では、臨床経過を聞き取ることや神経徴候を見逃さないことが大切ですね。
>
> 図1-32　右中大脳動脈領域と右後大脳動脈領域の境界部の梗塞

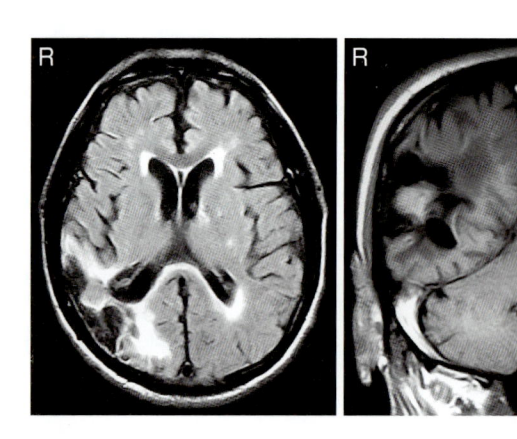

2. 特発性正常圧水頭症（iNPH）

2-1　特発性正常圧水頭症の症状

DDQ43（表1-5）ではiNPHの症状として下記3項目を挙げています。

> ①尿失禁がある〈尿失禁〉
> ②ボーッとしている〈思考鈍麻〉
> ③摺り足で歩く〈歩行障害〉

　この3症状がiNPHの三徴です。アルツハイマー型認知症のような陽気でおしゃべりタイプではなく、ボーッとして活動性が低下し、受け答えに時間がかかり（思考が遅い）、しゃべるスピードも鈍いです。歩行は、肩幅程度に左右に開脚して（歩隔が大き

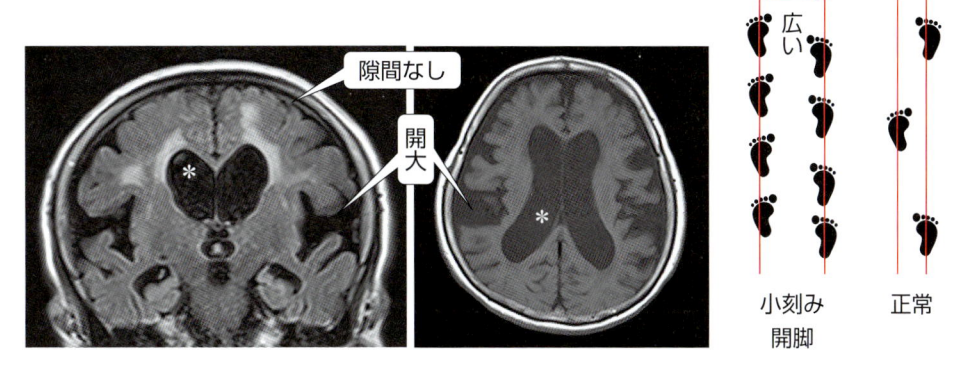

図1-33 iNPHのMRI画像所見と歩行パターン
MRI画像ではDESH（脳室拡大（＊）・シルビウス裂開大・頭頂部脳溝の隙間なし・脳梁を挟む左右の側脳室壁が鋭角を作る）が見られる。歩行パターンは小刻み開脚（左右に広げて歩隔が大きい）となる。

い wide base)、足を持ち上げないで（摺り足）、小刻みに歩行しますので、パーキンソン病の歩行にも似ています（**図1-33**）。パーキンソン病は足を左右に広げないで、正常歩行の歩隔で小刻みになりますので（**図1-11**）、左右にどれだけ広げて歩くかに注目してください。尿失禁は、これらの症状よりは少し遅れて出現します。アルツハイマー型認知症でも尿失禁が出現しますが、重度に進んでからです。iNPHでは、比較的早期から尿失禁が見られる点が異なります。

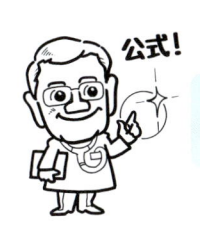

公式！
○ ボーッとし、歩行がスローで足上げず、尿失禁
　→ iNPH

［臨床メモ］　iNPH初期に伴いやすいBPSD
iNPHでは、認知機能と覚醒レベルが低下しており、多様なBPSDが出現する可能性があります。夜間せん妄も多い傾向があります。

2-2　iNPHの診断と治療

これらの症状に気づいたら、神経内科か脳外科でiNPHの鑑別診断を受けてください。なぜかというと、手術でよくなる例がしばしばあるからです。脳脊髄周囲に溜まる

水を、管を通して腹腔に流すシャント手術です。試験穿刺で、腰部に針を刺して30ml ぐらい脳脊髄液を抜き、症状がよくなるかどうかを見ます。この**タップテスト**で症状が改善すれば、診断が確定し、手術に進みます。「水を抜いたら、その日はスタスタと歩きました」「水を抜いたあとはアタマがクリアでした」のように、家族から見ても改善が明らかだと、手術の効果が期待されます。しかし、このテストで改善しなかったり、高齢のために手術できないケースも多々あります。CTやMRI画像に特徴があるので、画像で早期に検出すると、歩行障害も尿失禁もなく、試験穿刺の改善を見る指標がないので、対応が難しいということもあります。

このiNPHは、アルツハイマー型認知症やレビー小体型認知症に合併することもあります。その場合は、手術後に歩行障害などが改善するのですが、認知症は進んでいきます。もちろん、手術をしない場合よりはゆっくりだと思いますが。

また、iNPHの背景に進行性核上性麻痺があるという報告もあり、注目されています。

iNPHは、治る認知症としてNHKの番組などで紹介されましたが、手術で認知症が治るのは1/3程度かなという印象です。また、高齢であったり、介護者がいないために手術ができないケースも多々あります。その場合は五苓散という漢方薬（浮腫に効果）が有効なことがあります（まだ知られておらず、論文もありません）。

2-3　脳室拡大所見"DESH"

大脳の中にある脳室とその周囲は脳脊髄液で満たされています（図1-33）。脳は柔らかいので傷がつかないよう、頭蓋骨に覆われて、脳脊髄液に浮かんでいます。ちょうど豆腐と同じです。脳脊髄液は、脳室の中で一日に500mlぐらい作られます。ですから、これを汲み出さないと、水が溜まってしまい、脳室が拡張したり（図1-33）、脳の中に水がしみ込みます。画像は冠状断も同時に撮ると診断に有用です。MRIでは、くも膜下腔の不均衡な拡大を伴う水頭症（DESH：disproportionately enlarged subarachnoid-space hydrocephalus）といい、「脳室拡大＋シルビウス裂開大＋高位円蓋部の脳溝狭小化（隙間なし）＋一部脳溝の拡大と髄液貯留」が見られます。

臨床の現場では、画像で不完全なDESH所見を示すが歩行障害などiNPHの症状を欠く認知症（ADD＞DLB）にしばしば出会い、対応に苦慮します。不完全ながらもDESH所見を示すADDやDLBは進行が早いと思います。

こうして脳室拡大に伴って認知機能が低下し、歩行障害や尿失禁が出現します。ですから、脳脊髄液の逃げ道（シャント）を作ることで治療できます。

Ⅰ 悲観的・不安の強い軽度認知症の初診

　血管性認知症の項で、悲観的なうつと、やる気のないアパシーの違いを示しました（**表1-14**）。血管性認知症やレビー小体型認知症ではうつを伴いやすいことも示しました。これとは別に、もの忘れ外来にはうつ病の患者がたくさんやってきます。うつ病では自ら受診する傾向が特徴ですが、うつ病自体がもの忘れを引き起こすので（うつ病で海馬も萎縮）、心配した家族に連れてこられるケースも多いです。うつ病は、適切な薬剤や心理療法で軽快するため、認知症と間違えないことが重要です。

1. うつと認知症の見分け方

1-1　うつの鑑別

1）うつ状態

　自分のうつ状態をイメージしてみましょう。車をぶつけた、仕事で失敗した、大切なものをなくした、などなどのときに、自分の能力に自信がなくなり、毎日が楽しくなくなり、生きているのがつらく、楽しい話にも笑顔になれなくなります。さらには、眠れない、ドキドキする、食欲がないなどの身体症状も伴いやすいです。これがうつ状態です。ひと言で表すと「悲観的」となります。そして、本人はつらい気持ちで生活しています。でも、これは失敗などの誘因があり、数日経てば、だんだんと元気になっていくのが健常者です。ところが、誘因がなくなったのに2週間以上うつ状態を引きずっていると、うつ病が疑われます。

2）うつ病の診断

　DSM-5という操作基準を用いることで、精神科医でなくてもうつ病（大うつ病性障害）を診断できます。9項目のうちの5項目以上該当などといった診断基準を満たせば、うつ病と診断できるのです（各項目に該当するかしないかの判断が専門的ではあるのですが）。ということで、うつ病とうつ状態は区別しましょう。前者は一つの疾患名（診断名）で、後者は症状です。一般的には、アルツハイマー型認知症にうつ病が併発するのではなく、アルツハイマー型認知症にうつ状態（症状）があるという具合です。

3）アルツハイマー型認知症のうつ症状

　アルツハイマー型認知症の初期の人が、記憶障害を訴えずにうつ症状を強く訴えると、うつ病と誤診されてしまいます。このように、初期アルツハイマー型認知症とうつ病とは鑑別が難しい点があります。しかし、うつ病では症状を実際より強く訴える傾向

があり、アルツハイマー型認知症では逆に病識を欠き、症状をより軽く訴える傾向があります。アルツハイマー型認知症では、本人よりも家族が心配していることが多いのです。うつ病では記憶障害はないか軽度なので、記憶障害の有無を本人に問うだけでなく、生活状況を家族から聴取して客観的に注意深く判断することが大切です。SED-11Q（12ページ；表1-1）を活用ください。介護者が問題視していないのに、本人がたくさんチェックをつける場合はうつ状態が疑われます。うつ病では抗うつ薬（SSRI；183ページ参照）投与により症状が軽くなり、認知症様症状も軽減します。セルトラリン（ジェイゾロフト®）のような副作用の少ない抗うつ薬を投与して反応を見るのもよいでしょう。アルツハイマー型認知症のうつ症状にも有効ですが、認知症の症状そのものは軽快しません。

　筆者の経験では、アルツハイマー型認知症でもMRIで前頭葉白質の虚血性変化（T2強調画像で高信号）が強い例では自発性の低下を伴い、数年間で急速に認知機能が低下していくことが多いです。

4）仮性認知症

　うつ病で注意力低下・思考緩慢、自発性低下などの認知症様症状を示すと、仮性認知症といわれます。仮性認知症では、考えようとする気力がなく、知能検査の質問に対して考えもせずに「わかりません」と答えるので、得点が低く認知症レベルになってしまいます。しかし、認知症とは異なり、周囲の状況が見えています。外見上は、発動性がないため認知できていないように見えるのですが、周囲の状況は正しく認識し状況判断ができているのです。また、IADL（103ページ）も障害されません。運動指導とセルトラリン投与で経過を見ると、うつ症状と認知機能が共に改善することが多いです。

5）アパシーとうつ

　認知症の人には、しばしばアパシー（自発性低下）が見られます。やる気がなく、放っておくと一日中テレビの前でボーッとして満足しています。これは、うつと異なり、本人はつらい気持ち（悲観的）ではなく、また、困っていません。ある意味、本人がつらくて困っているのがうつ、家族が困っているのがアパシーです。うつとアパシーは原因も対応方法も異なるので、見分けましょう（表1-13；79ページ）。例えば、やる気がない認知症の人に、「つらいですか？」「悲しいですか？」と聞いてみるのも一つの方法です。Yesならうつ、Noならアパシーということです。

6）鑑別の実際とポイント

　高齢者のうつ病では、頭痛や腹痛など心気的身体的訴えが多く、悲哀感を訴え、自殺率も高いので、的確な診断が必要です。ただし、レビー小体型認知症や血管性認知症は、うつが初期症状のことがあります。このように、認知症とうつの関係は難しいた

め、鑑別診断が必要になりますが、しばらく経過を見ないと区別できないこともあります。

鑑別のポイントをまとめると、できないことを取り繕い、うつ症状を隠して平気を装う場合はアルツハイマー型認知症、やる気のない場合は血管性認知症やiNPH、悲哀・悲観ならレビー小体型認知症か老年期うつ病と大雑把にいえるでしょう。

7）うつの評価指標

筆者の外来では、15項目からなるうつ尺度のGeriatric Depression Scale（GDS）を用いています（巻末資料）。これで5項目以上に合致する場合は、うつかどうか注意深く問診します。例えば、「生きているのがつらいですか？」などと尋ねてみます。Yesならうつの治療が必要です。Noならこの質問自体に治療効果があります。本人が「それほどでもない」と自覚できるのです。

認知症者用に開発されたCornell Scale for Depression in Dementia（CSDD）もあります。

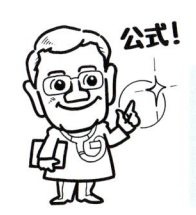

公式！
- 陽気 → アルツハイマー型認知症、前頭側頭型認知症
- 悲観的（うつ）→ レビー小体型認知症、うつ病
- やる気なし（アパシー）→ 血管性認知症、iNPH

1-2 うつとアパシーに関する家族指導

家族の接し方です。うつで落ち込んでいる人に、「がんばってね」という励ましはいけません。うつの人は本人なりに頑張っているのです。「あるがままを受け入れる」ことができれば楽になるのですが、本人には難しいものです。周囲が本人の状態をあるがままに受け入れる包容力を示す、寛容な態度を示すことで、うつの人も気楽になります。

アパシーの人はなかなか動いてくれませんが、ほめることは有効でしょう。アセチルコリンやドパミンを増やす薬剤も効果があります。

行動につなげるには「きっかけ」が必要なので、デイサービス／デイケアの利用などが有効です。家族の言うことは聞かなくても、送迎スタッフに「行きましょう」と声をかけられると笑顔で出かけるアパシーの人も多いです。生活リズムを取り戻すにも有効です。また、体を動かすこと（運動）が極めて有効です。

2. 抗不安薬によるもの忘れや意識障害

悲観的で不安が強いと、医師はしばしば抗不安薬を処方します。筆者は、基本的に抗不安薬を使いません。認知機能を低下させるからです（そのデメリットとメリットを勘案して、時々使いますが）。抗不安薬によって、MCIレベル～軽度認知症レベルの認知障害を示す症例を時々経験します（下記例）。

もの忘れ外来では、まず内服薬のチェックをします。そして、抗不安薬や長時間作用型の睡眠薬を中止して、認知機能が改善するか様子を見てから、認知症の診断・治療へと進みます。

認知症では、ベンゾジアゼピン系抗不安薬は基本的に使いません（一部例外あり；185ページ）。タンドスピロン（セディール®）は非ベンゾジアゼピン系なので、しばしば用います。

> **カルテの中から：認知症疑いの80歳代男性（MMSE 24点）の症例**
>
> 内服薬は、以下の合計9剤。
> 　ユーロジン® 2mg
> 　デパス® 0.5mg　2錠
> 　アシノン® 75mg　2錠
> 　アダラート®CR 20mg
> 　ニトロール®R 20mg
> 　バイアスピリン® 100mg
> 　プロサイリン® 60μg
> 　　ほかに整腸剤と胃薬
>
> エスタゾラム（ユーロジン®）の半減期は24時間です。睡眠薬として使用しても、日中も眠くなり、記憶力が低下します。睡眠薬が必要であれば、半減期が短く、認知症でも使いやすい非ベンゾジアゼピン系睡眠導入剤のうち、ゾルピデム（マイスリー®）（半減期2～3時間）や、エスゾピクロン（ルネスタ®）（半減期5時間）が望ましいです。
>
> 抗不安薬は認知機能を低下させます。エチゾラム（デパス®）の半減期は5～6時間ですが、依存性の副作用が問題です。抗不安薬は、いきなりやめないで、時間をかけてゆっくり減らします。例えばひと月に半錠ずつ。"だましだまし"がコツです。
>
> この例は薬剤調整で健忘が軽減しました。

> 📋 **カルテの中から：一日中ボーッとしている高齢者のベゲタミン®-A中止例**
>
> ある特養で、一日中ボーッとしていて、食事のときも途中でウトウトすることがあると、診察を依頼された。処方を調べてみると、睡眠薬としてベゲタミン®-A・1錠が処方されていた。
>
> ベゲタミン®-Aは表1-14に示す3剤を含み、眠気、気力低下、認知機能低下をもたらします。しかも半減期が長いので、日中も作用が持続します。対応として、まず半錠に減量して2週投与し、問題がないことを確認してから中止しました。抗精神病薬は身体症状の増悪などがない限り、いきなりやめないことが原則です。4週後には、会話のスピードアップが見られ、表情がはっきりし、認知機能がアップして、話の筋を読み取って適切に反応を返すようになりました。食事も自ら摂取し、体重も1kgアップしました。
>
> 高齢者は、腎機能などが低下して半減期がさらに延びている可能性があります。鎮静作用がある薬剤を高齢者に用いる場合は、半減期を調べましょう。
>
> 例えば、BPSDの治療に用いられるリスペリドン（リスパダール®）も、半減期は4時間ですが、肝臓で代謝・形成される9-ヒドロキシリスペリドン（ほぼ同等の効果をもつ）は、半減期が21時間です。夜間せん妄で1回投与した場合でも、昼間に眠気が残ります。
>
> 表1-14 ベゲタミン®-A配合錠に含まれる3剤
>
> | 薬剤 | 量 | 作用 | 半減期 |
> |---|---|---|---|
> | 塩酸クロルプロマジン | 25mg | 抗精神病作用 | 31時間 |
> | フェノバルビタール | 40mg | 催眠作用 | 5日 |
> | 塩酸プロメタジン | 12.5mg | 抗ヒスタミン作用
抗コリン作用 | 13時間 |

3. うつの基礎知識

3-1 うつ病とうつ状態（症状）

うつ病とは、抑うつ気分や興味・喜びの喪失、無力感などの心が落ち込んだ状態が2週間以上続く機能性疾患です。うつ病の脳では、ノルアドレナリン神経系やセロトニン神経系の働きが悪くなっています。

アルツハイマー型認知症では、注意深く見ると20〜40％にうつ症状が出現するとい

われます。アルツハイマー型認知症発症初期には、体の衰えや記憶力減退からくる喪失感をもちやすく、また、記憶障害や失見当から自分の置かれた状況を正しく認識できず、自分を失っていくことに強い不安をもっています。認知機能障害を背景とした二次的なうつ症状といえます。アルツハイマー型認知症では、中脳黒質（ドパミン神経系）や橋背部の青斑核（ノルアドレナリン神経系）などの神経細胞数が減少し、うつ状態を生じるようです。このようなうつ状態も、アルツハイマー型認知症が進行すると、徐々に病識が失われ、むしろいつもニコニコと外観上は多幸的に見えるようになっていきます。しかし、ときおり見せる「何が何だかわからない」などのつぶやきに不安が垣間見えます。

　レビー小体型認知症では、50％にうつが初発症状として出現しますので、これを見逃さないことが大切です。難治性うつ病とされてきた症例の中にしばしばレビー小体型認知症が見つかるといわれます。

　血管性認知症でも、不安を抱える頻度が高く、右大脳半球（特に右前頭葉）に病変があると意欲や自発性が著しく低下します。血管性認知症ではうつの合併が10％程度ですが、アパシーは80％と高率に見られます。自発性・発動性の低下が血管性認知症の特徴です。同様な特徴はiNPHでも見られます。

3-2　うつは認知症のリスク因子

　高齢者にうつがあると、認知症に2倍なりやすいといわれます。不安が強くストレスを感じている状態では、副腎皮質ホルモンが増えて、神経細胞にダメージを与えます。認知症になるのが心配だといって心配ばかりしていると、海馬の神経細胞が傷つき、海馬が小さくなり、記憶が悪くなります。残念ながら、心配したら防げるどころか、逆に発病を早めてしまいます。90歳過ぎまで生きればどうせ認知症になるのだからと、安心して毎日を楽しんでいれば、むしろなりにくいということです。

　また、血管性認知症やレビー小体型認知症では、うつが初期症状のことがあります。血管性認知症では、生活で失敗が増えることを自覚でき、体の不自由や失敗体験がうつを生むように思います。そして、血管性認知症ではうつよりもアパシーが強い傾向があります。レビー小体型認知症では、大脳の深いところ（大脳基底核など）での神経細胞のダメージそのものが、うつを生むように思います。

　うつに立ち向かうにはどうしたらよいでしょうか？　皆さん、立ち上がり、肩をすぼめて、カラダを縮めて、うなだれて視線を落としてください。ハッピーな気持ちですか？　何となく滅入ってきますよね。うつむいているとうつの気分になります。目を落とすと落ち目なのです。テレビドラマなどで、こんな姿を見ただけで、この人は落胆し

ているとピーンとくるはずです。つまり、気持ちが姿勢に現れるということです。「あなたは認知症が始まっています」と告知された人も、同じような姿勢でしょうね。

気持ちが姿勢を決めるなら、逆はどうでしょうか？ 姿勢をよくしたら気持ちが晴れる、笑顔を作ったら楽しくなる、ということはないでしょうか？ 答はアリです。

背筋を伸ばし、胸を張って、肩を後ろに引く、視線をやや上に、そしてスマイル。これで気持ちが明るくなるはずです。ストレスにも強くなります。姿勢をよくすることで、心が明るくなり、心配性が改善するはずです。

そして、運動しましょう。一日30分程度、体をリズミカルに動かすことで、脳内でセロトニンが増え、抗うつ効果を発揮します。うつ対策は運動が一番です。抗うつ薬の内服よりも運動継続のほうがうつ病の治癒率が高く、さらに再発率が低いという報告もあります[16]。

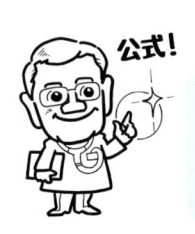

公式！
- うつ病とうつ状態を区別
- うつで認知症倍増
- うつの治療は運動が一番

J せん妄と認知症の区別

1. せん妄と認知症の見分け

1-1　せん妄の鑑別

　せん妄は意識障害の一種で、認知障害である認知症とは明確に区別すべきものですが、認知症にせん妄がしばしば合併します。せん妄には誘因があり、症状が変動するのが特徴で、誘因除去や適切な治療薬で改善します。ゆえに、認知症と鑑別が必要です（**表1-15**）。ただし、意識を保つ神経系に病変が出現するレビー小体型認知症は、主症状の「症状（覚醒レベル）の変動」が、せん妄（意識障害）そのものです。**表1-15**に従って原則は区別しますが、認知症の病型によっては区別できないこともあると理解してください。

1）せん妄の症状

　特徴として、①**表情の変化**——目つきや顔つきの変化、ボーッとしている、覇気がない、または逆に取り憑かれたように異様な顔つきとなっているなど、普段と異なる様相が見られる、②**行動**——過活動型のせん妄では、他者から見たら無目的と思われる行動、例えば、タンスの引き出しを出したり入れたりを繰り返す、うろつき回る、電灯のスイッチを入れたり切ったりを繰り返す、夜中に娘が来たと家の外に出てしまうなどの行動をとり、あとでその行動が記憶に残っていない、というものがあります。一方、**低活動型**のせん妄では、ボーッとしていて、元気がなく、じっとしています。このため、うつと間違われたり、せん妄であることを見過ごされます。高齢入院患者では、低活動型せん妄を見落とさないように注意が必要です。

　せん妄は急激に発症します。そして、症状が変動します。さらに、適切な治療で回復

表1-15　せん妄と認知症の区別

	せん妄	認知症
病態	意識障害	認知障害
関係	認知症に、しばしばせん妄が合併	
誘因	あり	なし
変動	あり	なし
治療	①誘因除去・原因薬剤中止 ②治療薬剤投与	抗認知症薬

します。基本的に緩やかな経過をたどり、回復が困難な認知症とはこれらの点で大きく異なります。

2）せん妄の評価

「今日は何年何月ですか？」「ここはどこですか？」「2-8-6を逆に言ってください」のような質問で、見当識と注意が保たれているかをチェックします。健常者ではすべて答えられます。しかし、せん妄だけでなく認知症の人でも、認知症ゆえにこれらの課題に答えられなくなっています。そこで、せん妄は意識障害であり症状が変動する一方、認知症では変動しないことから、経時的に評価して区別する必要があります（レビー小体型認知症は変動が特徴なので、認知（注意力）テストの成績が変動、血管性認知症もしばしば夜間せん妄を伴う）。

3）誘因を探る

せん妄には誘因があります。認知症になると、脳が脆くなっているので、些細なことでせん妄が起こります。例えば、虫歯の痛み、便秘、水分摂取不足、発熱、身体拘束などです（表1-16）。これらの誘因を取り除けば、せん妄はよくなるので、「認知症の悪化」とは区別が必要です。せん妄を見過ごさない観察眼がかかりつけ医に求められます。原因の第一は薬剤です。脳のアセチルコリンを働かなくする薬剤（抗コリン剤）などが、せん妄を引き起こします。代表的な薬剤としては、H_2阻害薬といわれるタイプの胃薬（ガスター®など）、過活動膀胱治療薬（ポラキス®、ベシケア®など）、総合感冒薬（PL配合顆粒など）、ベンゾジアゼピン系睡眠薬などがあります。これらの原因薬剤を中止することで、せん妄は消失します。

表1-16　せん妄の原因の分類

原因	具体例	コメント
薬剤	胃薬（制酸剤）、総合感冒薬、過活動膀胱治療薬、抗アレルギー薬、抗不安薬など	最も多い原因　抗コリン作用*をもつ薬剤に要注意
脳疾患	脳梗塞や脳出血の併発、慢性硬膜下血腫（頭部外傷）など	頭部CTやMRIの検査でこれらの除外診断が必要
全身疾患	肺炎、齲歯や歯髄炎（虫歯）、膀胱炎など	炎症に注意
全身状態	脱水、便秘、食事摂取不良、不眠	誘因となる
環境	身体拘束具、ベッド柵など、照明や騒音	誘因となる

＊…覚醒や学習・記憶にはアセチルコリンが大切で、アルツハイマー型認知症治療薬のドネペジルはアセチルコリンを増やす。抗コリン作用をもつ薬剤（過活動膀胱治療薬など）はアセチルコリンの働きを抑えるので、反対方向に働く。

4）経過

せん妄の誘因があればそれを取り除くことで、せん妄の原因があればその治療によって、せん妄は回復するのが基本です。

アルツハイマー型認知症は、ゆっくりと進行すること（低下のトレンド）が特徴で、もの忘れだけの軽度認知障害の時期から嚥下困難による死亡に至るまで10〜20年かかります。もし急速に症状が悪化したら、①せん妄などの意識障害が加わった、②慢性硬膜下血腫や脳梗塞を併発した、③全身状態が悪化した、④伴侶の死や入院臥床などのストレスが加わった、などいろいろなイベントを考え、原因を探らなければなりません。原因がわかれば治療ができ、元の状態に戻せる可能性が高いからです。しかし、手遅れになると、なかなか元には戻りません。ですので、急速に進行してきた場合は、早めに原因を探り、適切な医療に結びつけてください。

5）せん妄への薬剤

軽症なら、抑肝散1包［分1・夕］やトラゾドン（デジレル®）25 mg・半錠［分1・夕］で収まります。重度の場合は、クエチアピン（セロクエル®）25 mg・1錠やリスペリドン（リスパダール®）1 mg・半錠〜1錠といった非定型抗精神病薬が使われます。ラメルテオン（ロゼレム®）1錠［分1・眠前］も、効果は弱く効果発現と日数がかかりますが、有効です。

認知症に伴うせん妄では、リバスチグミン（イクセロン®パッチ、リバスタッチ®パッチ）が覚醒レベルを上げるのに有効な印象があります。

また、シチコリン1,000 mgの静脈内投与は即効性があり、有効です。添付文書では「脳梗塞急性期意識障害の場合、通常、1日1回シチコリンとして1,000 mgを2週間連日静脈内投与する」とあります。せん妄は適応になっていませんが、基底核の微小梗塞がせん妄の原因のこともあるので、一度試してみて、有効ならば、経過を見ながら続ければよいでしょう。

1-2　せん妄に関する家族指導

せん妄は、誘因・原因を明らかにして取り除いたり、適切な医療・ケアで改善することを伝えます。入院などの環境変化がせん妄の誘因となってる場合は、入院加療のメリット・デメリットを介護者と相談し、入院継続か退院かを決めます。基本的に、認知症のある患者は、入院期間が長引くほど在宅への直接復帰が困難になります。

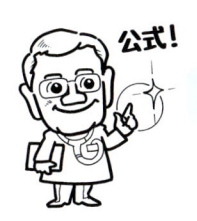

公式！ ○覚醒レベルの変動がせん妄で、変動なしは認知症

2．せん妄の基礎知識

　古い教科書では、せん妄が認知症の周辺症状の一つとして書かれていましたが、新しい概念である行動・心理症状（BPSD）には、せん妄は含まれていません。せん妄を認知症と区別するには理由があります。つまり、せん妄にはせん妄への治療や対応が必要だからです。脳がダメージを受けて脆くなっている認知症では、些細な原因でせん妄が合併することに留意が必要です。例えば、健常の高齢者が入院してベッド上での安静を強いられても、せん妄になることはありませんが、認知症高齢者では、せん妄を生じやすくなります。

　せん妄の原因を例示します。

（1）認知症の人が転倒し、2か月後にボーッとして生活機能が急速に低下し、夜間不穏になったら、認知症の進行よりも、慢性硬膜下血腫による意識障害やせん妄を疑う必要があります。直ちに手術で血腫を取り除けば、元の認知機能レベルにまで回復します。

（2）小さな脳梗塞を生じたり、肺炎などの身体合併症によって、せん妄が引き起こされることがあります。原因疾患の治療でせん妄は軽快します。

（3）認知症高齢者は、脱水、食事摂取不良、便秘、身体拘束などで容易にせん妄を併発しますが、これらの誘因を取り除けば元に戻ります。わずかな生体や環境の変化がせん妄を引き起こします。

　せん妄に対しては、誘因の除去に加えて薬物治療が有効です。せん妄の原因となる薬剤のチェックを含めて、情報収集や環境チェックを行い、せん妄の要因となるものを探ります。

K 告知、説明

各項目で家族指導を記載したので、ここではそのまとめを示します。

＊**年齢と告知範囲**――年齢と家庭・介護の状況などを勘案して、どの範囲まで伝えるのか考えます。例えば、若年性で病名や予後まで伝えるのか、90歳で「それなりに記憶が悪くなっていますね。でも、これ以上進まないように、いろいろ対応してみましょう」という言い方にとどめるのか、などなどを考えます。

＊**年齢と認知症有病率の図**――85歳を超える高齢者には、図1-34を示して、「皆さん長生きするようになったので、90歳を超えると半分以上の方が、95歳を超えると8割の方が認知症になります。認知症は長生きの勲章のようなものですね」と説明すると、「長生きしていると（認知症になるのは）仕方ないね」と、受け入れてもらえる可能性が高まります。70～85歳の方には、「認知症は高齢になったら当たり前なのですが、残念ながら、あなたは脳の老化が少し早く来てしまいましたね。でも、まだ残っている能力がたくさんありますから大丈夫ですよ。もの忘れの薬を飲んで、たくさんカラダを動かしていれば、まだまだ人生を楽しめますよ」などと説明します。

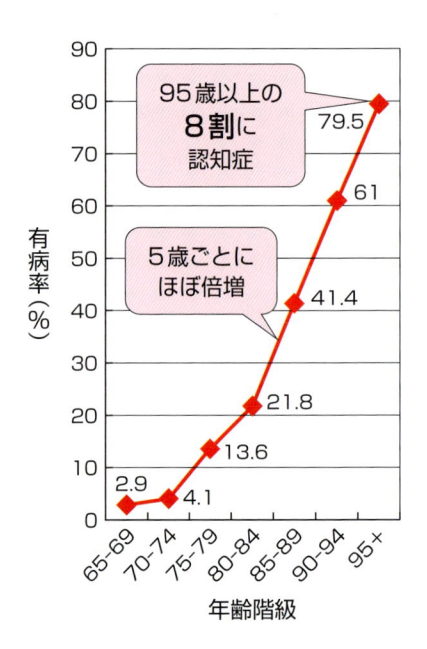

図1-34　全国実態調査に基づく認知症の有病率（2013.6公表）
（朝田 2013[17]）

* **時期**──初診時に全部伝えるのではなく、徐々に伝えます。臨床診断は必ずしも正確ではないことを念頭に置いて、断定的な言い回しは避けます。経過中に診断が変わることはしばしばです。

* **本人が納得する言い回し**──言われた側の気持ちを考えて伝えましょう。「あなたはアルツハイマー型認知症です」と言われて喜ぶ人は一人もいません。聞いていた家族で喜ぶ人はいますが‥‥。これで変な行動が理解できた、認知症なら許せる、と。「だんだん進んで何もわからなくなって10年で死にます」のようなストレートな言い方は避けたほうが無難でしょう。落ち込みを回復するのにたくさんの労力を要します。それに、前向きで明るくいるほうが、認知症の進行も遅れるはずです。「一緒に最善の方法を探しましょう」と伝えることで、安心が生まれます。

* **家族が理解できる言い回し**──配偶者や親に認知症という診断がついて、「これで治療に結びつく」と安心する家族がいる一方で、「うちのお父さんが認知症なんてあり得ない」と受け入れられない家族もいます。生活障害に加えて、MMSEやHDS-Rの得点を示す、時計図が描けないことを示す、キツネ・ハト模倣テストができないことを家族が見る、MRI/CT画像で萎縮を示すなど、認知症と判断した根拠を示すと納得されます。家族だけには将来を見据えた対応を伝えます。つまり、「先が長くないのだから仲良く暮らしてください」「楽しいことをできるうちにいっぱいしてください」などと伝えます。介護が大変で燃え尽きそうな人も、「いつまでも続かない」と知ると、再びがんばれます。

* **治療の限界**──認知症の進行を遅らせる薬に対して過度の期待をもち、「これで進まなくなる」という家族が時々います。効果は症例ごとに異なり、レスポンダーとノンレスポンダーがいることを説明しましょう。製薬メーカーの家族用パンフレットに載っている経過図(**図2-8A**；192ページ)はイメージ図です。この通りに進行する症例は、ごく一部です。

さらに、85歳以上の高齢者では、認知症になることは病気というよりも老化の側面が強くなること、アルツハイマー型認知症治療薬の副作用が増えること(141ページの［臨床メモ］)、嗜銀顆粒性認知症が増えること(75ページ)などを勘案し、治療薬の内服を無理に勧める必要はないと考えます。そして、アルツハイマー型認知症治療薬を内服しないという選択肢もあることを伝えます。

* **家族に真実を伝える**──よいことですが、「回復しません」と見放すような態度ではなく、「私は医師として、症状や生活が少しでも改善するように、と考えて処方しています」と前向きな態度を伝えましょう。

* **ネガティブな真実は控えめに**──人間が前向きに生きるには希望が必要です。そし

て、希望をもって前向きに生きるほうが、認知症の進行も遅れるはずです（うつやストレスが神経細胞にダメージを与える）。ネガティブなことは最小限にとどめ、ポジティブなことをたくさん伝えましょう。認知症になってもできることはたくさんある、手をつないで散歩もできる、海外旅行にも行ける、コンサートにも行ける、絵手紙や編み物などの趣味を楽しんでいる人もいる、などなどの「できること情報」です。介護家族だけのところでは、「（先が長くないので）できるうちにたくさん楽しんでください」と伝えます。"3：1の法則"を意識してください。ネガティブ1に対してポジティブ3以上の割合が基本です（225ページ）[18]。この法則が守られると、人間は前向きに生きられます。

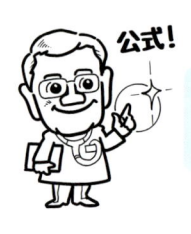

公式！

- 告知は「私が支えます」宣言
- 告知はポジティブに終える

第2章　生活を診る

　本書の冒頭で、認知症医療のアウトカムは「本人も家族も穏やかに生活できること」と書きました。生活を診ることこそが、認知症医療で最も重要な点です。「医師がそこまで診る必要はないのでは？」と思うかもしれませんが、生活障害への対応を考え、認知症の行動・心理症状（BPSD）を予防するように生活を支援することが医師の重要な役目です。

　まず、認知障害と生活障害、BPSDの関係を解説します。脳病変によって生じるのが種々の認知障害です。それによって生活管理や生活の障害が引き起こされます。さらに、性格や生育歴といった個人因子とケアや住居などの環境因子の影響を受けて、BPSDが生じます。これらの関係を**図1-35**に示しました。

　認知障害により様々な生活障害が生じることと、介護者が困る行動・心理症状はケアを含む環境因子を変えることでよくなる可能性があることが、この図からわかります。

　なお、この図はアルツハイマー型認知症には当てはまりますが、幻覚・妄想が中核の症状であるレビー小体型認知症や、行動障害が中核の症状である行動障害型前頭側頭型認知症では、この図はうまく当てはまりません。

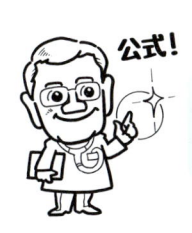

公式！
- 認知症は生活障害
- 生活障害を把握＋BPSD予防＝医師の役割

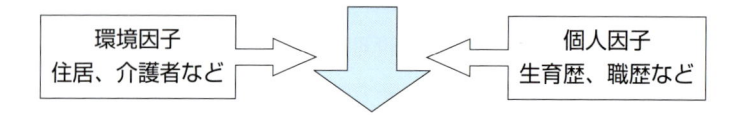

```
          ┌─────────────────────────────────────────┐
          │ タンパクの異常蓄積や血流低下などの脳のダメージ │
          └─────────────────────────────────────────┘
                             ↓
┌──────────────────────────────────────────────────────────────┐
│                    認知症状（中核症状）                          │
│                                                              │
│  認知機能障害 → 初期の生活障害    → 中期の生活障害   終末期の生活障害 │
│  注意障害   → 運転が危険       → ボーッとしている   寝たきり      │
│  記憶障害   → 約束を忘れる     → 数分で忘れる     尿便失禁      │
│  言語障害   → あれ・それが増える → 理解困難       嚥下困難      │
│  視覚認知障害 → 身振りのまね困難  → 見間違え、着衣困難 発語なし    │
│  実行機能障害 → 献立通りの調理困難 → トンチンカンな料理           │
│  社会脳障害  → 周囲の人との摩擦  → すぐ怒る                   │
└──────────────────────────────────────────────────────────────┘
              ↓                              ↓
      ┌──────────────┐              ┌──────────────┐
      │ 環境因子      │              │ 個人因子      │
      │ 住居、介護者など │→           ←│ 生育歴、職歴など │
      └──────────────┘              └──────────────┘
                             ↓
┌──────────────────────────────────────────────────────────────┐
│          行動・心理症状（BPSD）かつて周辺症状といわれた           │
│                                                              │
│  〈行動症状〉観察で見つかる        〈心理症状〉本人の訴えで見つかる  │
│  暴言・暴力などの攻撃性、喚声（叫び声）、不安、抑うつ、幻覚、誤認、妄想など │
│  不穏、焦燥、徘徊、収集、性的脱抑制、                            │
│  つきまとい、社会的に不適切な行動など                            │
└──────────────────────────────────────────────────────────────┘
```

図1-35　認知症の症状と生活障害
（山口ら2015[19]より、一部改変）

[臨床メモ]　認知症の生活障害がリハ・ケアのターゲット

　図1-35に示したように、認知機能障害が様々な生活障害を引き起こします。それゆえ、生活を支えるケアや生活力を向上させるリハが必要になります。新オレンジプランにおける介護保険の認知症リハでは、「実際に生活する場面を念頭に置きつつ、有する認知機能等の能力をしっかりと見極め、これを最大限に活かしながら、ADL（食事・排泄等）やIADL（掃除・趣味活動・社会参加等）の日常生活を自立し継続できるよう推進する」とあります[20]。

A 生活状況の把握の重要性

1. IADL

IADL（instrumental activity of daily living）は、手段的日常生活動作と訳され、道具を使うADLです。具体的には、料理、買い物、電話、外出、支払い、服薬管理などの生活管理能力のことです。認知症では、初期から認知障害がIADL障害を引き起こし、生活管理が困難になります（**図1-35**）。

1-1 予診

まずは、独居か同居かなどの生活形態を知る必要があります。医師自らが確認するのではなく、スタッフが聞き取っておくのが効率的です。

独居であれば、①身内がまったくいない、いても関わりがない、②遠方の身内が時々手助けに来る、③近くの身内が様子を見たり手助けしている、などを確認します。

老々世帯の場合は、①配偶者は健常、②配偶者に健康の問題あり、③配偶者も認知症、などをチェックしておきます。

多世代世帯であれば、①配偶者の有無、②娘・息子と暮らしているのか、あるいは、その夫（婿）や妻（嫁）がいるのか、③孫の存在、などを確認しておきます。

運転の有無も確認しておきましょう。

いずれにしても、**キーパーソン**は誰かを把握しておくことが重要です。

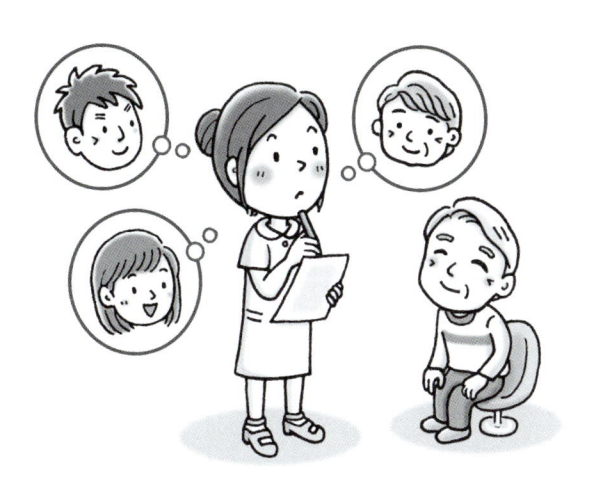

いったい誰がキーパーソン？

1-2　診察

世帯の情報を把握した上で、生活状況を本人と介護者に問診します。生活状況は認知症かどうかを判定する上で、極めて重要なポイントとなります。以下、本人への質問について示します。

1）独居の場合

「食事の用意はちゃんとできていますか？」に対してYesなら、「それは立派ですね、どんなおかずを作りますか？」と返します。答えが肉じゃがなら、「肉じゃがは美味しそうですね。どうやって作るのですか？ 教えてください」と、質問を具体的にしていくことで、本当にできているのか、手順をわかっているのかなどを把握できます。そして、あとで介護者から本当に作れるのかを確認します。本人が「できる・している」と答え、介護者が「できない・やっていない」と言えば、病識低下が明らかとなり、認知症の疑い濃厚となります。

ほかにも、「買い物に行って必要なものを買えますか？」「家計の管理はできますか？」「銀行でお金を下ろせますか？」「家の中は片づいていますか？」「郵便物は目を通して対応できていますか？」などを聞きます。どれも、Yesなら内容を深める質問をしていくことで、本当にできているかどうか見当をつけます。筆者の住んでいる群馬では、「せわぁない」（簡単だ）という方言の返事をよく聞きます。多くの場合は、できているのではなく、「答えに窮するから、これ以上質問しないでほしい」というサインです。

2）同居の場合

まずは、「食事の用意はどなたがなさるのですか？」から、探りを入れます。「私」と答えたら、「どんなおかずを作りますか？」と返し、以降、上記と同様に、細かく詰め

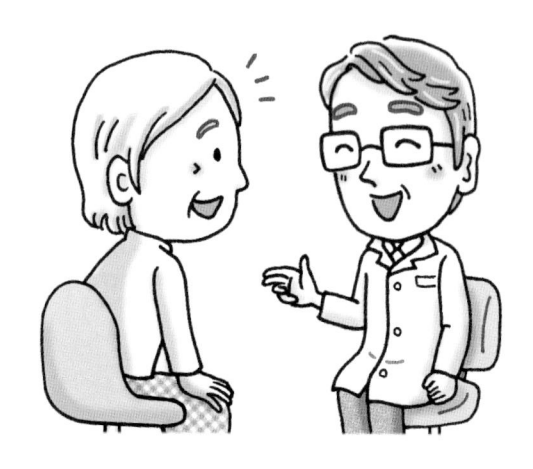

笑顔で質問、ほめながら

ていきます。ただし、追い込みすぎると答えてくれなくなるので、相手が笑顔でごまかしている様子などを見ながら、ほどほどで手を引きます。なるべく、ほめて終わりにします。「ほお！」「すごいですね」「素晴らしいですね」などを時々はさみながら、笑顔で質問してください。電子カルテの画面を見ながら尋問のような雰囲気ではいけません。

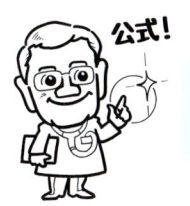

公式！
- 生活管理能力（IADL）の低下＝認知症
- 本人評価・家族評価のIADL、ギャップがあれば認知症

1-3　認知症とIADLの困難

　IADL（手段的日常生活動作）は認知症の初期から低下します。植田ら[21]は、MCIの段階で料理のレパートリーが減る（同じおかずのことが増える）などの症状が出ることを示しています。**表1-17**に示すような項目ができているかどうか、本人と家族に尋ねると、生活状況から認知症の診断基準「独居に手助けが必要なレベルになったら認知症」（DSM-5）を判定できます。

　粟田ら[22]が開発した「地域包括ケアシステムにおける認知症アセスメントシート（Dementia Assessment Sheet in Community-based Integrated Care System：DASC）」は、21項目を4段階評価する方法で、認知症かどうかを判別するツールです。基本的に介護者に以下の質問（抜粋）をしますが、介護者がいない場合には本人に質問して評価ができるように作られているのが、この評価シートの特徴です。

表1-17　IADLの低下

MCI	ごく軽度アルツハイマー型認知症	軽度アルツハイマー型認知症
＊料理のレパートリーが減っている ＊初めての場所へ行けない ＊仕事上のミスが増える	＊自力で食事の準備ができない ＊交通機関を利用して遠方へ行けない ＊銀行や郵便局の金銭管理ができない ＊品数が多いと買い物が難しい ＊買い物リストを持っていることも忘れる	＊以前のようには掃除・洗濯をしない ＊一人で買い物ができない ＊お釣りの計算ができない ＊買い物リストの効果がない

（植田ら2008[21]より、一部抜粋）

一部を紹介すると、対外的な生活機能として、
「一人で買い物はできますか？」
「バスや電車、自家用車などを使って一人で外出できますか？」
「貯金の出し入れや、家賃や公共料金の支払いは一人でできますか？」があります。
また、家庭内での生活機能として、
「電話をかけることができますか？」
「自分で食事の準備はできますか？」
「自分で、薬を決まった時間に決まった分量飲むことはできますか？」があります。

買い物、外出、支払いなどの社会生活に支障をきたすようになったら認知症とわかります。最後に挙げた項目の"服薬管理ができるかどうか"は、認知症の医療を進める上で、極めて大切なポイントです。軽度認知症の9割近くは独力で服薬管理ができません。一方、健常高齢者は9割が服薬管理できます。ただし、これは新規に開始された薬剤の管理能力です。認知症でも高血圧症治療薬（高血圧薬）のように10年前から内服している薬は生活習慣として根づいているので、軽度認知症になっても服薬がある程度可能です。認知症と診断がついて、新規に処方を開始するときは、**独力では服薬管理が難しい**ということを押さえておいてください。

IADLを評価しておくと、結果を介護保険の主治医意見書の記入に活かせます。「生活で◎◎や△△に困っているから、毎日の生活で介護や支援が必要です」と最後の欄に書けます。このような記載が適切に要介護と認定されるのに極めて重要な情報となり、結果的に、本人と家族の穏やかな在宅生活継続につながります。

［臨床メモ］　実行機能障害

実行（遂行）機能は認知機能の一つで、前頭葉機能ですが、生活管理能力に必須の機能なので、ここで解説します。認知症になると上記のように生活が困難になるのは、この実行機能障害が大きなウエイトを占めています。夕食の用意を題材にしてみましょう。まず、冷蔵庫を開けて残っている食材をチェックし、何人が何時に食べるかを考慮して（二人が夜7時と決め）、三品のおかずとごはんと味噌汁の献立を考えます。食材に不足があれば買い物も必要です。こうして夜7時に全5品がすべて揃い、しかも温かい状態で提供できるようにするには、**適切な段取り**が欠かせません。「何を作るか」を作り終わるまで覚えていて、切ったり煮たり焼いたりを手順よくこなしていかなければなりません。この機能こそが実行機能です。そして、認知症ではこの機能が障害されるから生活（管理）障害が引き起こされるので

す。洗う、切る、炒めるなどの個々の動作はできるのですが、全体としてまとまりのある、適切で実用的な作業ができなくなるのです。先に挙げた「食事の用意はちゃんとできていますか？」「肉じゃがはどのようにして作るのですか？ 教えてください」は、実行機能の評価です。

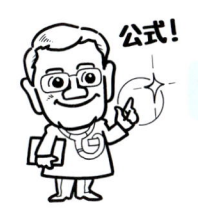

公式！

○**実行機能障害 → 生活障害**

2．基本的ADL

2-1　予診

基本的ADLについて、スタッフに聞いてもらっておくと効率的です。

基本的ADL項目として、①**移動**——歩行、杖や車椅子の有無、②**入浴**——介助の必要度、③**整容**——歯磨きや整髪や化粧、④**更衣**——服の選択、着脱動作、⑤**排泄**——トイレの場所の認知、排泄動作、始末、⑥**食事**——食物認知、咀嚼、嚥下、などをチェックします。あらかじめ、チェックリストを作っておくとよいでしょう（介護保険主治医意見書作成用の問診票も使えるでしょう）。

2-2　診察

以下のような質問をします。

「着替えは一人でできますか？」——介護者からよくある答えは、「服を出しておけば着られます」です。適切な服を選んだり、しまってあるところから見つけるのは困難ですが、着衣の動作自体はできるということです。

ほかに、「入浴は一人でできますか？」「食事は一人で食べられますか？」「トイレは一人で使えますか？」など、基本的ADLについて、押さえておきます。スタッフにあらかじめ聞き取ってもらっておくのもよいでしょう。

基本的ADLは、介護保険の主治医意見書を書くにも重要な情報です。

2-3　認知症と基本的ADLの困難

　移動（歩行）、更衣（着替え）、排泄などの基本的な生活動作は、軽度の段階では障害されません（更衣の一部である「適切な服を選ぶこと」は軽度の段階で障害されますが、服を着る動作そのものは軽度では障害されないという意味です）。しかし、中等度認知症以降、服の前後や裏表、順番を間違えないで着るという、誰でもできるような簡単な動作が困難になってきます。重度になると、「診察室の椅子に腰掛ける」という単純な動作に手間取るようになります。「診察室に入ったら、言われなくても医師の前の椅子に腰掛ける」という常識は、重度になると通じなくなります。「ここに腰掛けてください」と指示しても立ったままです（聴覚理解はできているのですが）。このようになると、トイレで用を足すのも、家族が大変な思いをします。便器を便器と認識できなかったり、適切な向きに便器に腰掛けることができなかったり、手間取っている間に漏らしてしまったりと、誰でも簡単にできる生活動作（基本的ADL）ができなくなるので、身体介護が大変になります。さらに進行すれば、出たものを掴んだり食べたり‥‥、本人は隠そうとしているのかもしれませんが。昔のトイレは便が穴の底に落ちて消えていったのですが、今のトイレは残ってしまいます。認知症の進んだ人にとっては、洋式トイレは摩訶不思議なものなのでしょう（洋式はわからなくても、和式トイレなら使える人がいます。手続き記憶も新しいものから消えていきます。昔なじんだものは使えるのです）。この辺の深い話はケアのところで触れたいと思います。

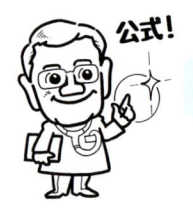

○身の回りの行為（基本的ADL）の障害＝認知症中期以降

3. 社会生活を診る

3-1　診察

　以下のような質問を本人にします。
　「奥さん（ご主人）とは仲良しですか？」「喧嘩しますか？」——普段、喧嘩が多いのか少ないのか、また、本人の答えと介護者の答えが食い違うかどうかをあとでチェックします。本人は喧嘩しないで仲良しだと思っているのに、介護者は異なる見解のことが多いです。

「お友達はいますか？」「お友達のところへ出かけますか？」「趣味活動はしていますか？」「老人クラブなどに参加していますか？」――これらは社会性をチェックする質問です。やはり、本人の答えと介護者の答えを比較します（本人が答えたときの介護者の表情とジェスチャーを見ていれば真偽がわかります）。

3-2　介護者への問診

本人と家族との関係性、本人と親戚や友人などとの関係性、外出頻度、地域のイベントやサークルなどへの参加状況、デイサービスなどの利用状況を介護者に確認します。

［臨床メモ］　社会脳

認知症の特徴に、**社会脳**（social brain；社会的認知機能）の障害が挙げられます。社会脳とは、「他者とうまくやっていく（時には他者を出し抜く）ための認知機能で、①視線や表情、ジェスチャーなどから他者の感情や行動意図を読み取り（**心の理論**）、②その情報をもとに、自分の言動をチェックして、社会のルールに従って、相手に合わせて適切にふるまうのに必要なもの」といえます。

そして、この社会脳が壊れると、他者との関係性にヒビが入ります。例えば、
①他者の気持ちに気づかず、気づいても共感・同情できず、他者の痛みがわからない → 友達を失う
②自分の感情や思いつきを抑えられない → 喧嘩になる
③相手の行動意図を読み取ることができない → 空気が読めないと嫌われる
④社会のルールを守って仲良くすることができない、協調性がない → 仲間外れ
⑤自分の行動を客観的に評価したり、反省することができない（病識低下）ので、自分を正当化 → 友人や介護者と喧嘩

となります。

認知症になると、この社会脳機能が低下して、BPSDの火種になります。BPSDの多くは他者との関係性の中で生じるのですが、この関係性に必要なのが社会脳だからです。このことの理解は、認知症ケアで最も重要な点です。認知症医療の中で、社会脳はこれまであまり重視されてこなかったのですが、米国精神医学会が2013年に示した診断基準DSM-5（**表1-4**；27ページ）で、認知症で障害される認知6領域の一つに社会脳が含まれました。社会脳障害が前景に出る前頭側頭型認知症を意識しての改訂ですが、どの臨床病型の認知症でも、社会脳（他者との関係性を築くのに必要な認知機能）障害の評価と対応は、穏やかな生活の維持に必須

です。

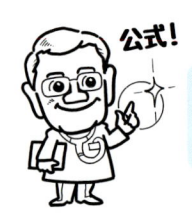

公式!
- 社会脳を評価しよう
- 穏やかな生活には社会脳が必須

B BPSD

認知症の行動・心理症状(behavioral and psychological symptoms of dementia：BPSD)は介護を困難にします(102ページの図1-35)。基本的な知識を押さえた上で、診察では、まず実態の把握、原因・誘因の探索、対応と進めます。

BPSDについては第3部全体で各論も含めて詳しく解説しています(197ページ)。

1. BPSDの基礎知識

認知症の行動・心理症状(BPSD)は、従来本邦で周辺症状といわれていたものにほぼ該当するものです。これは、脳のダメージだけでなく、性格や生育歴、教育歴、職歴などの個人因子や、住環境やケアの状況などの環境因子の影響を強く受ける症状として、認知(中核)症状と区別されます(レビー小体型認知症や行動障害型前頭側頭型認知症では当てはまりませんが)。

また、BPSDは環境調整や適切な医療・ケアでよくなる可能性が大きいため、治りにくい認知症状と区別されます。BPSDは、行動症状と心理症状に分けられます(図1-35；102ページ)。大まかな区別は、観察してわかるのが行動症状、本人・家族の訴えを聞いてわかるのが心理症状です。

BPSDも各ステージで出現する内容が異なります。例えば、うつは初期に見られますが、進行して病識が低下するとうつ傾向も消えます。もの盗られ妄想も初期から中期に頻発しますが、進行して自我が失われると、訴えなくなります。各BPSDの病期と頻度の関係を次ページの図1-36に示しました(あくまでも傾向です)。

BPSDは、ステージの影響も受けますが、原因疾患(脳の障害部位など)や人との交流を含めた環境因子を色濃く反映するので、原因疾患に即した環境調整が必要です。

2. BPSDの診察

BPSDの多くを、本人は「自分に問題がある」と思っていません(病識低下；28ページと199ページ)。問題視し、困っているのは介護者です(それで以前は"問題行動"ともいわれた)。ですから、本人からの情報では実態がわかりません。ですが、本人の気持ちを聞き取っておくことは解決法を探る上で役立ちますので、本人の声にも耳を傾けましょう。場面を設定しないと解説しにくいので、介護者が疲弊する原因として頻度の

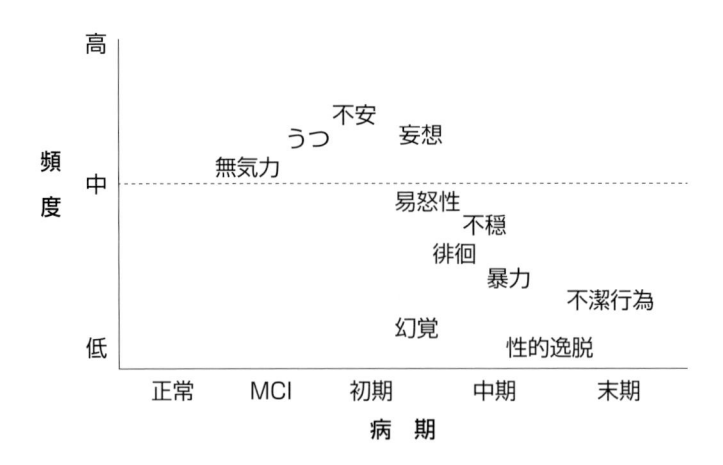

図1-36　アルツハイマー型認知症の病期とBPSDの頻度の関係
各BPSDがどの病期に最も多いかの傾向を示した。

高い「もの盗られ妄想（嫁が通帳を盗った）」を例に挙げます。あらかじめ介護者から「誰が何を盗ったのか」という情報を仕入れておきます。

　介護者（この例では嫁）**への質問**──「どんなことで困っていますか？」「そういうことはどのくらいの頻度でありますか？　例えば毎日ですか？」などで、どんなことがどのくらいの頻度で生じて、どのくらいの程度で困っているのかを聞きます。さらに、「義母（義父）との関係はどうですか？」「義母（義父）はあなたのことをどう思っていると感じていますか？」など、関係性も本人のいないところで聴取しておきます。その上で本人に質問します（順番は逆でも可）。

　本人への質問（家族がいないところで）──「何か困ることはありますか？」と聞いたあと、多くは「ない」と答えるので、「ものがなくなったりして困ることはありますか？」と探りを入れます。これでも"何"が出てこなければ、「◎◎がなくなったりして困ることは？」とさらに迫ります。このようにして、本人が考えていることを探ります。また、「寂しいですか？」「不安ですか？」とも聞いてみます。それから、犯人と考えている嫁との関係を質問します。「お嫁さんとは仲良しですか？」「お嫁さんは親切にしてくれますか？」などで、本人が嫁をどう捉えているのか聞き出します。

　このように、事実関係を把握するだけでなく、本人と嫁との関係性も知ることが適切な対応につながります。

　次に、服薬状況を介護者に確認します。特にドネペジルのような抗認知症薬をすでに内服しているかどうか、抑肝散をすでに処方されているかどうかをチェックします。

　また、過去に統合失調症、うつ病、不安神経症などで受診歴がないかどうかもチェックします。このような受診歴があるケースは、精神科専門医にお任せしたほうがうまく

いく可能性が高いからです。

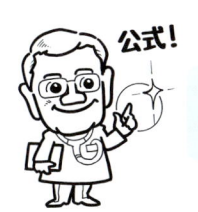

公式！
○ 家族が困る症状がBPSD、
　本人は被害者と思っていることが多い

📋 カルテの中から：本人の気持ちの傾聴―アルツハイマー型認知症のもの盗られ妄想―

医師：ご主人がご主人の弟さんのために、何を持っていっちゃうんですか？

本人：私が敷布などを、新品をのり抜きして箱に入れてきちんとしておいたら、それがどこを見てもないんですよ。スリッパも3足、(夫の)弟のところに持っていっちゃうんです。それでね、私がいかにも、もの忘れでぼけているように言うんです。私に言わせればこの人(夫)がずるいんですよ。それにこの人のほうがもの忘れがすごいですよ。……あーあ、こういう人といれば大変だなーと思って。……まあ、言っちゃ悪いんですけど、この人の実家がたいした家ではなかったんで、私が誰に見られても恥ずかしくない家を、お勤めして建てたんです。ところが夫は飲み屋へ遊び歩いて毎日夜中の2時に帰ってくるんですね。……だからもうね、この人といれば認知症じゃない人も認知症になっちゃうって私は思っているんですよ。この人には散々迷惑かけられたから少し迷惑かけてもいいんです。

医師：わかりました。今後どうしたら一緒に仲良く暮らせますかね。

本人：この人が変わらない限りダメですね。もう本当に私は何十年も思い知らされてきましたからね、この人は、うーんと悪ですよ。私とすれば、もう自殺までっていうと子どもや孫に迷惑いくけど、そのくらいの気持ちで毎日が楽しくないんですね。

　夫のいる前で、このようなことを堂々と話し続けました。夫は、もの盗られ妄想など困った症状をA4の紙3枚にわたって記載してきました。本人の気持ち(妄想も含めて)、そしてご家族の気持ちを十分くみ取って、ご家族と治療方針を相談し、このケースは非薬物療法で対応することとしました。

[臨床メモ]　BPSD診察枠のすすめ

　もの忘れ外来など、認知症の専門医療を提供している先生方へのお願いです。もの忘れ外来は予約制で、長いところだと数か月待ちと聞き及んでいます。もの忘れでアルツハイマー型認知症の初期なら、数か月まではさほど問題がありません。しかし、妄想などのBPSDで介護が困難な事例では、そんなに待たせられません。そこで、筆者のもの忘れ外来（認知症疾患医療センター）では、昼休みを使って週1回ですが、30分のBPSD枠を設けています。電話相談を受けた介護困難事例は1週間以内に診察して対応できます。通常予約の新患とは異なり、①家族が困るBPSDの抽出、②介護状況の把握、③本人の意向の把握、④BPSDを悪化させる薬剤とすでに投与されているBPSDに対する薬剤のチェック、⑤せん妄を見落とさないための血液検査（CRP、腎機能、電解質、血算、アルブミンなど）、⑥頭部CTのチェック（撮れればMRI）、⑦認知テストは行わないで（実施したくてもできないケースが多い）、⑧鑑別診断はほどほどに、⑨BPSD治療薬の投与と家族指導、という流れになります。これを30分の枠で行います（スタッフが病歴聴取など事前準備をしておいてくれるので30分で行えます）。実際の診療ですが、興奮性BPSDであれば投与されているドネペジルを中止して、一週間変化を見ます。介護困難で待てない場合は、初診時から抑肝散やメマンチンを開始します。こうして興奮性のBPSDが低減して家族介護の継続が可能になるケースが1/3くらいです。一時的に抗精神病薬を使うケースもありますが、極力使わないで1週間は様子を見ます。ドネペジルの半減期が3日なので、1週間やめてみると中止の影響がわかります（この間、他剤は変更しない）。

　BPSDが急に進んだケースは、頭部CTで慢性硬膜下血腫が見つかる、血液検査で炎症や電解質バランスの崩れ（低カリウム血症など）、低栄養などが見つかる、胸部X-Pで肺炎が見つかるなど、直ちに適切な医療が必要なケースがしばしばあります。BPSD例は、極力早く対応しましょう。

📋 カルテの中から：暴力でBPSD枠受診のケース

　90歳代前半の女性で、ひと月前に小規模多機能型居宅介護施設に入所したが、そのときから、スタッフを殴る、蹴る、また噛みつくなどの暴力行為が続いた。電話で受信相談があり、次の週のBPSD枠に入れることを了承した。すでに認知症の診断があり、ドネペジル10mgを内服していたので、まず中止を指示した。初診時（ドネ

ペジル中止から1週間)、暴力はあったが、殴る蹴るの激しさはなくなったという。近時記憶はほぼ全滅だと介護職員が言った。しかし、初診の翌週、暴力が再発し、抗精神病薬を加えるなど、薬剤調整を週1回(または2週に1回)の受診で続け、初診から6週目には下記処方で落ち着いた。

クロルプロマジン(ウインタミン®) 20 mg [分2]
チアプリド50〜100 mg [分2] (介護者がこの範囲で調整)
バルプロ酸200 mg [夕] (気分の変動にてんかん治療薬が有効)

BPSDの定量的評価尺度であるNPIは、ドネペジル10 mg内服時の84点から14点へと著しく改善した。介護負担(distress)も16点から4点へと改善した。その後は、この施設で穏やかに過ごしている。

	1週前	初診時	6週後
BPSD (NPI)	84	61	14
介護負担 (NPI-D)	16	9	4

チアプリドは、範囲内での増減を介護スタッフに委ねました。日々の状況を見ている介護スタッフが調整することで、適量投与ができるからです。

3. BPSDと介護負担の定量的評価

BPSDを評価するのには、Neuropsychiatric Inventory (NPI) が望ましいです。NPIは重症度と出現頻度をかけ算で評価するので、効果(数値の減少)を示しやすく、臨床試験で汎用されます。しかし、NPIはトレーニングを積んだ専門職が介護者から聞き取って評価するのが基本ですので、クリニックでは実施が難しいですね。聞き取りではなく質問紙にしたNPI-Qや介護施設用のNPI-NH (nursing home版) もあり、用紙が市販されています(株式会社マイクロン)。NPI-Qは、看護師などが介護者をサポートしながら質問に答えてもらうことで、BPSDの定量的評価が行えます。NPI-Qは重症度を1〜3の3段階で評価、介護負担(distress)を0〜5の6段階で評価しますので、治療がうまくいっても数値の変化量が少ないのですが、介護負担度を同時に評価できるというメリットがあります(NPI-Qだけで、BPSDと介護負担度を同時に、比較的簡便に評価できる)。質問は、妄想、幻覚、興奮、うつ、不安、多幸、無関心、脱抑制、易刺激性、異常行動、夜間行動、食行動の12項目ですが、版権の関係で質問内容を示せません。

Dementia Behavior Disturbance Scale (DBDスケール) (巻末資料) は、介護者の負担となるような行動症状の28項目について、「なし」(0点)〜「常にある」(4点)まで各項

表1-18　Zarit介護負担尺度日本語版の8項目版

1. 患者さんの行動に対し、困ってしまうと思うことがありますか。
2. 患者さんのそばにいると腹が立つことがありますか。
3. 介護があるので家族や友人とつき合いづらくなっていると思いますか。
4. 患者さんのそばにいると、気が休まらないと思いますか。
5. 介護があるので自分の社会参加の機会が減ったと思うことがありますか。
6. 患者さんが家にいるので、友達を自宅に呼びたくても呼べないと思ったことがありますか。
7. 介護を誰かに任せてしまいたいと思うことがありますか。
8. 患者さんに対して、どうしていいかわからないと思うことがありますか。

各項目を、思わない＝0点、たまに思う＝1点、時々思う＝2点、よく思う＝3点、いつも思う＝4点で、介護者が評価し、合計点を出す（0～32点）。

（荒井ら 2003[23]）

目を5段階で評価し総得点を出します。行動症状がまったくなければ0点で、最高は112点になります。このテストが行動症状の客観的評価や経過観察の方法として信頼性が高く、介護負担を反映し得る有用な評価法であることが、本邦でも示されています。介護者が記入するチェックリストなので、本人への負担がありません。待ち時間などに、介護者に記入してもらうだけで、介護者がどんな症状でどの程度に困っているのかが見て取れます。また、このような評価をしておくことで、治療後の効果評価に使えます。しかし、妄想のような心理症状は含まれておらず、行動症状に偏っていますので、BPSDの全般的な評価とは異なります。

　また、介護負担については、Zarit介護負担尺度日本語版が一般的です。これも介護者にチェックしてもらうだけです。治療の効果評価にも使えます。8項目の短縮版が使いやすいです（**表1-18**）。介護の困難5項目（うち2項目は心的ストレス）、社会参加困難3項目の計8項目です。

　このような定量的な評価を行うことによって、初診時△点だったが1か月後には◎点に改善したと、介護者が困ることを減らせたことが明白となり、介護者に喜ばれるだけでなく、医療がうまくいったことを確認できます。

4. BPSDの治療

　BPSDは認知障害を背景にして、性格や生い立ち（これらは変えられませんが）、ケアの状況・生活環境などの影響を受けて発症します。ですから、認知障害へのアプローチと、ケア・環境へのアプローチの両方が必要になります。

BPSDの治療は、その原因疾患によっても異なるので、ここではアルツハイマー型認知症による興奮性BPSD（元気すぎて介護者が困っている）を例にして話を進めます。

　なお、個々の薬剤の説明は、第2部「治療とフォローアップ」の〈基盤知識〉「B. BPSDと生活障害の治療薬」（175ページ）です。

4-1　抗認知症薬が処方されていない場合の薬剤

下記のいくつかの選択肢があります。

(1) **抑肝散** 7.5g（3包）［分3］が基本ですが、夕方に妄想が出るが朝は問題ないという場合は、15時に1包または昼夕2包のように状況に合わせて処方します。使用量を減らすことで、低カリウム血症のリスクを減らせるからです。フロセミド（ラシックス®）などカリウムを低下させる利尿剤が処方されている場合は要注意です。抑肝散の甘草との相乗効果でカリウムが低下します。アスパラ®カリウムなどを併用しながら短期間だけ使うか、フロセミドをスピロノラクトン（アルダクトン®A）に変更して抑肝散を処方します。抑肝散は、短期間なら身体機能に影響を及ぼさないので、ファーストチョイスに使っています。ただし、アルツハイマー型認知症では効果は限定的です。効く人には効きますが、効かない人には無効なので、効果を見ながら使います。無効なのに漫然と使うことは避けるべきです（甘草を含み、偽アルドステロン症のリスクあり）。

(2) **メマンチン**（メマリー®）を5mg［分1・夕］（眠気に配慮して夕方投与が基本）、2週目に10mgに増量して、14日後に再診。15mg以上は過鎮静やめまい・ふらつきのリスクが高まります。

(3) **アセチルコリンを増やす薬剤**（コリンエステラーゼ阻害薬）が記憶障害を改善させて、しまい忘れが改善する可能性があるので、少量から注意深く使います。筆者の場合は、リバスチグミン4.5mg（イクセロン®パッチかリバスタッチ®パッチ）から始めます。ドネペジルよりも易怒性を生じるリスクが少ないこと、副作用が出たときに剝がせば血中濃度がすぐに下がること（ドネペジルは半減期が3日）からです。

(1)(2)で落ち着いたら(3)を併用します。上記のどこまで併用するかは、家族の困り具合によります。

> **カルテの中から：アルツハイマー型認知症でMMSE 8点の70歳代前半の女性、独居で娘が一日おきに世話をしている初診例**
>
> もの忘れで発症して4年経過、もの盗られ妄想などBPSDによる介護困難で、内服管理ができないので、リバスチグミン（イクセロン®パッチ）を開始した。その後、「独りでご飯を炊いて食べられるようになった」「ゴミを分別できるようになった」などの効果が娘から報告され、MMSEは1年後に11点（＋3点）と改善した。もの盗られ妄想は影を潜め、初診時のBPSD評価のDBDスケール35点が1年後には5点と激減し、穏やかに在宅生活を送っている。

4-2　抗認知症薬がすでに処方されている場合

　多くの場合、ドネペジル（半減期3日）が処方されています。攻撃性や易怒性が強い場合は、まずはこれを1週間中止して様子を見ます。それだけで穏やかになる（介護者を責めて激高することが減る）ケースをしばしば経験します。妄想があるからとドネペジルを5mgから10mgに増やしたがよくならないで私の外来（BPSD枠という駆け込み寺）にやってきたという人も、中止で穏やかになります。ドネペジルは意欲を高める薬剤ですが、攻撃行動の意欲も高めてしまいます。

　まずはアセチルコリンを増やす薬剤を中止し、待てば1週間様子を見てから、上記のメマンチンと抑肝散で治療を開始します。穏やかになれば、そのあとドネペジルを少量（3mg）から再開するか、易怒性の比較的少ないリバスチグミンを4.5mgから併用します。ガランタミン少量も可です。

　2～3週後にもまだ状況が改善していなければ、筆者の場合は、クエチアピン（セロクエル®）25mg［夕］の追加（眠気が出るので夕方投与が基本）、または、家族の困難が強ければ同50mg［分2・朝夕］を処方します。ただし、糖尿病がないことが前提です。糖尿病の場合は、リスペリドン（リスパダール®）0.5mg（～1mg）またはチアプリド25mg、4～8mgと少量のクロルプロマジン（ウィンタミン®細粒）を処方しますが、パーキンソニズムを生じやすいことに注意が必要です。抗精神病薬の投与をせずに認知症疾患医療センターや認知症専門医にアドバイスを求めてもよいでしょう。

4-3　ケアと環境へのアプローチ

　何よりも大切なのは、介護者の関わり方の指導や環境調整です。ケアの基本は後述します。ここでは「あなたが盗ったのでしょう！」と言い寄られたときにどう対応したら

よいかを例示します。

　まず、本人から「私の通帳、あなたが盗ったでしょう。返しなさい！」と言われたとき、例えば嫁が「何を馬鹿なことを、私は盗っていません！」と答えたらどうなるでしょうか？　戦闘開始ですね。互いに自分の主張が正しいと言い合っているのですから、決別、バトルです。ここで、認知症の人の考えを変えることができるかどうか考えてみましょう。妄想の定義は「信じて考えを変えられないこと」です。どんな説得も無効だからこそ妄想なのです。本人は通帳がなくなって盗られたと信じている。それが本人にとっての真実です。これを変えることは不可能です。一方、嫁は健常なので、状況を把握して適切に対応できる能力をもっています。ですから、医療者は嫁のほうを説得して、上手に対応できるように誘導することが、嫁の適切な対応につながります。「本人は盗られたと思っている」という事実を嫁が受け入れ、それが認知症の症状だと嫁が理解することが、解決の第一歩です。

　以下が私の推奨する嫁の対応です。

　　本人「私の通帳、あなたが盗ったでしょう。返しなさい！」
　　嫁「私が盗ったと思っているのですね」（リフレイジング）……「大切な通帳がなくなって困っているのですね」「通帳は大切ですよね」（共感）……「いくら入っているのですか？」「わー、お金持ちですね！」「出てくるといいですね！」「一緒に捜してみましょうか？」「見つかったら美味しい物をごちそうしてくださいね。一緒に食べに行きましょうよ」……

　まずは、相手の言うことをその通りに言い返す**リフレイジング**のテクニックで応えます。これで本人は嫁が自分の言うことを聞いた（受け止めた）と感じて、怒りが少し収まります。次に共感的な態度を示せば、怒りがもう少し収まる可能性があります。さらにポジティブな声かけを続けます。気分が少し変わり、またアルツハイマー型認知症特有の健忘で、何を怒っていたのか忘れてくれる可能性があります。そして何より、ポジティブな声かけをすることで、嫁の心がポジティブになります（心理的ストレスが低減）。嫁がこのような対応テクニックを身につけられたら、妄想による介護負担が低減します。さらに、認知症の本人の不安が低減して妄想自体が減る可能性があります。

　とはいっても、受診の時点で嫁は「もう限界！」と疲弊していることが多いです。そのような状態では、上記のような"神対応"は絵に描いた餅です。まず、嫁が夫にほめられ、苦労を夫に共感され、元気や平常心を取り戻すことが先決です。夫への指導が大切です。嫁を心理的に支援し、嫁の介護負担を減らす方策は235ページに詳しく記載しています。少しゆとりができたら、224ページに示す「ほめるコツ」や、239ページに示すような「笑い飛ばし」も身につけてほしいですね。

妄想の背景には、不安が潜んでいます。記憶が悪くなり自分が消えていく不安（後述）、いろいろなものがなくなっていく不安、今まで輝いて周囲から信頼されていた自分が周囲から非難される存在になっていく不安などです。妄想の根本的な解決方法は、薬物や声かけではなく、この不安を取り除くことにあります。上記の例なら、嫁が義母（義父）のことを大切に思っていますという言語・非言語メッセージを伝え続ければ、尊厳が守られ、妄想がなくなる可能性があります。ですから、妄想への対応は非薬物療法が第一選択なのです。しかし、妄想の背景には脳病変の存在があります。必要に応じて適切な薬物療法を併用することで、本人も家族も穏やかに生活できるようになります。これこそが、筆者の目指している認知症医療のアウトカムです。

妄想や徘徊などの背景に「なじみがない環境で不安」という場合があります。介護施設に入る場合などは、それまで使っていた家具や小物類をなるべく持ち込んで、身の回りの風景を変えないといった環境調整が、不安を和らげて居場所をつくることに有用です。**家族の写真**などを貼っておくのも有効です。

そのほかにも、①**楽しいデイサービス**を利用して、そこで仲間や居場所をつくる（デイサービスで役割や日課を作ってもらえるように依頼します）、②ものがなくならないように、一緒に**整理整頓**（一気に捨ててしまうと盗られたと騒ぐので適度に）、引き出しには内容物を書いたラベルを貼る、③介護者が外出して気晴らしができる**レスパイトケア**を導入するなど、BPSDを生じさせない工夫を凝らします。

4-4　効果評価

BPSD症例が来たら、治療を始める前にNPI-Q（またはDBDスケールとZarit介護負担尺度）で評価しておきましょう。適切な医療とケアで症状はしばしば劇的に改善します。それが数値に表れます。効果を客観視することで、自分の行った治療を評価できます。こういう経験を積みながら、どのような治療法が適切なのか探っていくことが、一例一例の物語を大切にする医療の醍醐味です。うまくいったケースを症例報告する際にも、これらの評価は説得力をもちます。さらに、介護家族からもとても感謝され、スタッフ一同で喜びを共有できます。認知機能向上を目指す医療だと敗北の連続ですが、**家族の困る症状をよくする医療**を目指すと、やりがいをひしひしと感じる医療となるでしょう。

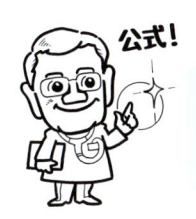

> **公式!**
> ○BPSD治療の基本は
> 「スイッチを入れない(不快にさせない)」家族教育、
> 処方しないという選択肢もある

5. BPSDの予防

　BPSDは、出てから対応するのではなく、出現させない予防が大切です。BPSDの背景にある不安や不満を理解し、それを解消するように介護者が関わることで、BPSDを抑止できます。その方法とは、ひと言で言えば「**愛**」、認知症の人を大切に思い、「**絆**」を深める関わりです。病識が低下して自分の正当性を主張する認知症の人(28ページ、39ページ、199ページ参照)を温かい気持ちで迎え入れ、共に楽しく、共に穏やかに暮らせるようにケアする技術を介護者が会得し、そのような生活を支える医療を医師が提供することで、実現できます。本人が役割をもつことや安心して過ごせる**居場所をつくる**ことも大切です。詳しくはBPSDのケアの項目をご覧ください(203ページと233ページ)。

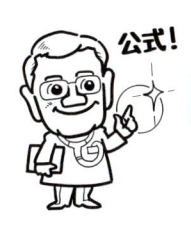

> **公式!**
> ○**BPSDは予防が大切、介護者教育が必須**

第3章 補助診断

A 画像診断

　認知症の診断は、臨床症状に基づいて行うのが基本です。したがって、日々の生活状況を把握している家族や施設介護者、ケアマネジャーなどからの情報をもとにして診断します。画像はあくまでもその裏づけです。iNPHや血管性認知症では画像所見が決め手になりますが、その他の認知症では臨床症状が決め手です。例えば、MRIのVSRAD値からアルツハイマー型認知症だと診断するのは本末転倒です。機能画像である脳血流SPECTも診断に役立ちますが、病変が重複する症例や進行した症例では、誤った判断に結びつく可能性があります。また、「後頭葉の血流が落ちているからレビー小体型認知症だ」、逆に「後頭葉の血流が落ちていないからレビー小体型認知症ではない」というような過用も誤った診断につながります。

　将来、アミロイドイメージングやタウイメージングが常用されるようになれば、認知症のより正確な診断が可能になります。それでも、治療は症状や生活状況に基づく対症療法が基本です。

1. 形態画像：MRI・CT

　MRIは、一度は撮っておいたほうがよいでしょう。CTでは難しい大脳白質の虚血性変化の程度が評価できます。T2*を撮れば、アミロイド・アンギオパチーによる微小出血巣を検出できます（図1-37）。他の検査では検出できないので、T2*も同時に依頼しましょう。また、冠状断を加えることで、iNPHの見逃しを防げます（図1-33）。冠状断は海馬萎縮の評価にも優れています。筆者は、T1やT2を水平断で、FLAIRを冠状断にしています。VSRADが矢状断なので、合わせて3方向の断面となり、病変部を3次元で理解しやすいメリットがあります。

　海馬領域の萎縮度を数値で示すVSRADがアルツハイマー型認知症の判定にしばしば使われますが、次の二点が要注意です。一つは、アルツハイマー型認知症でも大脳皮質の萎縮が主で、海馬萎縮が目立たないケースがあることです。VSRADのZ値が低いからアルツハイマー型認知症ではないと決めつけてはいけません。VSRADよりも臨床症状を大切にしましょう。筆者は海馬よりも頭頂葉の萎縮に注目して診断します。もう一

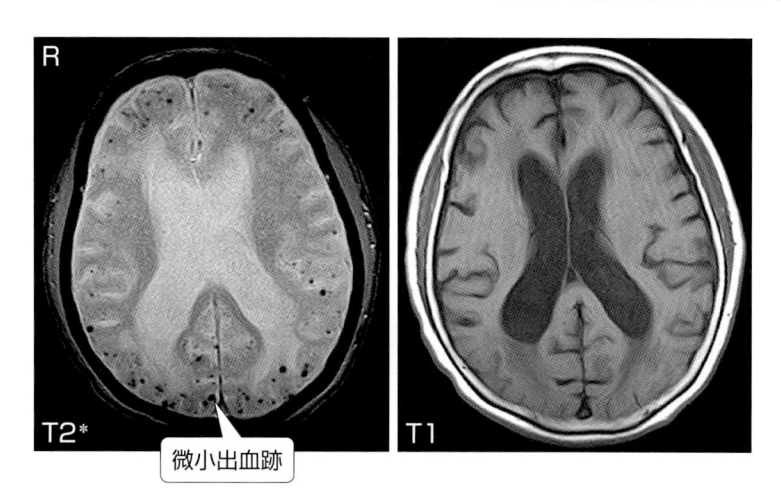

図1-37　MRI・T2*による微小出血巣の検出
T2*でアミロイド・アンギオパチーによる微小出血跡（黒点状）を多数発見できるが、T1では検出できない（アルツハイマー型認知症例）。

つは、Z値が高くて陽性になっても、アルツハイマー型認知症以外の認知症が含まれることです。特に不相応に高値の場合は要注意です。軽度のアルツハイマー型認知症でZ値が3を超えることは稀です。3を超える場合は、嗜銀顆粒性認知症やiNPH、前頭側頭型認知症を疑う必要があります。5を超えれば、iNPHを疑いましょう。

また、患者の症状を診ていない読影医の判定は、しばしば誤っていることを念頭に置きましょう。

CTしか撮れない場合は、冠状断を再構成してもらいましょう。iNPHや前頭側頭型認知症（特に意味性認知症）を見逃さないためです。

2. 脳機能画像

2-1　脳血流SPECT

MRIは形態画像のため、萎縮して初めて病変がわかるのに対して、脳血流SPECTは、萎縮を伴わなくても機能低下部位を検出することができます（図1-38）。このため、アルツハイマー型認知症やレビー小体型認知症、前頭側頭型認知症などに特徴的な脳血流低下部位を見つけ出すことで、臨床診断精度を高めることができる優れた検査です。しかし、高額の医療費がかかること（7万5000円程度）と、できる検査施設が大病院に限られていることから、認知症の全例に行う検査ではなく、若年性認知症で正確な診断が必要な場合や臨床研究で正確な診断が必要な場合に行います。その他のケースでも検査

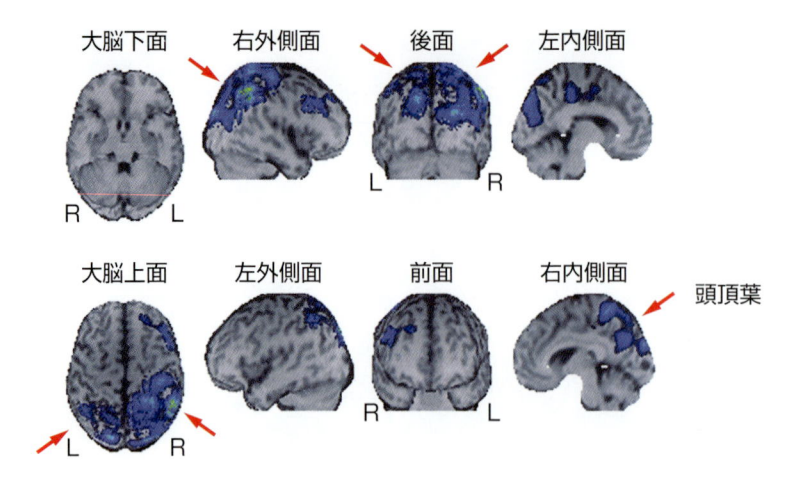

図1-38 アルツハイマー型認知症早期診断例の脳血流SPECT
血液低下部位に色がつく。本例では、両側頭頂葉を中心に血流が低下している。

することがベターですが、認知症の治療は基本的に対症療法なので、例えば、アルツハイマー型認知症かレビー小体型認知症か迷うケースであれば、レビー小体型認知症として慎重に薬剤を増量すればよいのであって、診断がどちらでも使う薬剤は、基本的には同様です。前頭葉症状に対しても、原因が前頭側頭型認知症であってもアルツハイマー型認知症であっても、対症療法はあまり変わりません。筆者のもの忘れ外来（市中病院）ではごく一部の症例しか行っていません。

将来、各疾患の根本的治療薬が開発されたときには、精度の高い診断に基づいて根本的な治療が行われるようになるでしょう。それまでは、臨床症状に基づいた治療薬の選択でよいと思います。

2-2　MIBG心筋シンチグラフィとDATスキャン

レビー小体型認知症の確定診断に有用なMIBG心筋シンチは、心臓交感神経系の除神経状態を評価する検査です。レビー小体型認知症では、パーキンソン病と同様に末梢交感神経系にまでαシヌクレインが蓄積して末梢交感神経系が障害されています。このため、心筋に分布する交感神経終末がMIBGを取り込めず、心臓が写らなくなります。βアミロイドが蓄積するアルツハイマー型認知症では心臓が写ります。一方、進行性核上性麻痺（progressive supranuclear palsy：PSP）などパーキンソニズムを伴う疾患は心臓が写り、鑑別に有用です（図1-39）。

DATスキャンは、線条体のドパミン受容体を映し出し、レビー小体型認知症やパーキンソン病で取り込みが低下します。しかし、進行性核上性麻痺などパーキンソニズムを

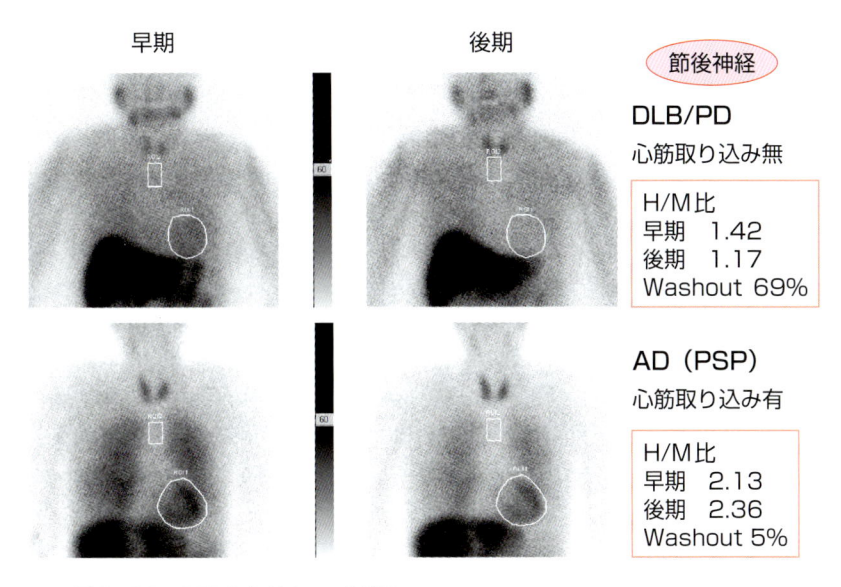

図1-39 MIBG心筋シンチグラフィ
上段のレビー小体型認知症では早期・後期共に心臓がはっきりしないが、下段のアルツハイマー型認知症では心臓の形が写っている。H/M比は心臓（○）と胸腺（□）の濃度比を表している。心臓交感神経の変成（末梢）を診るこのMIBG心筋シンチ（核医学）で診断が確定する（医療費6万円）。

示す疾患群でも同様の所見となり、これらを鑑別できません。MIBG心筋シンチのほうが、鑑別には優れているといえます（ただし心不全でMIBGの取り込みが低下します）。

2-3 アミロイドイメージング

アルツハイマー型認知症脳に蓄積するβアミロイドを検出できるPETスキャンです（**図1-40**）。全国の限られた施設でのみ検査可能で、保険適用の申請中です。アルツハイマー型認知症の発症の15年ほど前にβアミロイド沈着を見いだすことができますが、陽性だからといって必ずしもアルツハイマー型認知症を発症するとはいえません。レビー小体型認知症でも沈着しますし、正常な加齢現象としても沈着が見られるので、アルツハイマー型認知症と臨床診断された例の中から神経原線維変化優位型老年期認知症などアミロイドが蓄積しない認知症を見いだすのに有効です。実際、アルツハイマー型認知症と臨床診断された例の2〜3割はアミロイドイメージング陰性（診断が違う→アミロイドが蓄積しない神経原線維変化優位型老年期認知症や嗜銀顆粒性認知症）です。

2-4 タウイメージング

タウの蓄積を検出するPETスキャンで、日本で標識薬剤が開発されています。アル

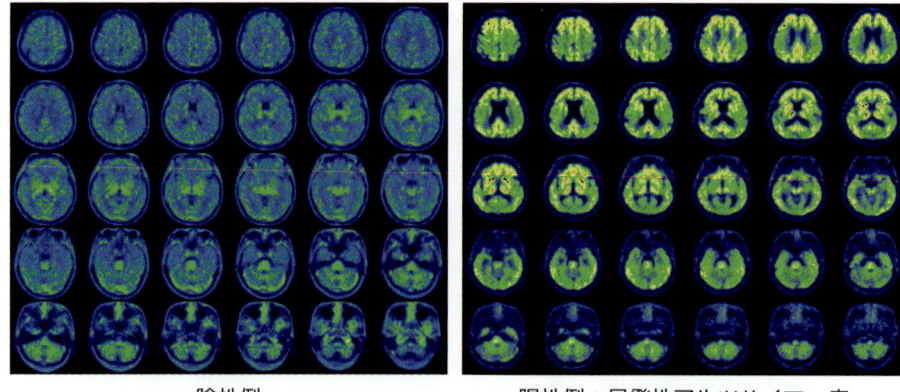

図1-40　PIB-PETによる脳βアミロイド沈着の検出
βアミロイドと結合するPIBを標識とする。アルツハイマー病発症の15年前（無症状期：MCIよりさらに前）から陽性になる。

陰性例　　　　　　陽性例：早発性アルツハイマー病

ツハイマー型認知症、前頭側頭型認知症の一部、進行性核上性麻痺、加齢などで出現する神経原線維変化やピック球、嗜銀顆粒などのタウ蓄積を画像化できます。臨床試験中ですが、実用化されると、アミロイドイメージングとの組み合わせで、鑑別診断が正確になります。よって、治療薬開発の臨床試験では、今後これらの機器を使って正確な臨床診断が求められるようになるでしょう。

カルテの中から：症状がないのにアルツハイマー型認知症？

60歳代前半の男性がもの忘れを主訴に某医を受診した。その医師は、①MRIで大脳萎縮があること、②脳血流SPECTで前頭葉や頭頂葉、後頭葉に軽度の血流低下部位があることから、若年性アルツハイマー型認知症と診断し、告知した。しかし、娘が「症状がないのに認知症というのはおかしい」と疑い、筆者のもの忘れ外来受診となった。もの忘れの自覚以外は無症状で、生活障害はまったくなかった（認知症の診断基準を満たさない）。認知テスト結果は、MMSEよりも難しいMOCAで30点と満点、リバーミード行動記憶検査の論理記憶（物語の記憶と再生）は正常範囲に保たれていた。生活歴を聴取すると、アルコールは日本酒3合相当で40年間、喫煙も40年間で、脳の萎縮はこれらの要因が影響していると判断し、本人にはアルツハイマー型認知症ではないと伝えた。

画像所見だけで誤った判断に陥った典型例といえるでしょう。

B 血液検査

　血液検査は、全身状態を知るのに大切です。栄養状態が悪ければ総タンパクやアルブミンを、そして電解質をチェックします。腎機能や肝機能も薬の副作用の用心や薬剤代謝スピードの評価に必要です（例えば、メマンチンは腎機能低下例では少量投与など）。

　甲状腺機能はルーチンにチェックする医師が多いですが、筆者はボーッとして会話スピードが遅いタイプの認知症の場合や、浮腫がある場合、総コレステロール値が著しく高い場合にチェックしています。甲状腺機能低下は時々見つかりますが、それが認知症の原因となっている症例はほとんどありません。

　心不全が疑われる場合はBNPを、炎症が疑われる場合はCRPをチェックします。

　ビタミンB_{12}は、胃切除歴のある人（内因子を分泌する部分が切除されると、数年以上経過してからビタミンB_{12}欠乏をきたす）と、貧血（大球性）や末梢神経障害（しびれなど）がある場合にチェックします。亜急性連合性脊髄変性症が見つかる頻度は、もの忘れ外来の0.1％以下と思います。プロトンポンプ阻害薬（オメプラゾン®など）を長期連用していると、ビタミンB_{12}欠乏をきたす可能性があります。

　カップラーメンやパンだけなどの貧しい食事や大酒飲みで食事を摂らないケースでは、ビタミンB_1欠乏（Wernicke脳症）を生じることがありますのでB_1をチェックします。

　筆者の場合、紹介患者を診断後に主治医に戻す場合は、基本的に採血しませんが、自分が主治医として経過観察する場合は採血します。

第1部の引用文献

1）工藤千秋，荻原牧夫，金子則彦，他：簡易な認知症問診技術TOP-Q（東京都大森医師会認知症簡易スクリーニング法）の有用性に関する検討―東京都大田区三医師会所属多施設かかりつけ医によるPilot studyの解析―．老年精神医学雑誌26（8）：909-917，2015.

2）Yamaguchi H, Takahashi S, Kosaka K, et al：Yamaguchi fox-pigeon imitation test（YFPIT）for dementia in clinical practice. Psychogeriatrics 11（4）：221-226, 2011.

3）Yamaguchi H, Maki Y, Yamaguchi T：A figurative proverb test for dementia: rapid detection of disinhibition, excuse and confabulation, causing discommunication. Psychogeriatrics 11（4）：205-211, 2011.

4）Yamaguchi T, Maki Y, Yamaguchi H：Pitfall Intention Explanation Task with Clue Questions（Pitfall task）: assessment of comprehending other people's behavioral intentions in Alzheimer's disease. Int Psychogeriatr 24（12）：1919-1926, 2012.

5）Hanyu H, Kume KK, Takada Y, et al：The 1-minute mental status examination in the memory clinic. J Am Geriatr Soc 57（6）：1130-1131, 2009.

6）American Psychiatric Association：Diagnostic and statistical manual of mental disorders, 5th edition（DSM-5）. American Psychiatric Publishing, Arlington, VA, 2013, pp.602-606.

7）Maki Y, Yamaguchi T, Yamaguchi H：Evaluation of anosognosia in Alzheimer's disease using the Symptoms of Early Dementia-11 Questionnaire（SED-11Q）. Dement Geriatr Cogn Dis Extra 3（1）：351-359, 2013.

8）山口晴保，中島智子，内田成香，他：認知症病型分類質問票41項目版（Dementia differentiation questionnaire-41 items：DDQ41）の試み．日本プライマリ・ケア連合学会誌39（1）：29-36，2016.

9）McKhann GM, Knopman DS, Chertkow H, et al：The diagnosis of dementia due to Alzheimer's disease: recommendations from the National Institute on Aging-Alzheimer's Association workgroups on diagnostic guidelines for Alzheimer's disease. Alzheimers Dement 7（3）：263-269, 2011.

10）Craft S, Baker LD, Montine TJ, et al：Intranasal insulin therapy for Alzheimer disease and amnestic mild cognitive impairment: a pilot clinical trial. Arch Neurol 69（1）：29-38, 2012.

11）長濱康弘，翁　朋子，鈴木則夫，他：レビー小体型痴呆の臨床症状と認知機能の特徴．老年精神医学雑誌15（6）：759-766，2004.

12）Yokoi K, Nishio Y, Uchiyama M, et al：Hallucinators find meaning in noises: pareidolic illusions in dementia with Lewy bodies. Neuropsychologia 56：245-254, 2014.

13）東北大学大学院医学系研究科高次機能障害学分野ホームページ「リソース」（http://www.bncn.med.tohoku.ac.jp/resources/index.html）.

14）McKeith IG, Dickson DW, Lowe J, et al：Diagnosis and management of dementia with Lewy bodies: third report of the DLB Consortium. Neurology 65（12）：1863-1872, 2005.

15）Neary D, Snowden JS, Gustafson L, et al：Frontotemporal lobar degeneration: a consensus on clinical diagnostic criteria. Neurology 51：1546-1554, 1998.

16）Babyak M, Blumenthal JA, Herman S, et al：Exercise treatment for major depression: maintenance of therapeutic benefit at 10 months. Psychosom Med 62（5）：633-638, 2000.

17）朝田　隆・研究代表：都市部における認知症有病率と認知症の生活機能障害への対応（厚生労働科学研究費補助金（認知症対策総合研究事業）総合研究報告書（2013年3月））．認知症有病率等調査について，筑波大学附属病院精神神経科ホームページ（http://www.tsukuba-psychiatry.com/?page_id=806）.

18）バーバラ・フレドリクソン：ポジティブな人だけがうまくいく3:1の法則．日本実業出版社，東京，2010.

19）山口晴保，田中志子・編，大誠会認知症サポートチーム・著：楽になる認知症ケアのコツ―本人も家族もそろって笑顔に―．技術評論社，東京，2015.

20）厚生労働省：「認知症施策推進総合戦略（新オレンジプラン）～認知症高齢者等にやさしい地域づ

くりに向けて〜」(資料2：本文)(http://www.mhlw.go.jp/file/04-Houdouhappyou-12304500-Roukenkyoku-Ninchishougyakutaiboushitaisakusuishinshitsu/02_1.pdf). p.12.
21) 植田　恵，高山　豊，小山美恵，他：ごく軽度アルツハイマー病および軽度認知障害(MCI)における記憶障害と手段的日常生活活動低下の特徴—もの忘れ外来問診表への回答の分析—. 老年社会科学29(4)：506-515，2008.
22) 粟田主一・監修「地域包括ケアシステムにおける認知症総合アセスメント」ホームページ(dasc.jp).
23) 荒井由美子，田宮菜奈子，矢野栄二：Zarit介護負担尺度日本語版の短縮版(J-ZBI-8)の作成—その信頼性と妥当性に関する検討—. 日本老年医学会雑誌40(5)：497-503，2003.

第2部

治療とフォローアップ

第2部では、診断後の治療を解説します。初診で自ら診断して治療を始める場合も、専門医に紹介して診断が確定してから始める場合も、認知症という長い経過の疾患を抱える本人そして家族・介護者を、どのように支えたら、笑顔で穏やかな生活を継続することができるのかを示したいと思います。

そのためには、本人と家族・介護者のニーズをしっかりと聞き取ることが大切です。医師の一方的な思い込みで善かれと思って治療するのではなく、本人と家族・介護者がどんなことで困っていて、何を望んでいるのか、現状の生活はどうなっているのか、服薬管理などの支援体制はどうなのか、といった点を把握してから治療に取りかかりましょう。

また、毎回の診療終了までに一度は、「患者に向き合い、ほめる」、「来てくれたことに感謝する」を実践しましょう。そして、最後は笑顔で終わりましょう。

エビデンスに基づくマニュアル医療から脱皮して、患者や家族・介護者の声に耳を傾け、生活状況を把握した上で処方する。そして、穏やかな在宅生活を支え、感謝される。そこに認知症医療の醍醐味〈楽しさ〉があることに気づいてほしいと願っています。「認知症医療は面倒」から「認知症医療は楽しい」に変容してほしいのです。

第1章 実践医療

A 心構え

1. 有効な質問「困り事」

1-1 本人の困り事

　本人が困っていることの相談に乗ります、という姿勢を示します。病識低下があって、本人は「困ることはない」と答えることが多いのですが、「膝が痛い」などの身体症状を訴える場合があり、そのときは膝への湿布薬を処方するなどの対応が、患者との信頼関係構築に有効です（親切にされると、その恩に報いようという**互恵性の法則**で、医師に恩返しする）。認知症だけに注意を向けて、認知症関連の処方だけをすると、本人のニーズとかけ離れて受診拒否につながる可能性があります。

1-2 介護者の困り事

　本人が診察室から出たあとで、「一番困っていることは何ですか？」とストレートに質問します。それを解決するのが医師の役目であり、認知症医療の目的だからです。その質問で問題が明確化し、治療ターゲットが決まります。それが認知機能低下なのか、BPSDなのかを知り、対応します。認知症そのものは完治しないので、介護者の困る症

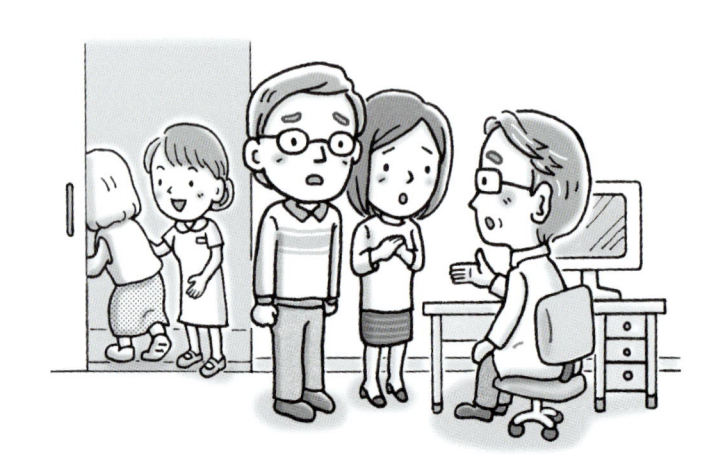

一番困っていることは何ですか？

状をコントロールするという認知症医療の目標を達成するのに、この質問が有効です。

最後に、介護者へ「ほかに相談がありますか？」と質問をすることで、介護者が相談したいけど遠慮していたことを言えるようにします。医師の前で介護者は「忙しいお医者さんを煩わせてはいけない」と気を遣ってくれます。このような介護者にこそ、遠慮なく発言してもらいましょう。このような対応が介護者との信頼関係構築に役立ちます。その上、介護者が「ありません」と答えた場合は、do処方で診察を早々と切り上げることができ、しかも短時間の診療にもかかわらず介護者も満足します。介護者が「質問できなかった」という不満足感を残さないように終えることが大切です。

介護者には、**生活状況（失敗）や介護者が困る症状を箇条書きにして診察前に渡してもらうようにすると、効率的です**。BPSD例ではそのようにお願いすることが多いですが、仲間の医師から、「血圧手帳を2冊作っておき、1冊は血圧を書くが、もう1冊は症状を書いてもらう。そして、後者を診察時に出してもらうので、生活状況や困り事をパッと把握できる。本人が見せてくれと言ったときは前者の血圧手帳を見せる」というテクニックを教わりました。製薬メーカーが配付する記録帳を活用するのもよいですね。

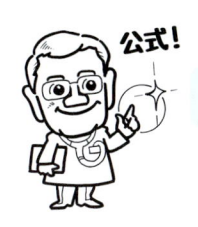

> 公式！
> ●本人・介護者の困ることに対応するのが実践医療

2. 本人と介護者の関係性

介護者の態度やケアの仕方が、本人の症状や服薬コンプライアンスに大きな影響を与えるので、両者の関係性を知っておくことは、とても重要です。

2-1　本人への質問

筆者は、直接的な質問をして、その返答内容や本人の表情、そして介護者がそのときに示す反応から、関係性を読み取ります。「この方（介護者）とは仲良しですか？」「喧嘩をすることがありますか？」などの質問をします。「この方に腹が立つことがありますか？」と聞くと、この先生は私の味方だと本人が感じ、信頼関係が生まれます。

介護者が笑顔で頷けば、関係性が良好だと推し量れます。介護者が不満そうに「それ

は違う」という表情をしたり、首や手を横に振っていれば、喧嘩の種があるとわかります。本人が介護者のことをどう思っているかを知ることも大切なので、「仲良しですか？」とストレートに聞いています。

2-2　介護者への質問

　本人のいないところで、同じ質問を介護者にもすると、介護者がどう捉えているのかがわかります。大変な介護でも、介護者がポジティブな態度で喜びを感じているのか、嫁などで義務として仕方なく（割り切ってニュートラルな気持ちで）介護しているのか、ネガティブな気持ちで嫌々ながら介護しているのか、などを把握して、適切な介護者教育に結びつけます（233ページ参照）。

3. 診察に必要な薬剤の予備知識

　認知機能を上げる薬と下げる薬をきちんと理解しておきます。**表2-1**に神経伝達物質とその作動薬（agonist）と拮抗薬（antagonist）をまとめました。この中からの薬剤選択が基本です。詳しくは165ページからの「基盤知識」を参照してください。

表2-1　神経伝達物質とその作動薬と拮抗薬

神経伝達物質	作動薬	拮抗薬	非薬物療法
アセチルコリン [中枢作用]覚醒、認知機能向上 [末梢作用]徐脈、下痢、頻尿など	↑ ドネペジル（アリセプト®）、ガランタミン（レミニール®）、リバスチグミン（イクセロン®、リバスタッチ®）	↓ 抗コリン作用をもつ薬剤（過活動膀胱治療薬、H₂阻害薬など）→せん妄の誘因	
グルタミン酸 [作用]興奮、記憶		↑↓ メマンチン（メマリー®）	
ドパミン [作用]意欲、快	↑ L-DOPA（マドパー®）、アマンタジン（シンメトレル®）	↓ 抗精神病薬：クエチアピン（セロクエル®）、リスペリドン（リスパダール®）など	賞賛、快
セロトニン [作用]抗うつ	➡↑ SSRI（ジェイゾロフト®） ➡ タンドスピロン（セディール®） ➡↓ 抑肝散		運動

矢印は、認知機能の向上（↑）と低下（↓）、不変（➡）効果を示す。

B アルツハイマー型認知症の薬物療法と経過

記載内容は筆者の体験に基づいています。エビデンスに基づいたものではありませんが、エビデンス（適応）通りではうまくいかない部分を補うためのコツと理解してください。

1．軽度：健忘や見当識障害が中心のステージ

1-1　第一選択薬

健忘が生活障害を引き起こしている時期には、アセチルコリンを増やす薬剤（コリンエステラーゼ阻害薬）がファーストチョイスになります。記憶障害の改善効果は、ほとんどない～少しある程度ですが、生活意欲が高まり、「おかずを作るようになった」「掃除をするようになった」などの声が介護者から寄せられることが多いです。MMSEのような認知テストは、平均すれば3か月後に数点程度上昇し、1年くらいは維持します（生活指導や介護指導などの他の非薬物療法の効果と合わせてです）。しかし、効果は症例ごとにまちまちです。レスポンダーとノンレスポンダーがいます（193ページの図2-9参照）。これを見極めるため、介護者に生活状況を質問します。そして、介護者から見た客観的な改善が得られず、認知テストでも点数が下がり続ける場合は、3種あるアセチルコリンを増やす薬の中で他剤に変更して反応を見ます。

1-2　アセチルコリンを増やす3剤からの選択

3剤の中でどれから使い始めるかは、服薬管理の介護状況が大きく影響します（図2-1）。独居で服薬の監視もできない場合は、朝1回内服のドネペジルなら、何とか内服できることが多いです（高血圧症治療薬など朝1回の内服が習慣化されている場合は良好；それでも飲み残しが多い）。飲んだことを忘れてしまうために2回続けて内服し、嘔気・嘔吐などで救急車騒ぎになるケースが時にあります。ドネペジルは半減期が約3日と長いので、時々飲み忘れても問題ありません。

内服管理できる介護者がいたり、他の治療薬で朝夕内服が習慣化されていれば、一日2回内服のガランタミンも可能です。ガランタミンを朝1回だけ投与すると、昼間だけアセチルコリンの濃度を高めることができます。夜は高める必要がない（生理的な変動で夜は低い）ので、ガランタミン8mgまたは12mgの朝1回投与もよいと思います（内

```
アルツハイマー型認知症 ─┬→ 穏やか    ─┬→ 介護者あり       ドネペジル、ガランタミン、
                        │  アパシー    │  服薬管理可能    リバスチグミン貼付薬
                        │              │
                        │              └→ 介護者不在       ドネペジルをカレンダーに
                        │                 服薬管理困難    または介護保険でヘルパー導入
                        │
                        └→ 元気すぎ  ─┬→ 介護者あり       メマンチン＋抑肝散
                           イライラ    │  服薬管理可能    その後、リバスチグミン貼付
                           過活動      │                   またはガランタミン
                                       │
                                       └→ 介護者不在       まずは服薬できる環境づくり
                                          服薬管理困難    その後、メマンチンなど
```

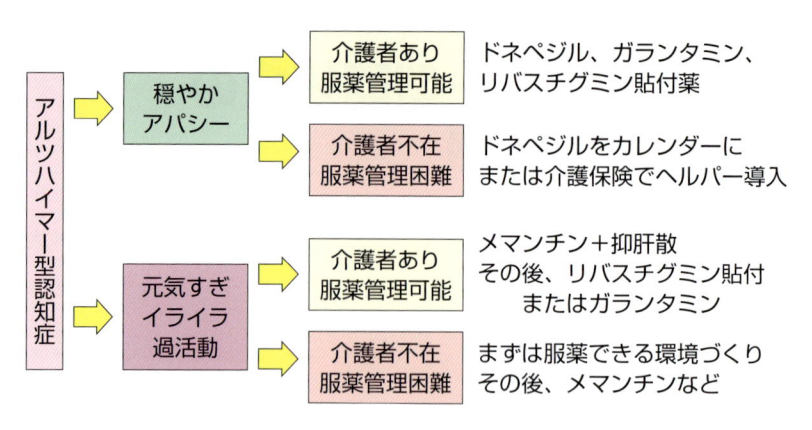

図2-1　アルツハイマー型認知症治療薬の選択

　服管理ができない場合に、朝1回の投与はしばしば有効；添付文書と異なる用法）。ガランタミンは、ドパミンなどアセチルコリン以外の神経伝達物質の働きも高めるので、ドネペジル無効例で有効なことがしばしばあります。しかし、3剤の中では、胃腸障害の頻度が比較的高いと思います。

　生活機能を高める効果は、リバスチグミン貼付薬が最も優れていると感じています。4.5mgで「しっかりしてきた」「生活意欲が高まった」などの評価が介護者から聞かれることが多いです。しかし、貼付部位の発赤とかゆみで中断するケースが約2〜3割あります。本人に任せると、肩の周囲の同じところに何度も貼って皮膚症状を示す傾向があるので、介護者の監視・管理が必要です。少量でも有効ならば、無理して18mgまで増やさないようにしています。9mgであればパッチの面積が18mgの半分になるので、かゆみも半減（？）で、皮膚へのダメージを軽減して、継続できる率が高まります。貼付薬は、介護者が見て薬剤使用の有無がわかるというメリット（錠剤は内服確認ができない）や、剥がしたり貼ったりしてあげてスキンシップがとれるというメリットもあります。貼付薬を長期継続するにはスキンケアが必須です（詳細は170ページ）。

　筆者の場合は、上記の3剤の特徴を説明して、本人・介護者と相談しながら、介護状況を勘案して決めています。そして3〜4か月後に評価をして、効果が得られなければ他剤に変更しています。数年間緩やかに経過したあとに急に進行するようになって変更するケースも多いです。

1-3　アセチルコリンを増やす薬剤と興奮性BPSD

　アセチルコリンを増やす薬剤は、基本的に、攻撃性や易怒性などの興奮性BPSDを悪化させる可能性があるのですが、有効なケースもあります。筆者は、易怒性を生じる可

能が比較的低いリバスチグミンを4.5mgで使って様子を見ることが多いです。そして、もの盗られ妄想のあるケースで、妄想が軽減することもしばしばです。妄想の原因が記憶障害なら、アセチルコリンを増やす薬剤が健忘を防いで妄想を減らします。妄想による本人や介護者の困惑が強い場合は、抑肝散＋メマンチンで治療を始めて、リバスチグミン4.5mgをあとから上乗せする組み合わせが多いです。リバスチグミン4.5mgのパッチをハサミで半分に切って2.25mgで数日間様子を見て、易怒性の悪化などの副作用を生じないことを確認してから4.5mgに増してもらうよう介護者に話しておくと、安心です。

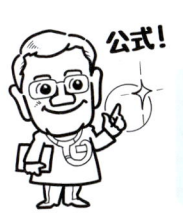

公式！
- アセチルコリンを増やす薬は　レスポンダーとノンレスポンダー
- 易怒性の副作用もチェック

> **カルテの中から：HDS-R 19点の軽度アルツハイマー型認知症の女性**
>
> 　易怒性があるので、ドネペジルではなく、リバスチグミンパッチ（イクセロン®）を使用したところ、9mgで、本人は「頭がすっきりする」と効果を認め、介護している娘は「掃除をするなど、生活意欲が高まりました。ヘルパーに入ってもらおうと介護保険を申請したんですが、ケアマネジャーは、今の状態なら不要と言っていました。数年前の状態に戻ったようです」と効果を語った。9mgを継続した。
> 　リバスチグミンでは、このケースのような「ホームラン」をしばしば経験します。著効例が多いのが特徴です。
> 　製薬メーカーが用意しているパンフレットには貼付方法やスキンケアなど細かい点が書かれているので、手元に置いておき、必ずパンフレットを渡すようにしています。

1-4　メマンチンの併用

　グルタミン酸受容体の部分阻害薬であるメマンチン（メマリー®）の適応は中等度以降なので、初期にはアセチルコリンを増やす薬剤と併用しないのが基本ですが、興奮性BPSD例では、初期から興奮抑制効果を期待してメマンチンを用います（むしろメマン

チン単独で治療を開始)。なお、「初期からメマンチンを併用して神経細胞死を防いだほうが進行が遅れる」という考え方で、適応外であるMCIを含めた初期からメマンチンを併用する先生もいますが、筆者はこのような考え方を実践していません(5 mg程度の少量を初期から併用し、神経細胞死を防ぐことは有効かもしれませんが)。

BPSDへの対応は別項で記載します(171ページ)。

1-5　興奮性BPSDへの薬物療法

アルツハイマー型認知症の初期から妄想や易怒性などの興奮性行動・心理症状(BPSD)がしばしば見られ、介護者が困ります。基本は、介護者の接し方を変えて、ほめたり感謝したりしてやさしく接することですが、程度により薬物も必要になります。

第一選択は、認知機能や身体機能に影響を及ぼさない抑肝散です。一部有効な症例がありますが、効かない症例も多いです。筆者は、介護者が困る症状の出現時間に合わせて1包内服してもらうことで、一日量を減らして低カリウム血症のリスクを減らしています。非ベンゾジアゼピン系の安定剤タンドスピロン(セディール®)も同様な効果があります。介護者を攻撃するような強いもの盗られ妄想の場合は、抗精神病薬を使わざるを得ません(詳細は178ページ)。ただし、嚥下障害や歩行障害がないことが前提です。

不安・不穏にはタンドスピロンやミルタザピン(リフレックス®)を使います。夜間を中心とした症状の場合は、抗精神病薬だけでなく、トラゾドン(デジレル®)12.5 mgやミルタザピン7.5 mgのように眠気の出る抗うつ薬を少量で使います(183ページ)。

1-6　生活障害への対応

初期にはIADL(生活管理能力)の障害があります。よって、薬剤の投与だけでなくIADL障害への対応が必要です。

1) 独居(認認介護を含む)

独力では独居生活を営めないのが認知症ですから、**ホームヘルパー**が訪問して、生活状況を見守り、食事の用意をし、室内の整理を行うなどの管理が必要です(本人は病識が低下していて抵抗しますが)。**デイサービス**も頻度が多ければ、昼に内服をずらして服薬管理してもらうことも可能です。また、週に2〜3回程度の入浴ができるという意味でも利用が有効です。さらに、デイサービスに行けば、栄養価の高い昼食を摂れる効果や、仲良しができて会話も増え、廃用性の認知機能低下を防ぐ効果も期待されます。

弁当を届けてくれる配食サービスを利用すれば、一日に一食は栄養価の高い食事をきちんと摂れます。そして、見守りにもなります。

地域のボランティア組織(NPO法人など)が買い物支援をしてくれるところもありま

す。このようなインフォーマルサービス（介護保険外のサービス）も知っておき、地域の資源を活用して、認知症の人の生活を支えましょう。

独居の場合は、**地域包括支援センター**にも連絡して、見守り対象に入れてもらうと安心です（介護保険につながるまで。要介護になればケアマネジャーが見守ってくれるので）。

日常生活自立支援事業（社会福祉協議会と契約；281ページ）で金銭管理の支援を受けると、独居生活を継続できる可能性が高まりますし、詐欺被害などを防ぐにも有効です。資産がたくさんある場合は、成年後見制度（281ページ）を勧めましょう。訪問販売などの詐欺商法から守れます。

2）介護者がいる場合

同居なのか、敷地内の別居なのか、介護者が週何回の通いなのかといった介護力を評価して、対応します。デイサービスの利用は、上記に加えてレスパイトケアに役立ちます。介護者が疲弊しないよう、ショートステイを使うことも有効です。ただし、しばしば利用が混乱を引き起こします。その点、小規模多機能型居宅介護施設だと、「通い」と「泊まり」をフレキシブルに行え、しかも通い慣れたところに泊まるので混乱を防ぐことができます。

1-7　介護者教育

このステージでは、BPSDの予防が極めて大切です。まずは、本人の病識が低下していることを介護者に理解してもらいます（236ページ参照）。介護者にケアの極意をしっかり伝授し、「注意しない・叱らない」を徹底し、「一日に一度はほめよう」という心がけを伝えることで、本人と介護者が良好な関係性を保ち、BPSDを予防するという方策です（詳細は233ページ）。

BPSDが出そうで、または出て、介護者支援が必要でしたら、「**認知症初期集中支援チーム**」（283ページ）を活用してください（一部市町村ですでに開始され、2018年までに全国で開始予定）。認知症の介護で困ったら**地域包括支援センター**に連絡しましょうと、介護者に伝えておくことも大切です。地域のコールセンター（電話相談）や家族会などの情報も伝えておくとよいでしょう。

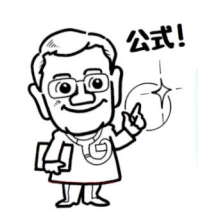

公式！
- 独居なら生活支援
- 介護者教育でBPSD予防

2．中等度：実行機能障害で生活困難

2-1　認知症治療薬

　アセチルコリンを増やす薬剤が基本です。短期的には認知機能が改善しても、長い経過の中で認知機能は徐々に低下していきます。MMSE/HDS-Rで平均年間3点が非治療例での低下の目安です。**治療がうまくいく例では年間1〜2点の低下**ですが、進行の速いケースでは治療していても年間4点以上低下します。そのようなケースでは、進行が速い原因を探る必要があります。まず、脳病変に関して、萎縮が進行しているかどうか、脳血管障害の併発や大脳白質虚血の伸展がないか、iNPHの所見がないか、慢性硬膜下血腫などを併発していないか、などを脳画像でチェックします。また、全身状態について、栄養状態が悪化していないか、ビタミン欠乏がないか、慢性炎症がないか、心不全や腎不全がないか、などをチェックします。そして、介護や住環境に関して、ネグレクトや暴力を受けていないか、閉じこもってほとんど会話がないような生活ではないか、介護拒否で支援を受け入れない状況ではないか、などを進行の要因としてチェックします。進行スピードが速ければ、ブレーキをかけられないかと検討しましょう。

　中期から**メマンチン**が適応となるので、メマンチンを上乗せするケースとしないケースがあります。筆者の経験では、メマンチンを上乗せしてもMMSE得点は平均値では改善しませんでした（個々に見れば改善例があります）。臨床試験では進行のスピードを遅くする効果が報告されています。まずは併用して効果を見る。そして、介護者の評価や認知テストの結果が良好なら継続するというスタンスでよいと思います。ただし、メマンチンを併用すると活力が低下するケースもあり、このような場合は中止するか少量を併用します。メマンチン20 mgでは、昼間ウトウトしたりボーッとして活動性が低下するケースが多く、10 mgを使っているケースがむしろ多いです（腎機能低下例では10 mgが常用量ですが、腎機能低下がなくても10 mgがちょうどよいという介護者評価がよく聞かれる）。**必ずしも規定量を使う必要はありません**（必要があればレセプトに「過鎮静で減量投与」と書く）。メマンチンはどちらかというと興奮を静める「穏やか系」の薬剤なので、筆者は介護者に「元気すぎて困ってますか？」と質問し、「元

気すぎ」のケースにはメマンチンを積極的に投与しています。介護者の意見をもとにさじ加減を行いながらです。メマンチンは基本的には興奮を抑制する薬剤ですが、5mgで開始直後に興奮する症例が稀にあります。10mgが「元気すぎ向き」、20mgが「元気すぎて介護者が困る例に有効」という印象です。ですから、介護者の意見をもとにさじ加減が必要な薬剤です。**めまい・ふらつき**、**血圧上昇**、**頭痛**などの副作用も多いので、副作用チェックは忘れずに。投与開始時に、「おかしいと思ったら連絡をください。無理して内服を続けないでください」と、必ず伝えましょう。「メマンチンによるめまい・ふらつき→転倒・骨折」は防ぎたいものです。「階段昇降時は手すりにつかまるように」「ハシゴや高いところに登らないように」と注意することも必要です。歩行が不安定な例では、メリットがデメリットを上回る場合にのみ用います。投与前に歩行バランスを確認しておきましょう。筆者は、開眼片足立ち時間を目安に、副作用をチェックしながら投薬しています。

カルテの中から：MMSE 14点のアルツハイマー型認知症中等度の初診例

リバスチグミンパッチ（イクセロン®）を開始すると、介護者から「自分から日にちを確認する、洗濯機のボタンを押すなど、生活意欲が向上し、ボーッとしてウロウロすることもなくなった」と効果の声が聞かれた。このケースは18mgを継続した。

［臨床メモ］ 中期以降の認知症治療薬の効果

認知症治療薬の効果とリスクを257研究のメタ分析で検討した結果が、2015年にBuckleyら[1]によって報告されています。

＊ドネペジルなどのコリンエステラーゼ阻害薬は、軽度〜中等度のアルツハイマー型認知症とレビー小体型認知症で認知機能や生活機能などを少し高める（1年間は継続）が、血管性認知症には利点を見いだせなかった。重度例や85歳以上の高齢者では、利点の証拠はなかった。

＊コリンエステラーゼ阻害薬の副作用は、用量依存性に増えた。また、副作用の頻度は85歳以上で倍増した。

＊メマンチン単独投与は、中等度〜重度のアルツハイマー型認知症と血管性認知症で、認知機能のわずかな改善を示したが、効果は数か月しか続かなかった。

＊メマンチンは、軽度アルツハイマー型認知症、レビー小体型認知症、それとコ

リンエステラーゼ阻害薬への上乗せ（併用）では、明らかな利点は示さなかった。メマンチンは比較的副作用が少なかった。

以上が、この研究で示されたことの概要です。認知機能を指標にすると、手厳しい評価になるといえるでしょう。それと、85歳以上の高齢者や重度の症例には、明確な効果が見られず副作用が出やすいという指摘は重要です。平均寿命を上回っている進行例には、マイルドな薬物療法か非薬物療法（運動など）を行うのがよいでしょう。実際、ドネペジル10 mgを高齢者に使うと胃腸障害などの副作用が多いので、筆者はあまり使いません。そして、寝たきりになったら基本は中止です。

ドネペジルとメマンチンの併用に関して、2015年に発表されたHowardら[2]の研究を紹介します。進行したアルツハイマー型認知症（MMSE 5～13点）でドネペジル10 mgを投与されていた295例を、ドネペジル10 mg継続の有無とメマンチン20 mg併用開始の有無で4群に分け、介護施設（nursing home）入所をアウトカム指標として3年間フォローすると、①ドネペジルで1年後の入所が有意に減少したが、3年後の入所は有意差がなかった、②メマンチンの有無で、1年後・3年後共に有意差がなかった、という結果でした。施設入所という指標では、メマンチン単独または併用は効果がないということです。

アルツハイマー型認知症治療薬の処方は、(1)一人ひとりの症状や生活状況を見ながら、副作用を及ぼさない範囲でさじ加減して投与すること、(2)進行例では過度の期待をもたない、そして、本人・家族に過度の期待をもたせないこと、が大切ですね。もちろん、超高齢者や進行例で使うなということではありません。少量から注意深く試してみて、効果があれば継続、効果がなければ中止（投与をやめても変化がない場合も同様）、というのが基本スタンスです。

2-2　BPSDへの薬物療法

この時期には記憶障害が強くなるため、自分が捨てたりしまったりしたものを盗られたと言い、病識もさらに低下して介護者に暴言を浴びせます。環境調整などで対応困難な場合はやむを得ず抗精神病薬の出番となります。筆者は、クエチアピン（セロクエル®；糖尿病禁忌）25 mgやペロスピロン（ルーラン®）4 mg、クロルプロマジン（ウインタミン®細粒）10 mgを試してみます。少量のチアプリド（グラマリール®）にこれらの薬剤を併用することもあります。半減期が短いチアプリドやクエチアピンは、興奮が強くて介護者が困ったときに1錠を頓用してもらう（判断を介護者に委ねる）という使い方にも役に立ちます。

焦燥・不穏には抗うつ薬のミルタザピン（リフレックス®）7.5～15mg［分1・夕］が有効です。昼夜逆転には、抗うつ薬のトラゾドン（デジレル®）やラメルテオン（ロゼレム®）、抑肝散、エスゾピクロン（ルネスタ®）などを夕～眠前に1回投与します。

夕方になると不穏、無断外出、帰宅願望などが出る夕方症候群には、午後3時頃に抑肝散1包、チアプリド25mg、クロルプロマジン4mg（弱い順にトライ）を頓用して反応を見るとよいでしょう。

> **カルテの中から：もの盗られ妄想と激高が改善した女性例**
>
> 　MMSE 14点、夫と同居。記憶が5分ともたないで、見境なくゴミとして捨ててしまい、盗られたと騒ぐ。ある日、座布団が見つからず、「どこへやった」と夫に当たり散らすので、困った娘が「私が持っていった」と話すと激怒し、娘を罵倒・暴行した。その後、矛先が娘に向かい、近くの娘宅に行き、玄関ドアを蹴飛ばした。娘がドアを開けると「（盗みの）リーダーは誰だ？　犯人がいるだろう」と怒鳴り、暴行した。また、「ズボンがない、警察に電話した」と怒鳴ったこともあった。
>
> 　BPSD枠で受診し、メマンチン（メマリー®）5mgで開始、2週目に10mgへ増量、3週目からクロルプロマジン（ウインタミン®細粒）10mgを追加、4週目からリバスチグミン（イクセロン®パッチ）4.5mgと、3剤を1週ごとに追加・増量して（各薬剤の副作用出現を確認するため）、4週後に再診してもらった。妄想は消えなかったが、行動は穏やかになり、行動障害の指標であるDBDスケールは58点から30.5点へと著しく改善した。
>
> 　時間的にゆとりがあれば、一度に3剤を開始するのではなく、数日以上開けて開始することで、各薬剤の副作用が出ていないかどうかをチェックできます。「薬剤を開始して状態が悪化したらやめてください。無理をして内服しないように」と介護者に必ず伝えます。リバスチグミンをあとから追加したのは、易怒性の悪化を心配したからです。抑制系の薬剤が効いてから、易怒性リスクの低いリバスチグミンで認知機能を高めれば盗られたという誤解が減ることを期待して、あとから追加しました。

2-3　生活障害・介護負担

中等度になると、IADLの障害が進み、さらに、更衣などの基本的ADLの障害も加わってきます。よって、この時期には、独居を続けるならホームヘルパーなどの手助けが確実に必要になります。また、家族介護者が同居していても、介護量が増えて家庭での介護に限界を感じることが出てきます。ですので、介護保険サービスを使って、在宅

生活を継続できるように生活を支えることが重要です。**小規模多機能型居宅介護施設**を利用できれば、まずは通いで施設に慣れ、時々泊まり、最終的には泊まりが主で時々自宅に帰るというようなフレキシブルな対応ができます。「介護者の心離れ（手放す）」を防ぐよう、担当ケアマネジャーと連携して支援体制をつくりましょう。このような「つなぐ技」をもった看護師、または介護職やソーシャルワーカーを院内に育てておくと、とても有効です。

2-4　支援拒否への対応

ヘルパーの受け入れを嫌がる女性もいます。生活管理が難しくなり、独居または主婦として在宅生活を続けるには他者の支援が必要になりますが、本人の病識は初期よりも低下し、「そんなの必要ない」となかなか受け入れてくれません。そこで、「施設には入りたくないでしょう。今からヘルパーを少しずつ受け入れて生活をだんだんと手伝ってもらうようにすると、いつまでも在宅生活を続けられますよ。受け入れれば、ずっと家で暮らせるのですよ。少しずつ受け入れて慣れていきましょう。それに、ヘルパーさんはあなたの仕事を取り上げるのではなくて、一緒に仕事をして手伝ってくれるのですよ」と本人に話します。

2-5　熱中症対策

熱中症にも注意が必要です。認知症が進むと、温度感覚が鈍くなり、真夏なのに重ね着をしたり、さらに窓などをしっかり戸締まりし（変な人が入ってくるという妄想の場合あり）、エアコンを使えなかったり（リモコンを使えなかったり、電気代がもったいないとコンセントを抜いてしまう）、水分もあまり摂らず、熱中症のリスクが高いです。見守り体制をつくることが必要ですね。

暑い日に外で作業や運動をして数時間で発症する「労作性熱中症」ではなく、暑い環境の中で何日も過ごすうちに、徐々に脱水が進行して元気がなくなり、食べなくなり、動けなくなるという、緩徐進行パターンで予後不良な「非労作性熱中症」が、認知症高齢者の特徴です。

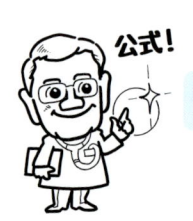

公式！
〇中期からは生活支援が必須、見守りも

3. 重度：基本的ADLの困難

3-1　薬剤の再検討

　ここまで進行したら、アセチルコリンを増やす薬剤を中止してみるのも一つの方法です（1週間中止して判定します）。中止しても生活状況が何ら変わらなければ、必要のない薬だとわかります。ドネペジルは放出されたアセチルコリンの分解を抑えて濃度を高める薬剤です。しかし、重度にまで進行すると、放出されるアセチルコリン自体が減少しているので、初期ほどの有効性が期待できません。もし中止することで生活の混乱（例えば服を着る動作ができなくなる）が生じれば、元に戻します。

　アリセプト®は重度が適応になっていますが、その臨床試験の対象者は大部分がFASTステージ6（やや重度）で、MMSEが1点以上でした。重度といっても、寝たきりやしゃべれない人は含まれていません。

　もちろん、重度でも有効な例はしばしばあります。リバスチグミンは、ブチルコリンエステラーゼ（重度期にアセチルコリンを分解する主役）も抑えるので、重度になっても有効な可能性があります（日本では適応外ですが）。

　メマンチンも活動性を下げることがありますので、「ボーッとしている」「テレビの前で一日中テレビ番」などの状況であれば、減量〜中止を試みます。それで活動性が高まればヨシとします。

　介護老人福祉施設（特別養護老人ホーム；特養）で、寝たきりになったのに抗精神病薬（クロルプロマジン、リスペリドン、クエチアピン、チアプリド、スルピリドなど）が使われているケースがあります（筆者の経験で、50床のうちの4名に不要な抗精神病薬が使われていました）。かつては過活動の時期があったのでしょうが、慢性期の医療で漫然と継続されて、身体機能を悪化させている場合があります。このステージでは、抗精神病薬と反対の作用をもつパーキンソン病治療薬（ドパミン作動薬）が、身体機能を向上させる目的で使われます。

　重度になると、症候性てんかんの併発も稀ではありません。抗痙攣薬で治療します。筆者は、バルプロ酸徐放剤（デパケン®R）200 mg［分1・夕］で開始し、それでも発作が生じるようなら300 mg（朝100 mg、夕200 mg）から400 mg［分2］と増やして、発作を抑えます（この程度の量で抑えられることが多いです）。定法通りに血中濃度を治療域内に入れようとするのでなく、発作が治まる量でなるべく少量を使っていますので、血中濃度は多くの場合で治療域以下ですが有効です。少量投与の理由は、量が増えるほど活動性が低下し、食事中もウトウトして摂食障害を生じ、誤嚥のリスクも高まるからです。

新しいラモトリギン(ラミクタール®)が副作用が少ないといわれます。

> 📋 **カルテの中から：特養の重度認知症でボーッとして食事中にウトウトする症例**
>
> バルプロ酸800mgが処方されていた。5年前の脳梗塞後に開始されて、漫然と継続していた。400mgに減量して2週間後には、ウトウトせずに食事を食べられるようになり、活動性も上昇した。さらに200mg(夕のみ)に減量して2か月経過したが、痙攣発作は見られないため中止した。元気に食事摂取し、体重は2kg増えた。会話もできるようになった。その後、1年以上発作はない。

3-2 生活障害

重度のアルツハイマー型認知症では、服の着替え、入浴、排泄の後始末など、基本的ADLに対して常時介護が必要となっています。さらに、過活動状態だと目を離した隙に無断外出して遠方に行ってしまうので、介護負担が一挙に増えます。警察のお世話になると、介護者の心理負担が大きく増えます。発見して送ってきてくれた警官は「介護が大変ですね」と言う代わりに「目を離してはいけません。きちんと見張ってください」と言いますので。度重なると、「精神病院に入れなさい」と言う親切‥‥というか、おせっかいな警官もいます。

このステージになると、施設入所が増えます。在宅生活の継続のためには、介護者の声に耳を傾け、「介護者の困ること」を治療目標にして、薬剤、ケア、介護保険サービス、インフォーマルサービスを総動員して対処する必要があります。

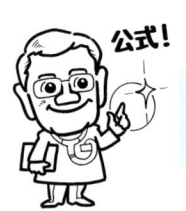

公式！
- 重度では生活全般に介護が必要
- 介護者支援が必須

4. 終末期

4-1　薬剤の再検討

　寝たきりとなります。歩けなくなったらドネペジルは不要です。アリセプト®の重度認知症を対象とした臨床試験でも、歩けないレベルは対象に含まれていません。歩けるレベルの重度で10 mgの有効性が示されているということです。したがって、アリセプト®の胃腸障害の副作用やパーキンソニズム誘発（アセチルコリンがドパミンに拮抗）の可能性などを勘案すると、むしろ**使わないほうにメリット**があります。逆に、パーキンソン病治療薬が有効です（141ページの［臨床メモ］）。

4-2　誤嚥

　終末期には嚥下障害が問題となります。嚥下機能を高めるには「**サブスタンスPを増やす**」がキーワードとなります。L-DOPA（メネシット®、マドパー®など）やアマンタジン（シンメトレル®）などのパーキンソン病治療薬、半夏厚朴湯、ACE阻害薬（ペリンドプリル、カプトプリルなど）がサブスタンスPを増やして嚥下機能を高め、誤嚥を防ぎます（186ページの図2-5）。副作用で咳が出るのは咳反射を増強しているからです。誤嚥したときに、むせないのが一番困ります。むせて異物を喀出できれば誤嚥性肺炎を防げるのです。

　【処方例】　シンメトレル®50 mg・1錠［分1・朝］
　　　　　　マドパー®100 mg・3錠［分3・朝昼夕］（1〜2週ごとに1錠増量）
　　　　　　コバシル®2 mg・1〜2錠［分1・朝］（降圧作用あり、低血圧では使わない）

4-3　経管栄養

　発症から10年以上経過してアルツハイマー型認知症の終末期に至った場合は、死が近づいています。アルツハイマー型認知症は死因になるという理解が必要です。最後に経管栄養を行うことは、医学的には無益な医療（行っても死を防げないばかりか、苦しみの期間を延長する）です（詳細は268ページ）。家族の思いで行うことがあるのですが、好ましいことではありません。厚生労働省のガイドラインでは、「本人の意向」を推測して対処することが求められています。厚生労働省が国民を対象として行った調査でも、「認知症の終末期に経管栄養を希望する」という答えは10％だけです。多くの国民が希望していない、おそらく本人も希望していないものを、医師が自分の価値観（少しでも生存期間を延ばすのがよいこと）で勧めるのは誤っていると筆者は考えます。経

管栄養は、脳血管障害などで回復の可能性がある場合にのみ一時的に用いるというのが妥当です。

そのためにも、本人が自分の意思を元気なうちに周囲の人たちに伝えたり、エンディングノートなどに書き残しておくことが大切です。本人の意思がはっきりしない場合は、時間をかけて家族や他の医療・介護スタッフと意見交換して方向性を決めていきましょう。

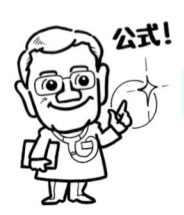

公式！

○認知症終末期の延命（無益な医療）は「本人」の意向で

C レビー小体型認知症の薬物療法と経過

1. 幻視や認知障害への対応

1-1 アセチルコリンを増やす薬剤

　幻視や妄想にはアセチルコリンを増やす薬剤がよく効き、第一選択です。幻視の背景には、マイネルト核のアセチルコリン産生神経細胞が減少して、後頭葉に届けられるアセチルコリンが減少し、視覚認知を司る後頭葉の機能低下を生じていることがあります。アリセプト®が2015年9月にレビー小体型認知症にも適応拡大となりました（ドネペジルは適応でない）。レビー小体型認知症は薬剤過敏性が特徴なので、筆者の場合は、1.5mg（3mg・半錠）で始めて、1週間してから3mgに増やして1～3週間後に再診してもらい、副作用がなければ5mgに増やしています。それでも効果が見られない場合は、8mg（5mg＋3mg）を経て10mgまで増量します。3mgが適量という症例も多いです。アルツハイマー型認知症と異なり、一例一例で適量が異なりますので、慎重な投与が基本です。顆粒製剤を使うと1mg単位で調整が可能です。海外ではリバスチグミンも使われています（日本では適応外ですが、使っています）。また、ガランタミンはアセチルコリンだけでなくドパミンも増やすことから、よいといわれていますので、使います（適応外）。アセチルコリンを増す3剤の中では、アリセプト®が一番パーキンソニズムを生じやすいといわれますので、パーキンソニズムがある場合は、筆者の場合はリバスチグミンを優先しています。欧米では認知症を伴うパーキンソン病に有効性が示され適応となっているからです。

1-2 抑肝散

　抑肝散や抑肝散陳皮半夏は、よく効くケースが多いので（アルツハイマー型認知症よりも有効なことがずっと多い）、まず試してみましょう。しかし、無効のケースもあります。即効性があります。例えば夕方になると混乱するケースでは、午後3時に内服すると有効です。中止すると悪化して有効性が確認できることもしばしばです。それでも、状態がよくなれば減量にトライして、なるべく過剰な投与を控えるようにしています。**低カリウム血症**には注意しましょう。特にフロセミド（ラシックス®）などの利尿剤との併用は避けるべきです（利尿剤をスピロノラクトンに変えてから処方）。

　抑肝散はせん妄にも有効で、レビー小体型認知症の特徴である症状の変動を抑えて（覚醒レベルが低下した状態を減らし）、よい状態を保つ効果が期待されます。

1-3　メマンチンと向精神薬

　メマンチンは、上記2剤でも幻視や妄想、興奮性BPSDが治まらないで困ったときに併用します（適応外）。注意深く使い、上記2剤では効果がいまいちだったケースで有効なことがあります。その一方で、5mgでも興奮してせん妄状態になるケースも時々あります（薬剤過敏性）。やむを得ないときに注意深く使う、ということです。

　それでも妄想で介護者が困る場合は、クエチアピンのような抗精神病薬を少量使います。クエチアピンは抗精神病薬の中ではパーキンソニズムを生じにくいからです（血糖値上昇に注意、糖尿病に禁忌）。あくまでも、これらの薬剤は第一選択ではありません。

　レビー小体型認知症は、①薬剤過敏性があり、抗精神病薬の投与には細心の注意が必要なこと、②パーキンソニズムを生じやすい・悪化しやすいこと、そして、嚥下障害・誤嚥性肺炎・転倒・死亡のリスクが高いこと、③症状の変動があること（再燃）から、BPSDが強い場合は専門医や専門医療機関に紹介したほうがよいでしょう。

　「生きているのがつらい」など悲観的なことを訴えるうつ症状に対しては、副作用の少ない抗うつ薬（SSRI）のセルトラリン（ジェイゾロフト®）25mg・1錠［分1・朝］を試して、2週間で効果を見ます（副作用は開始時の嘔気）。

1-4　環境調整と心理状態

　幻視には環境調整も有効です。部屋の中を整理整頓して、置物を減らすなどで、幻視がなくなることがあります。環境を調整して、幻視を生じにくくすることが有効です。また、見えたものに触ってもらうことで、実態がないことを理解すると安心します。

　また、気分が落ち着いているときはウサギなどかわいい動物が見え、落ち込んでいるときはヘビなど怖い動物が見えるというケースもあります。

> **📋 カルテの中から：幻視に環境調整が奏効した症例**
>
> 　誰だかわからないけど人影が見えます。タンスの陰や床の間の隅などに見えます。多いときは部屋いっぱいになって、子どももいます。そして、荷物を持ち出してしまいます。
>
> 　それで、陰があるから見間違うと先生に言われたので、陰をなくしたらいい結果です。人が減って、まったく出ない日もあります。よく寝れるようになりました。

1-5　説明「事実の伝達」

認知症ケアの原則に、「本人の言うことを否定しない」があります。アルツハイマー型認知症の妄想ではこの通りの対応が正解ですが、レビー小体型認知症の幻視では異なります。介護者が「あなたには見えているのですね。でも私には見えません」と事実を感情を交えないで伝えると、自分だけに見えていることを理解する場合が多いです。つまり、説得が無効な妄想とは異なります。ですから、本人に見えていることは肯定しつつ、他人には見えないという事実を冷静に伝えることは適切なケアです。「私には見えません。触ってみてください」などと応じてよいのです。

2. パーキンソニズムへの対応

パーキンソニズムはドパミンとアセチルコリンのバランスが崩れて生じるので、アセチルコリンを増やすドネペジルはパーキンソニズムを悪化させる可能性があります。ガランタミンやリバスチグミンのほうが、悪影響が少ないようです。

基本はドパミンを増やす薬剤を使いますが、使いすぎると幻視が悪化します。マドパー®やメネシット®のようにドパミンそのものを増やすL-DOPA製剤が比較的安全です。アマンタジン（シンメトレル®）は幻視を悪化させやすいので、使わないほうが無難です。何を使う場合も「少量から漸増」が基本です。

3. 自律神経症状や転倒への対応

3-1　便秘

便秘が強く、酸化マグネシウムをはじめとする下剤を使います（マグネシウム中毒に注意）。食物繊維や乳酸菌飲料、発酵食品などの食生活指導も行います。

3-2　起立性低血圧と失神、転倒

起立性低血圧や失神も高頻度に生じます。臥位からいきなり立ち上がらないで、座位でワンクッション置いてから、何かにつかまって立ち上がるように指導します。また、失神を生じた場合は、すぐに横にして、できれば両下肢を少し持ち上げて（下腿の下にクッションや箱などを入れる）、様子を見るように伝えます。すぐに救急車を呼ばなくても、数分で元に戻ります。横になれば脳血流が回復して戻るので、あまり心配は要りません。なお、末梢自律神経系にダメージがあるために血圧が乱高下する（日々の変動幅が大きい）ので、診察時に高くて高血圧症治療薬を処方すると、低血圧となるケース

が時々あります。少しくらい血圧が高くても、下げすぎない注意が必要です。とにかく慎重投与です。

転倒リスクはアルツハイマー型認知症の10倍といわれます。転びにくい履き物やヒッププロテクター、ヘッドキャップや帽子、下肢筋力強化（筋トレ）、そして転んでも折れない骨作り（骨粗鬆症対策）が大切です（213ページ参照）。

4. REM睡眠行動障害

夜中に夢を見て声を出したり行動する症状に対しては、クロナゼパム（リボトリール®）が適応外使用を認める薬品として承認されています。0.5 mgを夕食後か眠前に投与します。しかし、日中の眠気などの副作用に注意が必要です。筆者の経験では、抑肝散1包で有効なケースがありました。ラメルテオン（ロゼレム®）が有効なケースもありました。また、不眠や夜間せん妄で処方するトラゾドン12.5 mg（25 mg錠の半分）が有効なこともあります。まずは副作用の少ない抑肝散を試し、無効ならクロナゼパム0.5 mgかトラゾドン12.5 mgを処方しています。

5. 経過

特徴的なものを挙げておきます。症状の変動に十分に注意しながら対応していくことが必要です。

* 初発症状はREM睡眠行動障害やうつで、数年以上先行するケースがあります。
* レビー小体型認知症の経過は、**長期的に見ても変動**があります。初期に治療を始めて薬剤へのレスポンスが良好で幻視がほぼ消えても、経過とともに再び出現したり、パーキンソニズムが徐々に悪化して、ADLに支障をきたすようになります。薬がよく効いてうまくいったと安心していると、症状が再燃して、また軽快と、大きなうねりをもちながら進行していくので、安心は禁物です。
* 平均的に見て、アルツハイマー型認知症よりも**予後が悪く**、生存期間が短いです。嚥下障害から誤嚥性肺炎をきたしやすいことや、パーキンソニズムからの寝たきり化によります。
* 幻視が妄想として固着化して抗精神病薬がどうしても必要なケースは、抗精神病薬により活動性が低下してパーキンソニズムも悪化して、嚥下障害をきたす時期が早まります。
* 筆者の経験では、年に1〜2例、各種薬剤を使っても妄想が強く、在宅介護困難で

精神科閉鎖病棟へ入院が必要なケースが出てきます。それ以外は、薬剤調整と生活指導で在宅生活を継続していますが、老老介護で重度になると介護施設への入所が増えます。

＊最後は、寝たきり・嚥下障害で、四肢拘縮となり、アルツハイマー型認知症と同様です。

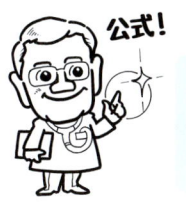

公式！
○レビー小体型認知症（DLB）の薬剤は少量から漸増が基本
○try and try and success
　一例ごとに使ってみないと効果不明

D 前頭側頭型認知症の薬物療法と経過

1. 行動障害型前頭側頭型認知症の薬物療法

1-1 認知機能を高める薬剤

行動障害型前頭側頭型認知症の根本的治療薬はありません。

認知機能を高める薬剤もありません。ドネペジルなどのアセチルコリンを増やす薬剤は、易怒性や暴言・暴力、周徊を悪化させる可能性が高いです。重度化して自発性がなくて困る状態になれば、少量使いますが、初期〜中期では使いません。

1-2 興奮性BPSDへの薬物療法

興奮性のBPSD例では、まずは、副作用の少ない抑肝散を試します。一日3包から始めます。効果は限定的です。抑肝散と同様にセロトニン系に働くタンドスピロン（セディール®）も併用すると、行動が少し落ち着きますが、効果は限定的です。

フルボキサミン（デプロメール®）のようなSSRIが不穏・多動に有効といわれます（効果は限定的ですが著効例もあるようです）。夜間の多動で困る場合は、ミルタザピン（リフレックス®）15mg錠を試してみるとよいでしょう（半錠で数日〜1週間様子を見てから1錠にする）。

メマンチン（メマリー®）は、興奮性BPSDに対してしばしば有効ですが、効果は限定的です。それでも、20mgまで使うことで、抗精神病薬が不要のケースもあります。

上記の処方でも落ち着かない場合は、抗精神病薬の出番となります。「器質的疾患に伴うせん妄・精神運動興奮状態・易怒性」に対していくつかの抗精神病薬（クエチアピン、リスペリドン、ペロスピロン）が適応外処方を認める薬剤として承認されています。比較的安全なクエチアピン（セロクエル®）から使います。糖尿病の場合はリスペリドン（リスパダール®）を使います。または、クロルプロマジン（10％ウインタミン®細粒）8mg［分2・朝夕］で落ち着くケースもあります。しかし、歩行が不安定なケースや嚥下障害があるケースでは使わないほうが無難です（このような状態で暴力や常時徘徊、器物破損など介護施設で手に負えないケースには、施設から退去させられないよう、やむなく使う場合もあります）。抗てんかん薬のバルプロ酸を併用することもあります。

若年性で活力に満ちて過活動が著しい場合は、半減期の長いリスペリドンでしっかりコントロールするとよいでしょう。

コウノメソッド（181ページ）も参考にしてください。

> **カルテの中から：アルツハイマー型認知症と誤診断されドネペジル10mgが処方されていた70歳代の男性**
>
> 発症から4年が経過し、アパシーが目立ち、食欲低下・体重減少があり受診した。アパシーや脱抑制などの前頭葉症状で、行動障害型前頭側頭型認知症を疑い、MRIで前頭葉の限局性萎縮があり診断を確定した。ドネペジルを中止したら食欲が出てきて、体重が増加した。抑肝散で穏やかに生活できた。

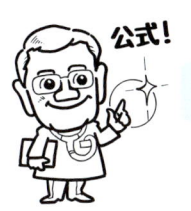

公式！

○行動障害型前頭側頭型認知症（FTD-bv）　ドネペジルなど禁忌

2. 行動障害型前頭側頭型認知症の経過

2-1　軽度

頑固で介護者の言うことを聞かないので介護者が困ります。無理やり制止すると、介護者への暴力に結びつきます。車の運転をやめないので介護者が困ります。他人の自転車に乗ってきてしまう（窃盗）、万引き（持ち去り）、裸（に近い姿）で外出するなど、家族が困惑します。

常同行動を逆に活用して、適切な行動を早い時期からルーチン化するような指導が役立ちます（詳細は69ページ）。不適切な行動を叱っても減りません。適切な行動を増やすことで（例えば、デイサービスに通う、着替えや入浴などのよい生活習慣を時刻表的に行う）、不適切な行動を減らす作戦をとります。

2-2　中等度

性格変化や興奮性のBPSD（周徊や暴言・暴力）が主体の時期から、これらとアパシーが混在した状態（思い立つと動き回り、あとはじっとしている）を経て、徐々にアパシーが増えます。アパシーが増えると介護は楽になりますが、徐々に寝たきりになっていきます。

2-3　重度

5～10年ほどの経過で寝たきり・嚥下障害となり、アルツハイマー型認知症と同様の状態となって死を迎えます（若年性で遺伝子異常があると進行が速い）。

2-4　車の運転

運転はとても危険ですが、やめさせるのが最も困難なのが行動障害型前頭側頭型認知症です。アルツハイマー型認知症では行き場所を忘れるのに対して、行動障害型前頭側頭型認知症では、前の車を煽る、信号を無視する、脇見運転（注意がそれる）などの特徴があり、事故率が高く、なんと75％が事故を起こしているといいます。ですから、何とか運転を止めなくてはいけないのですが、家族が車を売ると、別の車を買ってきてしまうような能力が残されていますので大変です。鍵を取り上げたら、窓ガラスを石で割って乗り込んだケースもあります。手強いです。皆で辛抱強く取り組みます。

3．意味性認知症の治療と経過

意味性認知症の主症状である「言葉の意味がわからない」についての治療薬は開発されていませんが、アルツハイマー型認知症治療薬であるガランタミンやリバスチグミン、メマンチンなどが少し有効な印象があります。したがって、意味性認知症の治療薬は、前頭葉症状を伴うアルツハイマー型認知症と同様に、アセチルコリンを増やす薬剤を少量から注意深く使いながら、易怒性や脱抑制、時刻表的生活などの前頭葉症状の程度に合わせて減量したり、メマンチンや抑肝散、少量の抗精神病薬などを、1例ごとに調節します。

経過は、「言葉の意味がわからない」が初期症状ですが、進行すると脱抑制や易怒性などの前頭葉症状を伴うようになり、決まった時間に決まったことを行わないと気が済まない（制止すると怒る）時刻表的生活もよく見られます。さらに進行すると、言葉をほとんどしゃべらなくなり、失禁も伴い、徐々に行動できなくなって、寝たきりになっていきます。

E 血管性認知症の薬物療法と経過

1. 薬物療法

1-1 薬剤

　脳梗塞を予防し、大脳白質の虚血性病変を増大させないことが大切です。脳血流を増やすイフェンプロジル（セロクラール®）やニセルゴリン（サアミオン®）を基本とし、抗血小板薬を必要に応じて追加します。

　抗血小板薬は、脳βアミロイド沈着を防ぐことでアルツハイマー型認知症の予防にも役立つといわれるシロスタゾール（プレタール®）が好ましいのですが、高齢者では頻脈・不整脈（心房細動）が多発します。少量（50mg）から始め、100mgぐらいまでだと副作用が出にくいと感じています。常用量の200mgは使いません。クロピドグレル（プラビックス®）は頻脈・不整脈の経験がなく、安心して使っています。やはり常用量の75mgではなく、50mgを使います（一部のケースで25mg）。

　非弁膜症性心房細動があれば、抗血小板薬ではなく抗凝固薬を使いましょう。

　糖尿病や高血圧症、脂質異常症などの動脈硬化を促進する疾患は、きちんと治療しましょう。ただし、認知症があると、血糖降下剤を二度飲みするリスクや内服後に食事を忘れることもありますので、あまり血糖値を下げすぎない程度のコントロールが望まれます（HbA1cを7～9程度に）。SU剤よりも低血糖を生じにくいDPP-4阻害薬が安全です（50ページ）。血圧も下げすぎると、脳血流が減ってしまう可能性がありますし、二度飲みなどのリスクもありますので、やはり下げすぎないようにします。また、高齢者ではスタチンの副作用にも注意が必要です。

1-2 アパシーとうつ

　血管性認知症に特徴的なアパシーに対しては、アセチルコリンを増やす薬剤が有効です。高齢になれば、アルツハイマー型認知症の脳病変が高頻度に出現しています。そして、血管性認知症はしばしばアルツハイマー型認知症を併発しています。健忘やアパシー、実行機能障害などに対して試してみるとよいでしょう（適応外）。

　アセチルコリン以外の神経伝達物質の作用も同時に高めるガランタミン（レミニール®）が、ドネペジルよりもよいようです（167ページ）。筆者は、生活機能向上を目指して、リバスチグミン4.5～9mgを、しばしば試してみます。特に偽性球麻痺や血管性パーキンソニズムを伴う場合は、ドネペジルを避けたほうがよいでしょう。

血管性パーキンソニズムはL-DOPAが効きにくいといわれますが、有効なケースもあります。筆者は、マドパー®100mg・半錠〜1錠［分1・朝］で反応を見て、有効なら一日300mgまで増量して反応を見ながら継続します。

　しばしば抑うつ症状を伴うので、その場合は眠気などの副作用の少ないSSRIのセルトラリン（ジェイゾロフト®）を25mg使います（症状に応じて50mgまで増量）。セロトニンが増えることで、嘔気などの消化器症状を訴えるケースが時にあります（多少の症状が出ても、飲んでいるうちに消えたという声をよく耳にします。もちろん、副作用があれば中断するように、とは伝えてあります）。

　少量（50mg・朝）のアマンタジン（シンメトレル®）も意欲向上に有効ですが、せん妄に要注意です。興奮性BPSDのないケースであれば、賦活系のニセルゴリンも有効です（効果は限定的ですが）。

1-3　興奮性BPSDの薬物療法

　薬剤の詳細はBPSDの治療（175ページ）で記載しますが、チアプリド（グラマリール®）が「脳梗塞後遺症に伴う攻撃的行為、精神興奮、徘徊、せん妄の改善」に適応となっています。易怒性や攻撃などに対して、25mg・1錠［分1・夕］〜25mg・2錠［分2・朝夕］で開始し、重症度に応じて3錠［分3］まで増やします。介護者に預けておいて、興奮したときに1錠内服という頓用でもしばしば使います。比較的副作用が少なく、家族が調節しても安心な薬剤ですが、チアプリドはドパミン受容体拮抗薬なので、パーキンソニズムを引き起こします。歩行スピードが遅いケースや歩行バランスが悪いケースでは、少量・慎重投与が必要です。また、歩行障害がない場合でも、パーキンソニズムを防ぐために多量・長期連用を避けます。添付文書の常用量は一日75〜150mgと書かれていますが、筆者は25〜100mgの範囲で使っています。

　チアプリドだけでは興奮が収まらない場合は、クエチアピン（セロクエル®）などの抗精神病薬を少量（25mg）用いたり、激高する場合はバルプロ酸（デパケン®）200mgを試すこともあります。

　せん妄で興奮している場合は、トラゾドン（デジレル®）12.5〜25mgや、抑肝散、ラメルテオン8mg（ロゼレム®）が有効なことがあります。また、シチコリン1,000mg静脈内投与が有効かもしれません。詳しくは、せん妄の治療に関する項目（96ページ）を参照してください。

2. 経過

　階段状の悪化が特徴といわれますが、そのようなケースはごく一部で、緩徐進行性のものが大部分を占めます。アルツハイマー型認知症との差異として、偽性球麻痺症状である構音障害と嚥下障害が比較的早期から出現します。適切な治療で症状が軽快したり、進行が長期間止まるケースもあり、予後はまちまちです。よって、全経過が何年かは答えられません。最終的には寝たきり・嚥下障害で、アルツハイマー型認知症と同様ですが、おそらくアルツハイマー型認知症や嗜銀顆粒性認知症の病変などが重なりあって進行していくと思われます。

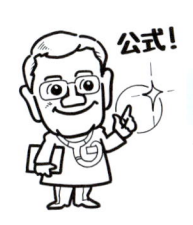

公式！
〇血管性認知症　適切な薬剤とリハで改善

F 特発性正常圧水頭症（iNPH）の治療と経過

1. シャント手術

　特発性正常圧水頭症（iNPH）の治療はシャント手術が第一選択です。タップテストで効果があれば手術に移るのですが、手術法には二つの選択肢があります。

* LPシャント──腰椎のレベルで脳脊髄液を腹腔に流す管を入れる手術です。脳に穴を開けないのでこちらが好ましいのですが、できる脳外科医（病院）が限られています。また、腰椎はよく動かす部位なので、管が外れるリスクがあります。
* VPシャント──側脳室に直接管を入れて腹腔に流す術式です（下の図）。これは脳神経外科のある病院で広く行うことができます。

　いずれの術式の場合も、途中に弁（磁気で作動）がついていて、流量を調節可能です。このため、シャント術後はMRIが使えず（MRI撮影した場合は弁の再調整が必要になる）、基本はCTで経過を見ます（図2-2）。術後も継続的な受診が必要になりますので、そのような介護体制がないと、手術を受けることが難しいです。本人と家族に手術の有効性を説明するのですが、90歳以上ですと、家族の「もう高齢だから」、本人の「手術はいや」といった声がしばしば聞かれます。また、90歳以上の人に手術適応はないと考える脳外科医もいます。

　テレビ番組ではiNPHが手術で治ったと宣伝しますが、iNPH例の半数近くはアルツ

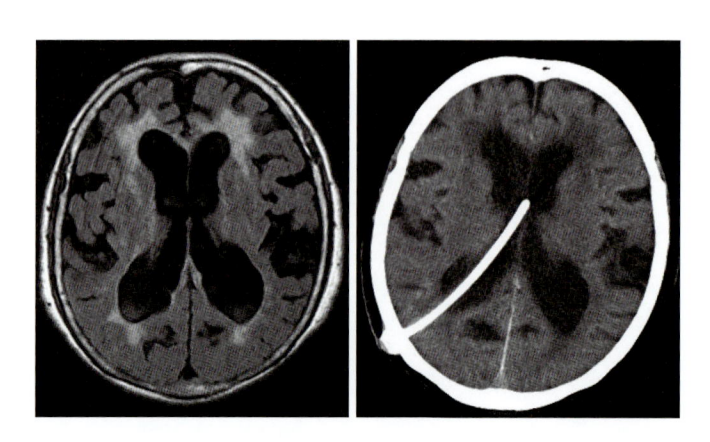

図2-2　特発性正常圧水頭症のシャント手術1年後の画像所見
シャントによりHDS-Rは14点から20点になり、萎縮も改善した。
左は術前のMRI、右は術後のCT。

ハイマー型認知症などの認知症が背景にあります。このような合併例の場合は、手術で歩行障害が軽減しますが、認知障害は術後も徐々に進行します。また、タップテストで効果の見られないケースもあります。早期発見すると、MRI/CTでは不完全なDESH所見（86ページ）でiNPHのごく初期が疑われるのですが、臨床症状として歩行障害も尿失禁もなく、タップテストで効果を見る指標がないケースもあります。

iNPHは進行性核上性麻痺が原因となっているという報告が2013年に出されて、注目されています。進行性核上性麻痺例ではiNPHのMRI画像の特徴がしばしば見られ、iNPHでシャント有効例として剖検された少数例の病理研究で、大半が進行性核上性麻痺の病理だったというのです。今後、iNPHの概念が変わるかもしれません。

2. 薬物療法と経過

内服薬で治療する試みがあります。浮腫に有効な**五苓散**という漢方薬です。脳外科領域では慢性硬膜下血腫（水腫）に対して投与されています。これをiNPHに使うと著効例が時々あります。五苓散はアクアポリンに作用して、脳実質内の水分を抜く作用があるようです。手術できないケースに対しては、五苓散7.5g［分3・朝昼夕］を試してみるとよいでしょう。印象としては短期的には有効で、著効例をしばしば経験します。しかし、長期的な効果はわかりません。手術に代わるものではありません。手術不能な場合に、手をこまねいているのではなく、試してみてもよいということです。

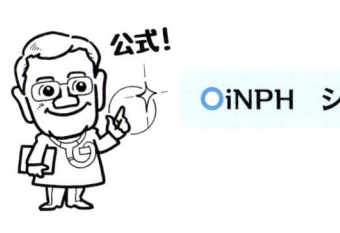

公式！
○iNPH　シャント術にも限界あり

G MCIの薬物療法と経過

1. アセチルコリンを増やす薬剤

　MCIは原因が多様です。基本はそれぞれの原因疾患の治療を対症療法として行います。

　レビー小体型認知症であれば、初期には幻視やREM睡眠行動障害があっても、全般的認知機能が保たれていて認知症ではないステージがあります。これがレビー小体病のMCIですが、幻視や妄想に対してアセチルコリンを増やす薬剤を使うときは慎重に適量を見極めつつ（薬剤過敏性あり）、症状の変動にも十分に注意しながら対応します。

　アルツハイマー病による健忘性MCIの場合、MCIの段階でアセチルコリンを増やす薬剤が認知症への進行を遅らせるかどうかについては、明確なエビデンスがありません。そのため、筆者は基本的には処方しませんが、患者自身が進行を遅らせるために内服を強く希望する場合は、副作用を説明した上でアルツハイマー型認知症の超早期として処方して、反応を見ます。効果があれば続け、なければ中止します。ドネペジル3mg、リバスチグミン4.5mgのように少量継続投与でよいでしょう。

　血管性認知症での有効性が報告されている釣藤散が、MCIからの進行防止に有効というごく小規模な報告があります。釣藤散は、動物実験で、アセチルコリンM_1受容体刺激作用や、NMDA受容体抑制作用により神経細胞の興奮死を防ぐ作用なども示されているので、用いてみてもよいでしょう。効能は「慢性に続く頭痛で中年以降、または高血圧の傾向のあるもの」なので、高血圧症があれば保険適応となります（アルツハイマー型認知症の診断なしに用いることができる）。ただし、甘草を含むので、低カリウム血症などの偽アルドステロン症には要注意です。

2. 運転免許と薬剤治療開始

　道路交通法により、認知症の診断がついた場合には運転が禁じられています。ですから、患者側の様々な事情（運転手、社長など）により、アルツハイマー型認知症のレセプト病名をつけたくないときは、アセチルコリン作動薬としての作用もあるニセルゴリン（173ページ）と脳βアミロイド沈着を抑える働きが期待されるシロスタゾール（173ページ）の2剤を併用し、また、上記の釣藤散やサプリメントのフェルガード®（164ページ）の使用を検討するとともに、進行遅延効果のある運動（252ページ、254ペー

ジ）を指導して経過を見ます。それでも進行する場合は、いよいよレセプト病名をつけてドネペジルなどを開始するという治療戦略もあります。

　道路交通法が改正され、運転免許の更新時に行う簡易認知テストで引っかかると、医師の診断書を求められるようになりました。このとき、MCIでもアルツハイマー型認知症と病名をつけてドネペジルなどを内服していると、免許を失う可能性があります。しかし、診断書はレセプト病名ではなく、認知症の定義を満たすかどうかで記載すればよいのです。その定義とは、介護保険法・第五条の二に規定された、「（認知症とは）脳血管疾患、アルツハイマー病その他の要因に基づく脳の器質的な変化により日常生活に支障が生じる程度にまで記憶機能及びその他の認知機能が低下した状態をいう」です。どの程度の支障が出たら認知症というのかが曖昧ですので、そこは医師の裁量の範囲と、筆者は解釈しています。この基準はDSM-5の基準（27ページ）と概ね合致します。なお、診断書を書かないで、他の医療機関に行ってもらいMCIと診断してもらうように勧めるという方法もあります。

　余分な話です。免許更新時の認知テストで引っかかる人は確実に認知症になった人が大部分で、MCIレベルでこのテストに落第することは稀と思いますが、今後、診断書を求められて苦慮することが増えるでしょう。認知症という診断書を出せば、患者は免許更新を拒否されます。確実に認知症になっている患者から免許更新のための診断書を求められたら、認知症と書けば免許を更新できないことを伝え、「書かない・提出しない」という選択肢はどうでしょう。免許を取り上げられた責任は、医師から警察に移行します。「先生の診断書で免許を失った」という今後の治療における医師と患者の関係性を損ねるような感情を、少しは和らげることができるでしょう。

3. 発症を遅らせるライフスタイル

　この段階では、認知症予防のライフスタイルが重要です（252ページ）。まずは身体活動です。散歩などを勧めますが、家の中の掃除や庭仕事も有効なことを伝えます。次に大切なのは心のもちようです。「認知症になるのが心配」と不安を抱えていると、認知症になりやすくなります。心配してもしなくても、なる人はなります。そして、心配したほうが早くなるということです。心配性でない下位1/4のグループに対して心配性の上位1/4のグループは、アルツハイマー型認知症に2倍なりやすいという疫学研究があります[3]。能天気で人生を楽しむようアドバイスしています。詳しくは250ページを参照してください。

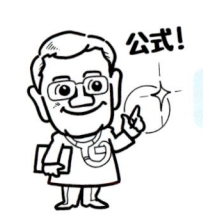

○MCIでは認知症予防のライフスタイル推奨

4. サプリメント

　認知機能がMCIの段階でも、アルツハイマー型認知症の超早期と診断できるケースが多々あります。ドネペジルなどのアセチルコリンを増やす薬剤を開始したほうがよいと思うのですが、免許や就業のことなどからアルツハイマー型認知症とレセプト病名をつけることがためらわれる場合、健康食品であるフェルガード®を消極的に勧めます。いくつか種類がありますが、①フェルガード®100MがMCIからアルツハイマー型認知症への進行を遅延するという可能性を示す研究が進行していることや、②主成分であるフェルラ酸（抗酸化物質）が脳βアミロイド沈着や認知機能低下を抑制することが動物実験で示されたこと、③もう一つの成分であるガーデンアンゼリカ（生薬）がドネペジルと同様にアセチルコリンを高める効果があることが理由です。進行予防には100Mか100M粒タイプを、意欲低下が目立つならガーデンアンゼリカの配合割合が高いLAかLA粒タイプを使うとよいでしょう。また、とても熱心に多種類のサプリメントを買い込んで、認知症の進行防止に必死な本人・家族の場合も、どうせお金をかけるならサプリメントの中ではフェルガード®がよさそうですよと、消極的に勧めます。あとで効果はどうですかと尋ねますが、よいという評価と効果ないという評価に分かれます。

　なお、イチョウ葉エキスの進行防止効果についてはエビデンスに乏しいようです。

第2章 基盤知識

　認知機能に作用する薬剤は、基本的に神経伝達物質の代謝とその受容器に働きます。各々の神経伝達物質と薬剤がどの方向の働きをするのかを理解しておきましょう（図2-3）。また、非薬物療法も神経伝達物質を変化させて、薬物と同様の効果をもたらします。

　ドパミンを増やすにはパーキンソン病治療薬が使われますが、ほめられることや成功体験でもドパミンが放出されます。セロトニンを増やすには抗うつ薬のSSRIが使われますが、律動運動の継続もセロトニン放出量を増やします。このように、非薬物療法をうまく使えば、薬物療法と同様の効果が期待されます。

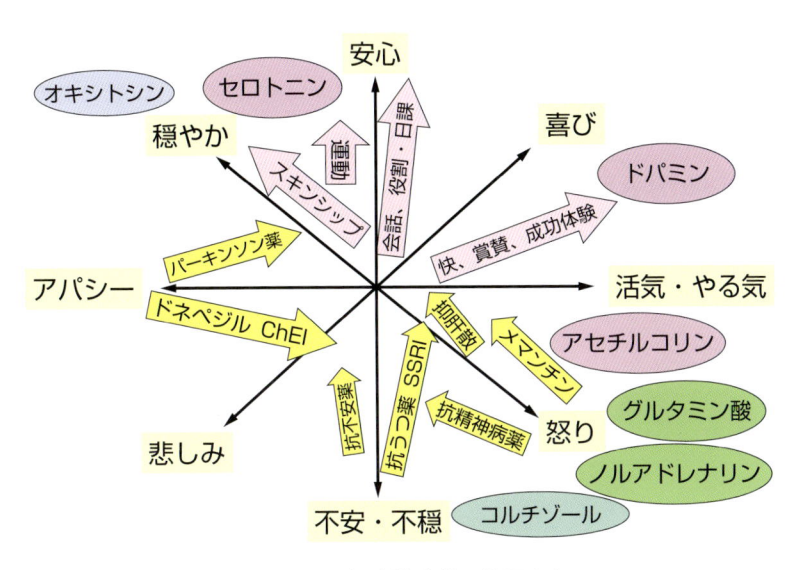

図2-3　認知症治療薬の作用方向

表2-2 認知症の各病型の病態に関係する神経伝達物質と治療の基本戦略

	病態に関係する神経伝達物質			治療の基本戦略
	ACh	DA	5-HT	
アルツハイマー型	⇩			AChを増やす
レビー小体型	⇩	⇩	↓	AChを増やすが、増やしすぎるとDAとのバランスを崩す 必要ならDAも上げる
前頭側頭型 (行動障害型)		⇧※		DAを抑える薬剤が基本 AChは増やさないのが基本
血管性	↓	↓	↓	ACh、DA、5-HTのいずれも少し増やす方向で
うつ病			⇩	5-HTを増やす

ACh：アセチルコリン、DA：ドパミン、5-HT：セロトニン
※…臨床症状がドパミン過剰状態であることを便宜上示している。

　アセチルコリン、ドパミン、セロトニンと認知症各臨床病型の病態との関係と、神経伝達物質をコントロールする治療薬との関係を**表2-2**にまとめました。この表の理解が認知症の薬物療法の基盤となります。134ページの**表2-1**も参考にしてください。

A アルツハイマー型認知症治療薬

1. アセチルコリンを増やす薬剤（コリンエステラーゼ阻害薬）

1-1 3剤

シナプスで放出されるアセチルコリンを分解する酵素（コリンエステラーゼ）を働かなくすることで、アセチルコリンが分解されずにシナプス間隙に増えます。この作用を促す薬剤として、ドネペジル（アリセプト®；軽度〜重度）、ガランタミン（レミニール®；軽度〜中等度）、リバスチグミン（貼付薬のイクセロン®パッチ、リバスタッチ®パッチ；軽度〜中等度）の3剤があります（表2-3）。アセチルコリンは大脳皮質や海馬の働きを賦活する方向に働きます。覚醒レベルを上げ、認知機能を高めます。健忘がやや改善したり、生活意欲が上がるなどの効果が見られますが、個人差があります。レスポンダーとノンレスポンダーがいるようです（193ページの図2-9参照）。

コリンエステラーゼ阻害薬の副作用として、アセチルコリンが末梢副交感神経系を刺激して、嘔気や食欲低下・下痢などの胃腸障害（胃液分泌や腸蠕動の亢進）、徐脈、気管支喘息などを引き起こす可能性があり、注意が必要です（β阻害薬との併用で著しい徐脈に）。ガランタミンは嘔気・嘔吐の頻度が高いので、開始からしばらく（増量中）は、制吐剤のドンペリドン（ナウゼリン®）を併用するとよいでしょう。

半減期の短いリバスチグミンは貼付薬のため、貼付部位の皮膚に発赤やかゆみを起こすことがあります（2〜3割には生じるので、保湿などのスキンケアが必須）。貼付薬は、副作用時に、剥がすと血中濃度が短時間で下がるというメリットがあります。ドネ

表2-3 アセチルコリンを増やす薬剤

一般名	ドネペジル	ガランタミン	リバスチグミン
製品名	アリセプト®	レミニール®	イクセロン®パッチ リバスタッチ®パッチ
ADDの適応	軽度〜重度	軽度〜中等度	軽度〜中等度
使用法	1回朝内服	2回朝夕内服	貼付（一日1回）
特徴	後発品あり アリセプト®はレビー小体型認知症にも適応	アセチルコリン以外の神経伝達物質の作用も増やす	重症化で増えるブチリルコリンエステラーゼも阻害する
副作用の特徴	易怒性が比較的多い	胃腸障害が比較的多い	皮膚症状が多い 保湿などが必要

ペジルは半減期が3日と長いのが特徴です。自己主張が強くなったり易怒性が出たりと効きすぎ症状が出現し、介護が大変になるケースが時にあります（1割程度）。減量すると落ち着くことから、過剰投与だったとわかります。特に、前頭葉症状が強いケースでは要注意です。また、重度になったときに、いつまで継続するかという点については、アリセプト®の重度の臨床試験での対象者は「歩ける」レベルなので、歩行不能のレベルになったらエビデンスがありません。むしろ不要で、パーキンソニズム（嚥下機能低下）を誘発する可能性もあり、嚥下機能を強化する薬剤に切り替えるほうがよいでしょう。141ページの［臨床メモ］も参考にしてください。

　副作用（過剰反応）が疑われたら、とりあえず1週間やめて反応を見ましょう（ドネペジルと下記のメマンチンは半減期が3日なので1週間の中止観察が必要）。やめてみる勇気が必要です。その結果で継続・減量投与・中止の判断を行います。

　なお、2014年に、アリセプト®（後発品のドネペジルではない）がレビー小体型認知症に保険適用になりました。

1-2　他剤への変更

　ドネペジルなどで治療を開始しても、しばらくすると認知機能が急速に低下してくることがあります。その場合は、他剤に変更して反応を見ます。半年～1年ごとに認知テストを実施しておくと、進行の度合いがわかります（例えば、1年で4点以上低下したら急速と判断）。変更することで効果が表れることがあります。ガランタミンは、他剤と異なり、アルツハイマー型認知症で早期から低下するニコチン性アセチルコリン受容体の刺激作用（神経細胞保護作用として働く）を有することや、アセチルコリン以外の神経伝達物質の働きも高める作用があることから、有効だと考えられています。また、リバスチグミンは、アセチルコリンエステラーゼの阻害に加えて、アルツハイマー型認知症が進行した脳で増加するブチリルコリンエステラーゼ（進行すると、こちらがアセチルコリン分解の主役となる）を阻害する作用もあるので、進行してからも有効な可能性があります（米国では重度の適応あり）。残念ながら、3剤のうちの2剤を併用することはできません。

1-3　アリセプト®減量投与

　アリセプト®投与で易怒性や攻撃性、多動性などの興奮性BPSDが出現・増悪したとき、減量投与でBPSDが軽減します。しかし、薬剤添付文書では5mgで継続することになっていて、減量投与するとレセプト審査で切られるという問題が生じていました。また、製薬メーカー主催の研修会では「一時的に興奮性BPSDが出現するが、そのうち

鎮まる一過性の症状」とか、「抗精神病薬を併用すれば鎮まる」といった説明がなされていて、減量投与の有効性が周知されていませんでした。そこで、筆者は厚生労働省に働きかけ、2009〜2010年度に長寿医療研究開発費「高齢者認知症患者における薬物療法における治療効果の実態把握に係る研究に関する研究」に班員として加わり、以下のことを明らかにしました。

> 「認知症医療の専門家への調査では、約76％が少量維持治療を行った経験があり、50％がその保険審査で問題視された経験があり、90％が最低使用量制限の緩和を望んでいる実態が明らかとなった。後ろ向き調査においては、少量投与の必要性が生じるのはドネペジル投薬AD患者の10％未満であり、その理由は興奮や易怒性などの精神症状増悪と消化器症状が多く、少量投与とすることでその80％近くが原因となった症状が軽快しており、70％程度では急激な認知機能低下が見られなかった。前向き追跡調査では、MMSE得点の維持は少量内服患者では投与中止患者より良好な可能性が示された」（報告書[4]より引用）。

さらに、2010年6月の日本老年精神医学会でも減量投与有効例（**表2-4**）を発表しました。4症例とも2.5mg投与で行動・心理症状（BPSD）が改善しました。そして、この発表の翌日、アリセプト®の添付文書が改訂され、投与開始時の2週間に限られていた3mg投与の記載に「原則として」の文字が入りました。例外的には3mg長期投与が認められたわけです。これ以降、アリセプト®の少量投与がレセプトで切られることは少なくなりましたが（幸い筆者のいる群馬県ではまず切られない）、状況は都道府県で異なります。2015年11月に共同通信社が全国地方紙に配信した記事では、全国の国民健康保険団体連合会に対してアンケート調査を行ったところ、26都県では認めるが、

表2-4　アルツハイマー型認知症の興奮性BPSDへのアリセプト®減量効果

症例	1	2	3	4
HDS-R/MMSE	21	23	18	0
BPSD	易怒性	妄想、収集、徘徊、暴言	暴力、妄想、収集	徘徊、収集、外出、拒否
併用薬	なし	抑肝7.5g	なし	抑肝2.5g
減量理由	易怒性	易怒性	暴力	徘徊・外出
認知機能	不変	不変	不変	不変
BPSD経過	改善	著明に改善	やや改善	著明に改善
DBDスケール（前→後）	13→8	39→8	29→25	60→22

千葉、愛知、兵庫、岐阜、静岡、島根など9県が「認めない」との回答だったとしています。本来は、医師の裁量権を認め、必要な症例に限っては、全国どこでも少量継続投与ができることが望まれます。

少量投与がレセプトでカットされる場合は、ドネペジルは5mg錠を半分に割って内服（処方日数を半分に減らす）、ガランタミンは朝夕で処方して朝のみ内服（同）、リバスチグミンパッチは9mgなどを半分に切って使ってもらう（同）という対応が考えられます。

1-4　スキンケア

リバスチグミンは、自験例では、①生活力を高める効果が強く、著効例の確率が他の2剤よりも高い、②4.5mgの少量なら易怒性も生じにくい（4.5～18mgの4段階のメリット）、③胃腸障害が生じにくく、生じたときは剥がせば短時間で副作用が消える、というようにメリットを多くもつので、できればファーストチョイスにしたい薬剤ですが（実際は内服管理状況が優先される）、貼付薬で皮膚症状を伴いやすいので、継続投与には**スキンケア**が欠かせません[5]。

第一は、**同じ部位に繰り返し貼らないこと**です。貼付を患者自身に任せると、両肩の手が届く範囲に繰り返し貼って、その部分の皮膚が荒れてしまいます。必ず介護者にパンフレットを渡して、貼付部位を毎日変えるように繰り返し指導することが大切です。肩だけでなく背中全体や前胸部、上腕部にも貼れます。

第二は、**保湿剤**の活用です。ヘパリン様物質含有クリーム・ローション・軟膏（ヒルドイド®など；ローションが優れている）を貼付部位（翌日以降に貼る可能性のある部位全体）にまんべんなく塗ります。「貼る前に畑を耕しておく」感覚です。何日間も塗り続けたところに貼付すると、発赤やかゆみなどが生じにくくなります。スキンケアがスキンシップにもなります。

第三は、**貼付部への手当て**です。剥がしたあとに円形の発赤やかゆみがあれば、その部位にステロイド入り軟膏（デキサメタゾンやベタメタゾンなどのストロングレベル）を塗布します。なお、貼る前に円形にステロイドローションを塗っておき、乾いたら貼る方法がよいかもしれません。

第四は**入浴時の注意**です。胸背部や上腕を洗うとき、①洗剤を使わない→油分を保つ、②タオルでこすらず手のひらでなでるだけにする→角質層を剥がさない、ようにします。こうすることで、皮膚のバリアを保ち、かゆみを予防します。

このような対応を行っても、貼付部位の発赤が何日も続いたり、かゆみが消えない場合は、継続を断念し、内服薬に変更します。

2. グルタミン酸受容体に働く薬剤

　中等度～重度のアルツハイマー型認知症治療薬の**メマンチン**（メマリー®）は、興奮性アミノ酸であるグルタミン酸が結合する受容体の働きを調節して、神経細胞が興奮死するのを防ぎます。認知機能を上げるというよりも、穏やかにする作用が強い薬剤です（一部のケースはこの薬剤で活動性や生活意欲が向上します）。このため、興奮性BPSDの強い例では有効なことが多いです。自験例では、認知機能改善効果よりも興奮性BPSDの改善と介護負担低減効果が示されました[6]。また、BPSDの発症予防効果も報告されています。しかし、めまい、頭痛、高血圧などの副作用をしばしば生じるので注意が必要です。また、最高用量の20 mgでは過鎮静になるケースをしばしば経験します。なお、一部ですが、5 mgでも興奮するケースがあります。認知症は経過の長い疾患なので、添付文書通りに1週間に5 mgずつ増量するのではなく、ゆっくりと時間をかけて増量しながら、その人に合った最適量を探るのがよいでしょう（レセプトにはコメントが必要になりますが）。

　メマンチンの**めまい・転倒リスク**を考えると、心房細動でワーファリンなどの抗凝固剤を内服している例では、投与を控えるほうが安全でしょう。

　行動障害型前頭側頭型認知症など、興奮性BPSDを示すケースにしばしば有効です（保険適用外）。レビー小体型認知症の重度BPSDにも有効なことがありますが、保険適用外なので、他剤では症状のコントロールがつかない場合に限り、本人・介護者に説明の上で、少量から慎重に投与してください。

　メマンチンは、アセチルコリンを増やす3剤のいずれかとの併用が可能で、併用により進行が遅れることが海外で報告されています。しかし、併用しても認知機能低下が徐々に進行するので、進行遅延の効果を実感することは難しい薬剤です。理論的には初期から少量（5～10 mg）を併用したら、神経保護作用によって進行を遅らせられるかもしれません（あくまでも推測です。また、初期は適応外です）。併用でのBPSD発症予防効果が示されているので、この点では過鎮静をきたさない程度の量での併用がよいと思われます。

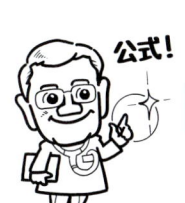

公式！

○**アルツハイマー型認知症治療薬は、さじ加減を**

カルテの中から：易怒性で受診した90歳代前半の男性の症例検討

　5年前からもの忘れがあった。近くにいる娘の介護（一日3食の提供など）を受けて独居維持。最近、激高して物を投げるなどの症状で娘が困って筆者のもの忘れ外来BPSD枠での受診に至った。症状は健忘主体で、診察時は穏やかで協力的、前頭葉症状（−）、Parkinsonism（±）。認知テストはHDS-R 8点（健忘主体）、把握反射（−）、病識なし。頭部CTで大脳びまん性萎縮（前頭葉はやや強い）と数個のラクナ梗塞を認めた。歩行は、脊柱前弯強度、腰をかがめて不安定歩行、動作緩慢。進行したアルツハイマー型認知症と診断。

　この症例に対して、皆さんはどのような薬物療法を選択しますか？ ①アセチルコリンを増やす薬（ドネペジルなど）、②メマンチン（メマリー®）、③チアプリド（グラマリール®）、④リスペリドン（リスパダール®）、⑤クエチアピン（セロクエル®）、⑥抑肝散、⑦処方しない、から選んでください。

　筆者の選択は「⑦処方しない＋"怒り"のスイッチを入れない家族教育」です。家族（娘）に、「どんなときに怒りますか？」と質問すると、「本人ができると言っているのに手を出したとき」など、具体的な答えが返ってきたので、そのスイッチを入れないようにと話しました。このように対応法を変える非薬物療法で怒りが生じなければ、薬物は不要ということです。

　このケースは歩行不安定なので、②のメマンチン（めまいなどの副作用）、③④⑤のパーキンソニズムを引き起こす可能性のある薬剤は、転倒リスクを高めるので使いにくいです（症状が殴る蹴るの場合は、やむを得ず使うこともありますが）。⑥は短期間使ってもよいでしょう。もし①のアセチルコリンを増やす薬剤を使うのであれば、リバスチグミン（易怒性の頻度が比較的少ない）がお薦めですが、HDS-Rが一桁で、本人は「困ることは何もない」と言いますし、家族は「診断がついて安心しました。怒らせないように注意します」と言うので、90歳代という年齢と副作用を勘案し[1]、"認知症を長引かせる薬"である①は処方しないこととしました。本人も「今、幸せです。最高です。（兵役検査で）甲種合格ですから」とおっしゃるので‥‥。70年前、その年の甲種合格は集落で一人だけだったという誇りをもち続け、幸せだと言って生きている人の脳に影響を及ぼす薬を使う必要はない、使うのは医療側のパターナリズムだと思うのです。

3．認知症治療に使われるその他の薬剤

3-1　シロスタゾール

　シロスタゾール（プレタール®）は抗血小板薬で、脳梗塞の再発予防薬ですが、アルツハイマー型認知症の原因物質であるβタンパクを血管を通して脳から除去する働きがあることが動物実験で示されました。さらに、アルツハイマー型認知症の発症予防・進行遅延効果も小規模な臨床試験で示され、現在、大規模な臨床試験が行われています。常用量は200mgですが、高齢者では**頻脈**や**不整脈**をきたしやすいので、50mg［分1・朝］で開始し、再診時（4週以上経過）に、不整脈や頻脈、心不全がないことを確認してから100mg［分2・朝夕］に増量します。高齢者では副作用が怖いので、筆者はそれ以上には増やしません。MRIで大脳白質虚血（T2で高吸収域）や大脳基底核の多発性ラクナ梗塞があれば併用します。これらがなくてもよいかもしれません。

　血管性認知症で抗血小板薬を使う場合は、効果の点からシロスタゾールがファーストチョイスですが、心不全・頻脈・不整脈の場合は、安心なクロピドグレル（プラビックス®）を用います。

　抜歯や手術前には、シロスタゾールは3日前から、クロピドグレルは14日前から中止します。

3-2　ニセルゴリン

　ニセルゴリン（サアミオン®）は、「脳梗塞後遺症に伴う慢性脳循環障害による意欲低下の改善」に適応をもつ脳循環代謝改善薬です。アパシー気味の活動性の低下した脳血管性認知症でファーストチョイスですが、アルツハイマー型認知症でも大脳白質虚血性変化を伴うケースが多いので、しばしば併用します。ただし、活動性を高める方向に働くので、過活動のケースでは使いません。脳血流増加作用に加え、アセチルコリン合成酵素であるコリンアセチルトランスフェラーゼの活性を上昇させる（老化で低下した分を取り戻す）作用や、アセチルコリンエステラーゼ阻害作用もあります。このようにアセチルコリンを増やす方向に働くので、理論的にはアルツハイマー型認知症にも有効性が期待されます。一日15mg［分3］が常用量ですが、認知症があると一日に1回か2回の内服になってしまいます（5mg・3錠［分3］で処方しても昼は飲み残しに）。効果は弱いですが、副作用はまずありませんので、安心して使えます。

　手術を行う場合は、ニセルゴリンを2日前に中止します。

　イフェンプロジル（セロクラール®）は、「めまい」のある症例で使います。

3-3　ドパミン製剤

パーキンソン病治療薬ですが、下記の目的で使われます。

1）パーキンソニズム

認知症を伴うパーキンソン病やレビー小体型認知症、血管性認知症のパーキンソニズムで使われます。進行性核上性麻痺でも試してみます。マドパー®やメネシット®といったL-DOPA製剤が中心です。50～100 mgで開始して、徐々に増やし、適量を決めます。300 mg以上は使いません。すくみ足に対しては、L-DOPS製剤（ドプス®）を使います。アマンタジンやドパミン受容体作動薬は、せん妄や幻覚・妄想に注意が必要なので、あまり使いません。

2）意欲低下・アパシー

マドパー®100 mg［分1・朝］で活力が上がります。アマンタジン（シンメトレル®）50 mg［分1・朝］が血管性認知症のアパシーに有効ですが、せん妄や幻覚・妄想の副作用に注意が必要です。

3）進行期の嚥下障害

L-DOPA製剤やアマンタジンが嚥下機能を向上させ、誤嚥性肺炎を防ぎます（詳細は186ページ）。

3-4　漢方薬

エビデンスはありませんが、認知機能への有効性が報告されている漢方薬を列記します。

1）加味温胆湯

アルツハイマー型認知症の認知機能に有効という報告があります。アセチルコリンの合成を増やす働きがあり、ドネペジルなどのアセチルコリン分解阻害薬との併用がよいといいます。効能は、神経症、不眠症です。

2）八味地黄丸

脳血管障害を伴うアルツハイマー型認知症の認知機能に有効という報告があります。また、脳のβアミロイド沈着抑制効果など、予防的な効果も報告されています。効能は、腎炎、糖尿病、陰萎、坐骨神経痛、腰痛、脚気、膀胱カタル、前立腺肥大、高血圧です。

3）釣藤散

血管性認知症の認知機能に有効という報告があります（MCIへの効果については162ページを参照）。効能は、慢性頭痛、高血圧傾向です。

B BPSDと生活障害の治療薬

BPSDへの対応は、その背景になっている身体の不調（炎症・便秘・心不全など）や環境要因（騒音・介護者の不適切な態度など）をチェックすることが第一ですが、非薬物療法だけで改善しない場合は、薬物療法の出番となります。

ただし、投薬前には、他医からどのような薬剤が出ているかを把握しましょう。高齢者はいくつもの医療機関を受診していることが多いです。アセチルコリンを増やす薬剤（AChEI）が興奮性BPSDを悪化させていることも多々あるので、まずは中止して1週間様子を見るとよいでしょう。

まず、**陽性徴候**（過活動；エネルギーが高すぎる；暴言・暴力・多動）で困っているのか、**陰性徴候**（低活動；エネルギーが低すぎる；アパシーやうつ）で困っているのかに分けます（図2-4）。陽性徴候には、アセチルコリンを増やす薬剤の減量・中止と抗精神病薬や興奮性アミノ酸のグルタミン酸に拮抗するメマンチンや抑肝散が治療の中心となります。陰性徴候には、意欲や覚醒レベルを上げる薬剤（ドパミン製剤、抗うつ薬の一部、アセチルコリンを増やす薬剤など）で対応します。

過活動の治療に用いる抗精神病薬（ドパミンD_2受容体拮抗薬）は、パーキンソニズムを引き起こし、転倒や誤嚥、死亡のリスクを高めます。投与前に、これらのリスク要因をチェックしましょう。筆者は、歩行能力や開眼片足立ち時間、構音障害の有無、誤嚥

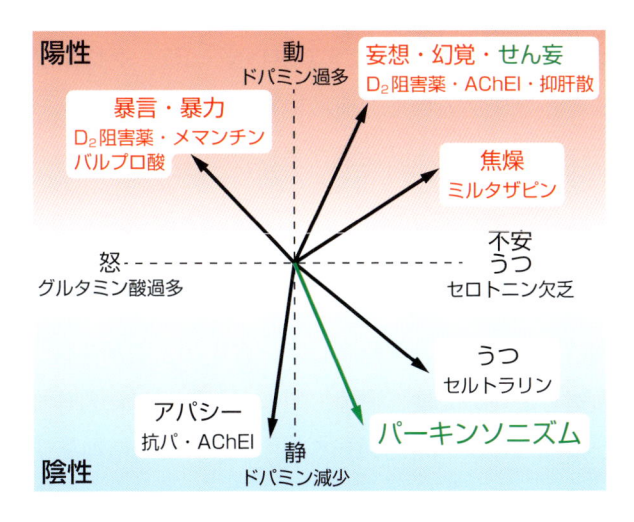

図2-4　BPSDの分類
陽性徴候と陰性徴候を見極めることが、薬物治療の基礎となる。せん妄とパーキンソニズムはBPSDに含まれない。

表2-5 BPSDへの向精神薬投与の原則

投与前	投与中
* BPSDの背景因子（隠れた疾患や環境要因）をチェックする。 * 投与前にすべての投薬をチェックし、抗コリン作用のある薬剤、覚醒レベルを下げる薬剤は、基本的には中止する。 * アセチルコリンエステラーゼ阻害薬は減量・中止も検討する。 * 転倒リスク、誤嚥リスクを事前に評価する（歩行不安定、構音障害、嚥下障害のあるケースは要注意）。 * 血糖値・HbA1cや肝機能を事前にチェックする。	* 身体状況や薬剤の半減期を考慮して薬剤を選択する。 * 少量で開始して漸増する。 * 維持量は、高齢者では常用量の1/10〜1/2を目安とする。 * 来院間隔を短くして、効果と副作用をこまめにチェックする。 * 採血して肝機能（クロルプロマジン）や炎症反応（CRP；誤嚥で上昇）、血糖値（一部の薬剤）などをチェックする。 * 絶えず減量・中止の機会をうかがう。

（むせ）の有無を確認しています。これらがあっても投薬が必要な場合がありますが、その場合は来院間隔を毎週〜隔週程度と短くして、副作用を見ながら投薬します。薬剤選択は、身体状況を勘案し、さらに半減期も考慮します。

　向精神薬を使うときは、少量からが基本です（**表2-5**）。例えば、クロルプロマジン（ウインタミン®）は「精神科領域で用いる場合には、通常、一日50〜450mg」ですが、筆者は8mg［分2・朝夕］から始めます。1/6〜1/56ですね。この量ではまったく効かないこともあるので、次の週は12mg［分2・朝5mg、夕7mg］に増やすというように、様子を見ながら調節します（20mgまでしか使いません）。10%ウインタミン®細粒を使うことで、細かな調節が可能です。通常量使えば副作用の強い薬ですが、少量使うことで、副作用の心配は少なくなります（181ページ）。クロルプロマジンは肝機能障害の副作用を生じることがあるので、血液検査も必要です。

　抗うつ薬には、昼夜逆転や不穏、せん妄などに有効なものもあります（183ページ）。

　薬剤の**半減期**も必ず考慮してください。どの時間帯に効くことを狙うかで、一日中効くタイプを選ぶか、半減期が短くて夕方だけ、あるいは夜だけ効くタイプを選ぶか、とても重要なポイントです。

　本書では筆者の向精神薬の使い方を紹介していますが、薬剤添付文書に定められた効能や投与量と異なる処方については、実際に処方される医師の責任で投与願います。

　厚生労働省が「かかりつけ医のためのBPSDに対応する向精神薬使用ガイドライン」[7]を出していますので、参考にしてください。2016年7月頃に第2版が厚生労働省ホームページに掲載される予定です。PDFファイルをダウンロードできます。

1．抑肝散

　夜泣き疳の虫に母子が内服する漢方薬です。認知症に保険適用ではありませんが、興奮性のBPSDに対して効果が見られます。しかし、ケースによって効果はまちまちなので、無効なのに使うことは慎むべきです。甘草を含み低カリウム血症をきたしやすいので、ループ系利尿剤との併用は避けるべきです。筆者は、フロセミド（ラシックス®）をスピロノラクトン（アルダクトン®A）に変更してから投与します。また、カリウム製剤（アスパラ®カリウム）などを併用したり、バナナなどのカリウムをたくさん含む野菜・果物の摂取を推奨します。アルツハイマー型認知症よりもレビー小体型認知症の興奮性BPSDに有効で、特にレビー小体型認知症の幻視に有効です。

　抑肝散は、興奮性アミノ酸であるグルタミン酸の働きを抑え、セロトニンの働きを調整します（受容体の種類によって刺激や拮抗）。甘草が副作用（偽性アルドステロン症）の元凶なのですが、甘草にグルタミン酸抑制効果があるので、甘草を抜くことができないのです。

　一日7.5g（3包）が常用量ですが、2.5〜5gにとどめておくことが、低カリウム血症のリスクを低減します。筆者は、症状の強い時間に合わせて、その少し前に1包だけ内服する方法や、1包［分1・夕］投与が多いです。

　漢方薬はまずい、内服しにくいと、患者から敬遠される傾向があります。そこで、①プリンや甘いヨーグルトなど美味しい食べ物に混ぜる、②ぬるま湯に溶かして飲む（蜂蜜で甘くしてもよい）、③「らくらく®服用ゼリー漢方薬用（龍角散）」に混ぜる、などの方法を伝授します。どうしても飲みにくい場合は、グルタミン酸系には作用しないので効果は弱くなりますが、セロトニン系に効く錠剤のタンドスピロン（セディール®）で代用することもあります。

　漢方薬を「食後」で処方すると、院外薬局から「漢方は食間か食前です」と問い合わせ電話がくるので、「食後で」と答えます。筆者は内服コンプライアンスを考えて基本的に「食後」で投与していますが、効果は食前や食間と変わらないようです。

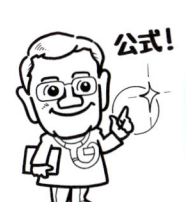

公式！
○抑肝散は身体機能低下なし、時に過鎮静、そして低カリウム血症要注意

2. 抗精神病薬

興奮性BPSDへの対応はケア（非薬物療法）がファーストチョイスです。投与中の薬剤の見直し（ドネペジル中止など）や抑肝散、メマンチンなどでも手に余る場合は、抗精神病薬の出番となります（表2-6）。どの薬剤もドパミンD_2受容体拮抗作用によりパーキンソニズムを引き起こします。よって、転倒リスクが高まり、嚥下機能低下例では誤嚥リスクも高まり、結果的に死亡率が高まります。つまり、ふらつきがある例、構音障害のある例、嚥下障害のある例に投与すると、転倒骨折や誤嚥性肺炎のリスクが高まりますので、基本的にはこのような例には投与しません（施設の中で他の利用者に暴力をふるうケースなど、やむを得ず使う場合がありますが）。心不全や不整脈、低血圧などがなく、元気に動き回る人が処方の対象です。

以下、代表的な薬剤を解説します。

表2-6　興奮性BPSDに使用する抗精神病薬

分類	薬品名	半減期	特徴	初期量	最大量
定型	クロルプロマジン（ウインタミン®細粒）	2.5時間（第1相）12時間（第2相）	暴力・常時徘徊・他者への危害の場合	4mg/分1～10mg/分2	20mg/分2
定型	チアプリド（グラマリール®、チアリール®）	4時間（高齢者6時間）	本来は脳梗塞後遺症の興奮に適応	25mg/分1（50mg/分2）	75mg/分3
定型	ハロペリドール（セレネース®）	1～2日	強力に妄想を抑える	0.3～0.4mg	1.5mg
非定型	リスペリドン（リスパダール®）	4時間・主代謝物は21時間	主代謝物が長く効く	0.5mg/分1	1mg
非定型	クエチアピン（セロクエル®）	3.5時間	半減期が短いパーキンソニズムが少ない糖尿病禁忌	12.5～25mg/分1	50mg/分2
非定型	ペロスピロン（ルーラン®）	2時間（投与6時間まで）6時間（投与6時間以降）	妄想に有効 半減期が短い	2mg/分1	8mg/分2

2-1　クロルプロマジン（コントミン®、ウインタミン®）〈定型〉

　行動障害型前頭側頭型認知症の強度の興奮性BPSDで出番が多い薬剤です。8～10mg［分2・朝夕］で開始して、20mg以下で使います。統合失調症の常用量は50～450mgなので、少量使うことで副作用を出にくくすることがコツだとおわかりいただけると思います。10%ウインタミン®細粒を使うと、微妙なさじ加減ができます。なお、肝機能障害があると使えません。また、時々血液検査で肝機能のチェックが必要です。

2-2　チアプリド（グラマリール®、チアリール®）〈定型〉

　アルツハイマー型認知症や血管性認知症の興奮性BPSDに対してよく用いられます。25mg［分1・夕］や50mg［分2・朝夕］で開始して、100mgまで使います。また、25mg錠を頓用で、興奮時に介護者の判断で追加投与という使い方にも適しています。

2-3　ハロペリドール（セレネース®）〈定型〉

　強力な作用をもち、もの盗られ妄想や嫉妬妄想の治療に使われますが、鎮静作用も強いですので、やはり少量が基本です。0.3～0.4mg［分1・夕］で開始して、1.5mg程度まで増量します。1%セレネース®細粒を使うと微量調整が可能です。統合失調症では0.75～2.25mgで開始し、維持量は3～6mgです。

2-4　リスペリドン（リスパダール®）〈非定型〉

　非定型の代表で、糖尿病があっても使えますが、半減期が長いので、認知機能や昼の覚醒レベルを低下させます。0.5mg［分1・夕］で開始し、1mg［分1または分2］まで増やします。液剤があり内服させやすい特徴があります（本人の了解なしに食べ物や飲料に混ぜて内服させるので、人権上の問題はありますが）。統合失調症では2mgで開始し、維持量は2～6mgです。長期投与でパーキンソニズムが出現しやすいので、レビー小体型認知症では要注意です。筆者は、非定型ではクエチアピンを優先し、糖尿病の場合はリスペリドンを選択します。

2-5　クエチアピン（セロクエル®）〈非定型〉

　作用時間が短いので、興奮性BPSDが強い時刻に合わせて内服してもらうことができます。どの病型でも使い、比較的使用頻度の高い薬剤です。夕のみの投与だと、昼間の覚醒レベルを下げにくい点がメリットです。12.5～25mgで開始し、50mg［分2］まで使います。統合失調症では50～75mgで開始し、維持量は150～600mgです。血糖値を上げるので、時々血糖チェックが必要です。

2-6 ペロスピロン（ルーラン®）〈非定型〉

　アルツハイマー型認知症のもの盗られ妄想で時々使います。2〜4mgで開始し、8mgまで使います。統合失調症では12mg［分3］で開始し、維持量は12〜48mgです。血糖値を上げます。

　以上のように、①高齢者で活力が低下している、②認知症病変で薬の効果・副作用が出やすい、③パーキンソニズムが出現すると転倒や誤嚥を引き起こすことから、少量投与が基本です。かといって、効果がないのは困るので、効果が出るまでは認知症での最大量を守りつつしっかり使い、1剤で落ち着かなければ併用も行い、症状が落ち着いたら減量に入り、ゆっくりと減らしていくことが基本原則です。筆者が関係する介護老人保健施設（老健）では、薬剤性パーキンソニズムに時々出会い、もっと早く抗精神病薬を中止してほしかったと思うことがあります。薬を中止しても、回復は限定的であったり、長時間を要します。また、抗精神病薬の長期投与で遅発性ジスキネジアが出ます。これは、中止しても回復しません。

　ハロペリドール（セレネース®）などの抗精神病薬の副作用で注意を要するものに、アカシジア（akathisia；正座不能症）があります。じっとしていられないで動き回る症状なので、「徘徊」と誤解され、さらに抗精神病薬を増やすという悪循環になってしまいます。薬の副作用かどうかわからなかったら、一度は薬剤を中止してみるのが手です（急激な中止は危険なのでしない）。「常時徘徊」で精神科に紹介される患者の中にアカシジアが相当含まれているという指摘があります。

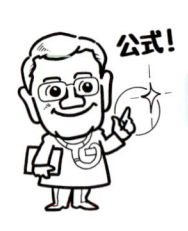

公式！

○ 抗精神病薬は奥の手、極力使わない

[臨床メモ]　コウノメソッド流 定型抗精神病薬少量投与

　年間1,000例以上の新患を診ている河野和彦医師が、治療経験に基づく抗精神病薬の新しい使い方を提唱しています[8]。

　妄想や暴力などの興奮性BPSDには抗精神病薬が処方されますが、第一世代の〈定型〉はパーキンソニズムなどの副作用が強いので、副作用を減らすために開発された第二世代の〈非定型〉であるクエチアピンやリスペリドンを処方するのが教科書的です。しかし、コウノメソッドでは、古くから使われ副作用が知り尽くされている第一世代のクロルプロマジンやハロペリドールの極少量投与を推奨しています。なぜでしょうか？

　表2-7を見ると、〈定型〉はドパミンD_2受容体に選択的に働き、他の神経伝達物質には作用が弱いことがわかります。一方、非定型は、パーキンソニズムを起こしにくい反面、ノルアドレナリン・セロトニン・ヒスタミンの受容体にも作用を及ぼします。ですから、〈定型〉でドパミンを選択的に抑えて治療効果を発揮しつつ、少量投与で副作用発現を減らすという考え方がコウノメソッド流だと、筆者は解釈しています。例えば、クロルプロマジンは、統合失調症であれば450mgまで使いますが、BPSDでは4～75mgでそれ以上は決して使いません（筆者の場合は上限20mg）。さらに、レビー小体型認知症は自律神経障害の症状として起立性低血圧を生じやすいですが、〈定型〉はノルアドレナリンなど他の神経伝達物質に影響を及ぼしません。〈定型〉のほうがドパミンに選択的に働くので優れているという逆転の発想だと思います。

　定型抗精神病薬は、神経内科出身の筆者にとっても「怖い」イメージの薬剤で、以前は使ったことがありませんでしたが、コウノメソッドを知り、BPSDが強い例には極少量使っています。「怖い薬を、注意深く、少量で、頻回受診で薬剤量調整と副作用チェック」というイメージです。なお、少量でも副作用は出ます。心機能が良好で歩ける元気な人が処方対象です。

表2-7　定型および非定型抗精神病薬の比較

遮断受容体	遮断による作用	定型 ハロペリドール	非定型 リスペリドン
ドパミン D₂	幻覚・妄想減弱、意欲低下、不活動、パーキンソニズム、遅発性ジスキネジア	++	++
ノルアドレナリン α₁	起立性低血圧、めまい	+	++
セロトニン 5-HT₂ₐ	感情調節作用、抗不安作用、パーキンソニズム軽減	+	+++
ヒスタミン H₁	鎮静、眠気、抗不安作用、食欲亢進	±	++
アセチルコリン mACh	口渇、尿閉、便秘、認知機能低下、遅発性ジスキネジア	±	±

定型抗精神病薬は、ドパミンD₂受容体に選択性が強く、他の受容体には影響が少ない。非定型抗精神病薬は、セロトニン5-HT₂ₐ受容体阻害作用が強いのでパーキンソニズムが出現しにくくなるが、ノルアドレナリンα₁受容体遮断作用による起立性低血圧やめまいの副作用は増えることがわかる。

（忽滑谷 2002[9]より作成）

3. 抗てんかん薬

3-1　バルプロ酸

　抑制性神経伝達物質のGABAを増加させて鎮静系の作用をもつバルプロ酸（デパケン®、セレニカ®）は、本来てんかん治療薬ですが、激越などの興奮性BPSDにしばしば有効です。第一選択ではありませんが、抗精神病薬でも収まらず、抗精神病薬を増量するとパーキンソニズムが危惧される場合に、パーキンソニズムを引き起こさない鎮静系の薬剤として用います。他の鎮静系薬剤と併用することが多いです。興奮の時間帯に合わせて100mg錠を朝または昼または夕に投与します。シロップ剤で100mg［分2・朝夕］という使い方もします。徐放性のR錠を使う手もあります。BPSDへの投与量は一日200mgまでが無難です。眠気の副作用に注意します。常用量は一日400〜1200mgですが、少量が基本です。

　抗痙攣薬としてカルバマゼピン（テグレトール®）を使う医師もいますが、眠気が強いことと、ふらつきも強くて転倒が危惧されるので、筆者は基本的に使いません。

3-2 クロナゼパム

クロナゼパム（ランドセン®、リボトリール®）は、REM睡眠行動障害に用います。0.5mg錠［分1・眠前］です。

4. 抗うつ薬

抗うつ薬は、大まかに、眠気を伴う薬剤と眠気を伴わない薬剤に分かれます。筆者は、①眠気を伴わずに抗うつ作用と日中の活動性向上を期待する場合、②不安焦燥で落ち着かない症状の治療、③夜間せん妄や不眠（中途覚醒）の治療、④前頭側頭型認知症の脱抑制や常同行動を抑える、に使います（表2-8）。

なお、古い世代である三環系は使いません。SSRIで副作用の少ないセルトラリン（ジェイゾロフト®）が第一選択です。眠気を生じるタイプは、認知機能を低下させるリスクとベネフィットを勘案して用います。

認知症では、少量投与が基本です。半錠〜1錠が初期量で、その倍量が最大量です。精神科でうつ病の治療に用いるような量は使いません。

表2-8　抗うつ薬の使い分け

1. 意欲低下や抑うつ気分の治療
   セルトラリン（ジェイゾロフト®；SSRI；半減期24時間）が第一選択薬
   25mgを朝1回、眠気は出ないので、また、中止時の離脱反応が出にくいので、比較的安全
   〈処方〉ジェイゾロフト® 25mg・1錠［分1・朝］
2. 不安・焦燥（イライラして落ち着かない）
   ミルタザピン（リフレックス®、レメロン®；NaSSA；半減期30時間）が第一選択薬
   眠気あり、半錠の7.5mgで開始し、1〜2週間様子を見て、有効なら1錠に増量
   〈処方〉リフレックス® 15mg・半錠［分1・夕］
3. 夜間せん妄／昼夜逆転／中途覚醒の治療
   トラゾドン（デジレル®、レスリン®；半減期7時間）
   眠気を活用
   〈処方〉デジレル® 25mg・半錠［分1・夕または眠前］
4. 前頭側頭型認知症の行動障害を落ち着かせる
   フルボキサミン（デプロメール®、ルボックス®；SSRI；半減期9時間）やトラゾドン
   〈処方〉デプロメール® 25mg・1錠［分1・朝］または2錠［分2・朝夕］
   　　　 トラゾドン 25mg・半錠〜1錠［分1・夕］

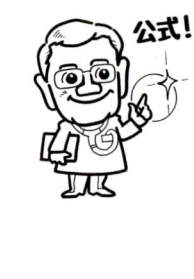

> **公式！**
> ○抗うつ薬は少量から使ってみる
> 効けば続け、副作用で中止

5. 不眠・昼夜逆転への対応

　不眠に対しては、まず理由を探ります。家族が不眠と訴えても、本人は不眠と思っていないことがしばしばです。本人が困っていないなら、治療は要らないという考え方もできます。しかし、本人が夜中に動き出して介護が大変であれば、治療を考えなければなりません。本人・家族がしっかり眠れることが、在宅生活継続には必須です。

　本人が寝つきにくいというなら、睡眠導入剤を用います。ここで、新しいタイプの睡眠導入剤の理解に役立つよう、少し解説を加えます。睡眠導入剤は、GABA受容体のベンゾジアゼピン結合部位に結合して抑制性神経伝達物質であるGABAの働きを促進することで催眠作用を示します。このベンゾジアゼピン結合部位にはω_1とω_2の2種類があり、**ω_1受容体は催眠作用を、ω_2受容体は抗不安作用と筋弛緩作用を**示します。従来のベンゾジアゼピン系薬剤はω_1とω_2の両受容体を刺激します。しかし、認知症高齢者に望ましいのは、新しいタイプで筋弛緩作用を示さないω_1選択性の高い薬剤です。そこで、ベンゾジアゼピンの構造をもたない非ベンゾジアゼピン系であるゾルピデム（マイスリー®）、ゾピクロン（アモバン®）、エスゾピクロン（ルネスタ®）が推奨です（表2-9）。これらは作用時間が長くないので、昼に持ち越しません。ただし、中途覚醒には効果を期待できません。ブロチゾラム（レンドルミン®D）はω_2受容体にも作用するので、筋脱力による転倒に注意が必要です。

　ラメルテオン（ロゼレム®）8mg錠はメラトニン受容体を刺激する薬で、作用機序が他剤と異なります（表2-9）。体内時計を調節して睡眠・覚醒のリズムを整えて自然な眠りを誘発するので、認知症には"うってつけ"です。作用は弱いですが、逆に弱いので認知症があっても安心して使えます。ただし、この薬剤で、日中眠くなるという副作用にも時に遭遇します。その場合は中止して確かめてください。なお、効果発現に1週間以上要します。このため、効果判定は2週間後に行います。「ゆっくり効くので、2週間は使って、効果を見てください」と伝えましょう。処方日数制限がありません。

　新規作用機序のオレキシン受容体拮抗薬スボレキサント（ベルソムラ®）は、入眠障害と中途覚醒に有効です。高齢者には15mg錠が適応で、処方日数制限がありません。

協同医書出版社の好評書

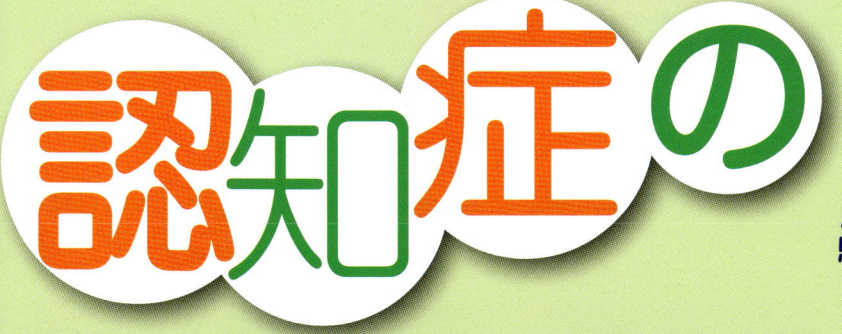

認知症の

認知症初期集中支援チームにおける
事例でマスター！
多職種協働のあり方とは?

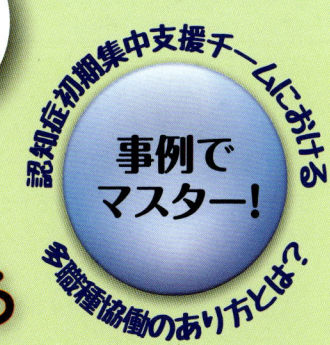

本人・家族の困りごとを解決する
医療・介護連携の秘訣
………… 初期集中支援チームの実践**20**事例に学ぶ

山口晴保（群馬大学・名誉教授、認知症介護研究・研修東京センター・センター長／医師）
山口智晴（群馬医療福祉大学リハビリテーション学部・准教授／作業療法士）　［編集］
前橋市認知症初期集中支援チーム〔著〕

認知症医療のアウトカムは何か、認知症ケアのアウトカムは何か、どのような基本姿勢で認知症の人とその家族に向き合うべきか──「認知症の人とその家族への問題解決の関わり方」を提案する!

どうする!?　2018年4月からすべての市町村で動き出す「認知症初期集中支援チーム」

- 本書は、《認知症の人をどうやって受診や介護につなげるか》という視点にとどまらず、《本人と家族は何に困っているか、どうしたらその困難を解決できるか、そして、どうしたら地域で穏やかにその人らしく暮らし続けることができるか》というスタンスで利用者に向き合うことを提唱しています。

- 本書を読むことで、「支援チームは具体的に何をするのか?」「支援チームを運営するときのコツは?」といった疑問に答えが見つかります。

- 認知症に関する対応を行う地域包括支援センターの業務や認知症地域支援推進員の活動にも、本書で紹介する多数のアイデアやノウハウを役立てることができます。

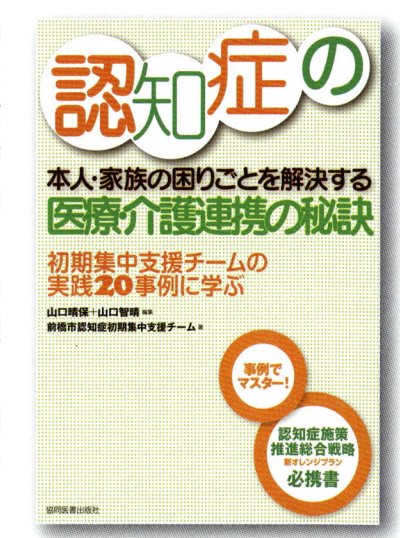

B5判・236頁・定価（本体2,600円+税）・ISBN 978-4-7639-6028-3

協同医書出版社　〒113-0033 東京都文京区本郷3-21-10
Tel. 03-3818-2361／Fax. 03-3818-2368　http://www.kyodo-isho.co.jp/

本書の主な内容

第Ⅰ部 ■ 総論
認知症初期集中支援推進事業実施における基本的な考え方—早期支援と危機回避支援—／「単純な医療や介護への結びつけ」ではなく、困りごとの解決／支援チームの設置・構成と依頼方法／依頼からモニタリングまで／対象者の選定が難しい／次のステップ—リソースの活用、地域連携—

第Ⅱ部 ■ 依頼からアセスメントそして対応
依頼から訪問まで／家の中に入り込む技／アセスメント／誰が何に困っているの？／代表的な「困りごと」を考える／困りごとの背景にある不安への対応

第Ⅲ部 ■ 認知症初期集中支援チームで実際に関わった20事例
本人の拒否などが問題の場合／介護家族の対応などが問題の場合／服薬内容や周囲のおせっかいなど、その他の問題

第Ⅳ部 ■ チーム員会議の討議方法
チーム員会議で議論すべきこと／チーム員会議の運営方法

第Ⅴ部 ■ 「認知症初期集中支援チーム」の立ち上げと運営
スタートアップ／設置場所／窓口としての地域包括支援センターとチーム員の連携／医師会との連携の仕組みづくり／市民周知／行政との連携／補遺：専門職へのメッセージ

当社刊行書籍のご購入について

当社の書籍の購入に際しましては、以下の通りご注文賜りますよう、お願い申し上げます。

◆書店で
医書専門店、総合書店の医書売場でご購入下さい。一般書店でもご購入いただけます。直接書店にてご注文いただくか、もしくは注文書に購入をご希望の書店名を明記した上で、注文書をFAX（注文受付FAX番号：03-3818-2847）あるいは郵便にて弊社宛にお送り下さい。

◆郵送・宅配便で
注文書に必要事項をご記入の上、FAX（注文受付FAX番号：03-3818-2847）あるいは郵便にて弊社宛にお送り下さい。本をお送りする方法として、①郵便振替用紙での払込後に郵送にてお届けする方法と、②代金引換の宅配便とがございますので、ご指定下さい。なお、①②とも送料がかかりますので、あらかじめご了承下さい。

◆インターネットで
弊社ホームページ http://www.kyodo-isho.co.jp/ でもご注文いただけます。ご利用下さい。

〈キリトリ線〉

注 文 書（FAX: 03-3818-2847）

書　名	定　価	冊　数
認知症の本人・家族の困りごとを解決する医療・介護連携の秘訣 初期集中支援チームの実践20事例に学ぶ	定価（本体2,600円＋税）	

フリガナ	
お名前	
お届け先 ご住所 電話番号	〒□□□-□□□□ 　 電話（　　　）　　-　　，ファックス（　　　）　　-
Eメールアドレス	＠
購入方法	□ 郵送（代金払込後、郵送） □ 宅配便（代金引換）【配達ご希望日時：平日・土休日、午前中・12～14時・14～16時・16～18時・18～20時・20～21時】 □ 書店でのご購入【ご購入書店名：　　　都道府県　　　市区町村　　　書店】

新刊のご案内および図書目録などの弊社出版物に関するお知らせを、郵送または電子メールにてお送りする場合がございます。記入していただいた住所およびメールアドレスに弊社からのお知らせをお送りしてもよろしいですか？　□ 希望する　□ 希望しない

協同医書出版社　〒113-0033　東京都文京区本郷3-21-10　TEL（03）3818-2361
URL　http://www.kyodo-isho.co.jp/　FAX（03）3818-2368

表2-9 認知症の不眠治療（眠剤）

作用型	一般名	製品名	半減期	推奨	特徴※	備考
短時間	ブロチゾラム	レンドルミン®D	7時間	△	ω₁＆ω₂	不安例に
超短時間	ゾルピデム	マイスリー®	2時間	○	非 ω₁	ω₁選択性があり脱力を生じにくい
短時間	ゾピクロン	アモバン®	4時間	○	非 ω₁	
短時間	エスゾピクロン	ルネスタ®	5時間	○	非 ω₁	
超短時間	ラメルテオン	ロゼレム®	2時間	○	メラトニン	
超短時間	トリアゾラム	ハルシオン®	3時間	×	ω₁＆ω₂	
中間	エスタゾラム	ユーロジン®	24時間	×	ω₁＆ω₂	

このほか
＊トラゾドン（レスリン®、デジレル®）を少量
＊抑肝散2.5g（1包）[分1・夕]
※…受容体選択性を示す。「非」は非ベンゾジアゼピン系。

　夜中に起き出して家族が困るような不眠（または昼夜逆転）には、通常の睡眠導入剤ではなく、せん妄の治療薬を用いるのが基本です。筆者は、第一選択が抑肝散1包[分1・夕]、次がトラゾドン（レスリン®、デジレル®）25 mgを半錠[分1・夕]か、ラメルテオン（ロゼレム®）1錠[分1・眠前]の単独または併用で治療しています。ミルタザピン15 mg・半錠を使うこともあります。それでも効果がないときは、抗精神病薬のクエチアピン（セロクエル®）25 mgを試します（糖尿病ならリスペリドン0.5 mg）。睡眠薬、特にベンゾジアゼピン系は、なるべく使わないようにしています。

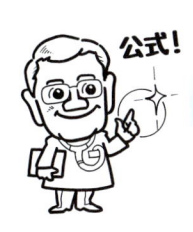

公式！
○睡眠薬は作用時間をチェック、抗不安薬は使わない

6. 抗不安薬

　ベンゾジアゼピン系の抗不安薬は、認知機能を悪化させる恐れがあるので、認知症には使わないのが原則です。しかし、パニック発作や不安症状が一過性に出現するときには、ロラゼパム（ワイパックス®）0.5 mgあるいは1 mgの舌下使用（頓用）が、速効性があり有効です。頓用だと習慣性になりにくいメリットがあります。ふらつきや眠気など

の副作用に注意します。また、不安・焦燥が強く落ち着かないときは、セロトニン系に働くタンドスピロン（セディール®）をしばしば使います。ベンゾジアゼピン系ではないので眠気やふらつきなどの副作用や依存性がほとんどない点で安心です。ただし、効果は弱いので、抑肝散で治療を開始し、処方が長引くときに抑肝散から低カリウム血症のおそれがないタンドスピロンに切り替えます。

【処方例】　タンドスピロン（セディール®）10mg・2錠［分2・朝夕］

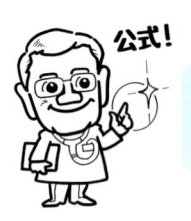

公式！
- ベンゾジアゼピン系抗不安薬は認知症には使わない
- 抑肝散長期はタンドスピロンに

7. 食欲低下、嚥下障害の薬剤

薬剤の使用を検討する前に、口腔ケア・嚥下リハによる解決を考えましょう。ブラッシング、冷たいもの、辛いものなどによる口腔粘膜への刺激で、知覚神経から神経伝達物質のサブスタンスPが放出されて、嚥下機能が向上し、誤嚥性肺炎を防ぎます。パーキンソン病治療薬（L-DOPA製剤など）や高血圧症治療薬（ACE阻害薬）、半夏厚朴湯も

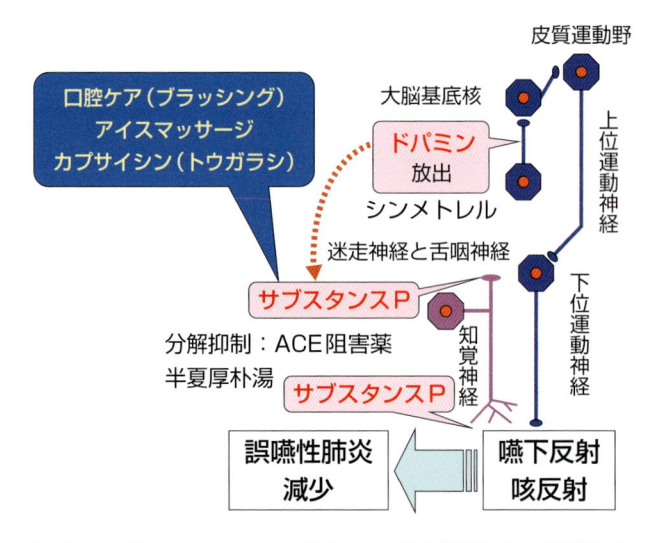

図2-5　サブスタンスPを増やして嚥下機能向上・誤嚥防止
（佐々木 2006[10]）より作成）

サブスタンスPを増やします（図2-5）。

薬剤ですが、食欲低下に対しては六君子湯を、嚥下障害に対してはL-DOPA製剤を用います。

* **六君子湯**——グレリン増強作用により食欲が増します。抗認知症薬の副作用で食欲が低下したときに、しばしば有効です。一日量2包中に甘草0.5gを含みますので、低カリウム血症に注意が必要です（2包で抑肝散1包の甘草量に匹敵）。漫然と使わないほうがよいでしょう。

 【処方例】 六君子湯2包［分2・朝夕］

* **L-DOPA製剤**（マドパー®、メネシット®、ネオドパストン®）——サブスタンスPを介して嚥下機能が向上します。ACE阻害薬であるペリンドプリル（コバシル®）やカプトプリル（カプトリル®）も同様な効果をもちます。詳しくは終末期の治療（147ページ）を参照してください。

 【処方例】 マドパー®3錠［分3・朝昼夕］（半錠～1錠で開始し、1週間ごとに増量）

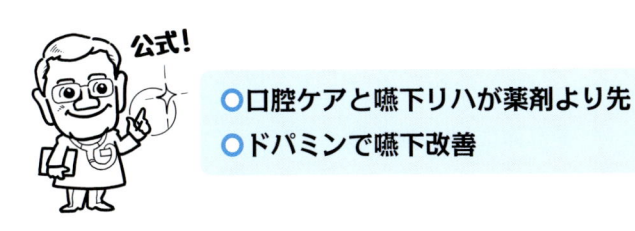

公式！
- 口腔ケアと嚥下リハが薬剤より先
- ドパミンで嚥下改善

8．頻尿への対応

頻尿もしばしば見られる症状です。男性では前立腺肥大の有無をチェックし、残尿が多いのか、あふれ出ているのか（溢流性）の評価が必要です。急に発症した場合は、検尿して膀胱炎の有無をチェックしておきましょう。

8-1 夜間頻尿

男女を問わず、心不全や腎不全が背景にあり、昼間に出しきれないために夜間頻尿になる場合があります。利尿剤や強心剤が有効です。日中は座位が多く、両下肢に浮腫が出て、夜間睡眠中は下肢が水平位（心臓と同じ高さとなる）になり、その余分な水分が循環系に戻って尿となって排出され、夜間に尿量が多くなる場合があります。この場合は、強心剤やループ利尿剤を朝使うことで、日中の尿量を増やし、夜間尿量を減らすことができます。

8-2　過活動膀胱治療薬

過活動膀胱による頻尿の治療には、末梢性のアセチルコリン受容体を阻害する薬物(**抗コリン剤**：膀胱弛緩と括約筋の緊張をもたらす)が使われますが、口内乾燥や便秘に加えて、脳に移行すると認知機能を下げたり、夜間せん妄を誘発します。したがって、血液脳関門(blood-brain barrier：BBB)を通過しないタイプの過活動膀胱治療薬が理想的で、通過したとしても平滑筋に分布するムスカリンM_2・M_3受容体に選択性があり、中枢神経系のムスカリンM_1受容体には作用しない薬剤が望まれます(図2-6)。なお、前立腺肥大のある男性では、過活動膀胱治療薬が排尿に必要な筋収縮を弱めて、残尿や**尿閉・溢流性尿失禁の原因**ともなるので注意が必要です。

1) 好ましくない薬剤

オキシブチニン(ポラキス®)は血液脳関門を通過し、認知機能を低下させることが報告されています。プロピベリン(バップフォー®)はM_1受容体に強く作用します。ソリフェナシン(ベシケア®)は血液脳関門を通過するようで、半減期も約50時間と長いですので、推奨できません。

2) 好ましい薬剤

一方、トルテロジン(デトルシトール®：徐放性カプセル；半減期約11時間)は血液脳関門を通過しにくく、さらにM_2受容体に最も強く働くので、アルツハイマー型認知症でも使いやすい薬剤といわれています。このデトルシトール®の代謝活性物質のプロ

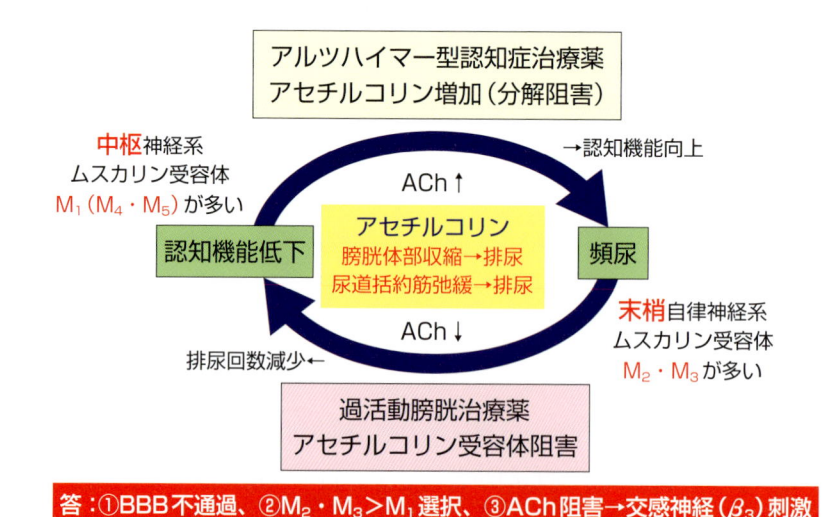

図2-6　過活動膀胱治療薬の選択
血液脳関門(BBB)を通らないタイプ、膀胱に選択的に働くタイプ(M_2・M_3選択性)、交感神経を刺激するタイプの過活動膀胱治療薬が望まれる。

ドラッグであるフェソテロジン（トビエース®）は、効く人と効かない人がいるというデトルシトール®の欠点を補う新薬です。

　新薬は副作用が少なくなっていますが、抗コリン作用をもつ薬剤を使わないで済めばそれに越したことはありません。

　新しいタイプの過活動膀胱治療薬（β_3アドレナリン受容体アゴニスト）のミラベグロン（ベタニス®）は抗コリン作用がありません。

【処方例】　トビエース®4mg・1錠［分1・夕］

8-3　心因性

　頻回に尿意を訴えるが、トイレに連れていっても尿が出ない場合は、心因が考えられます。不安を取り除くケアで改善する可能性があります。また、セルトラリン（ジェイゾロフト®）のようなSSRIが有効かもしれません。夜間頻尿にはミルタザピン（リフレックス®）が有効です。

8-4　溢流性

　男性（一部女性）で、残尿が頻尿の原因（溢流性尿失禁）の場合は、上記の薬剤ではなく、括約筋を弛緩させる**α受容体遮断薬**を使います。男性は前立腺肥大によることが多く、α_1受容体に選択性のあるタムスロシン（ハルナール®；半減期約10時間）などが用いられます（**図2-6**）。女性ではウラピジル（エブランチル®）15〜30mgを使います。降圧作用に注意が必要です。

【処方例】　ハルナール®D 0.1mg・1錠［分1・夕］

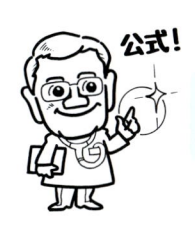

公式！
○夜間尿量を減らす工夫に加え、
　抗コリン剤は脳に移行しにくいタイプを

［臨床メモ］　処方のポイント
＊**少量から漸次増量**──認知症は経過の長い病気です。薬剤添付文書通りに急速に増量する必要はありません。副作用をチェックしながらゆっくり増量しましょう。そして、効きすぎ症状（興奮、過鎮静など）が出現したら減量しま

しょう。

* **薬剤数は極力減らす**──高齢者では、薬剤数が増えるほど転倒リスクが高まります。できれば、リスクが高まる5剤を超えないようにしましょう。
* **内服回数を極力減らす**──認知症の人では、よほどよい介護環境が整っていないと、一日3回の内服は困難です。一日2回、場合によっては1回にまとめます。ドネペジルは"朝"内服が好ましいのですが、介護者が"夕"しか管理できなければ"夕"にするという柔軟性が必要です。"夕"が好ましいメマンチンを朝1回にする場合もあります。
* **一包化**──なるべく一包化し、大きな文字で内服日を入れてもらいましょう。そして、一日1回なら大型カレンダーに貼る、服薬カレンダーやお薬ケースに入れるなどで、服薬支援をしましょう。
* **処方の一元化**──処方は一人の医師が一元化し、すべての処方を管理することが望ましいです。高齢になると病気の種類が増え、それぞれの専門医が診る場合が多いですが、病状が落ち着いたら主担当の医師が一括して処方するように努力しましょう。そうすることで、処方薬剤数を減らすことができます。
* **調剤薬局の一本化**──複数の医師が診る場合は、すべて院外処方とし、すべての処方を一か所の調剤薬局から出すようにすると、併用禁忌や重複などのチェックが行き届きます。介護保険の「訪問薬剤指導」で自宅に訪問して残薬チェックや服薬指導をしてくれる調剤薬局もあります。

C エビデンスと物語

　医療には、エビデンスに基づく医療（evidence-based medicine）と、一人ひとりの患者の状態（人生物語）に根ざした医療（narrative-based medicine）があります。この前者である認知症医療のエビデンスを集めて治療指針を示したのが、認知症関連6学会が合同で作成した「認知症疾患治療ガイドライン」です。いわば、日本の標準的な認知症治療法です。また、薬剤の添付文書は、概ね治療ガイドラインに合致しています。では、このガイドライン通りに治療したらうまくいくかというと、残念ながら何割かはうまくいかないでしょう。エビデンスは多数例に投与した場合の平均値で、個人差は考慮されていないからです（図2-7）。例えば、エビデンスに基づいて、ドネペジルは常用量の5mgが処方されますが、体重が35kgの人と70kgの人では血中濃度（効き方）に違いが出ます。さらに、酒の強さでもわかるように、薬の効き方には大きな個人差があります。したがって、エビデンス（ガイドライン）を原則としつつも、一人ひとりの効き方や副作用を見ながらさじ加減をする（ガイドラインから外れる）ことも必要です。例えば、アルツハイマー型認知症と診断されたからドネペジル5mgと杓子定規に投薬すると、易怒性が強くて困るケースや、胃腸障害に苦しむケースが出てきます。

　ところが、ドネペジルは薬剤添付文書で最低投与量が5mgと規定されているため、

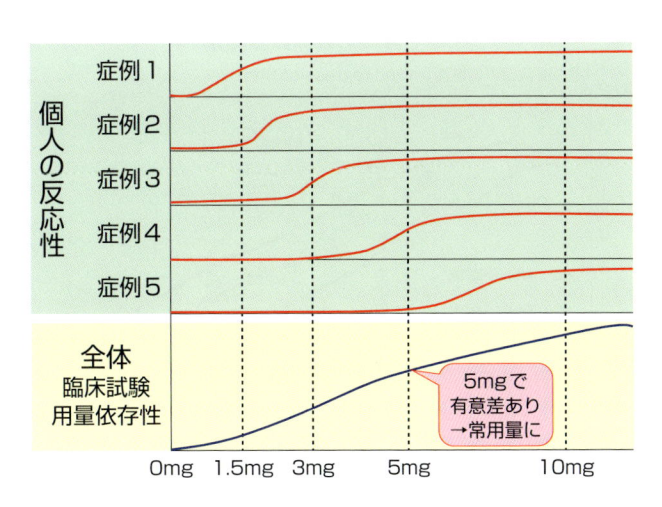

図2-7　アリセプト投与量と効果の関係
多数例を対象としたアリセプト®の臨床研究では、対照群との間に3mgで統計学的有意差がなく、5mgで有意差が出て常用量となった。しかし、個人では薬剤感受性が異なる。3mgで有効な例もあり、5mgでは効きすぎる可能性がある。

3 mgを2週間を超えて継続投与するとレセプトで査定されるということが生じます（共同通信社が2015年に国民健康保険団体連合会を対象に行ったアンケート調査では、少なくとも9県が少量投与を認めないと回答しています）。アルツハイマー型認知症治療薬には最低投与量が規定されていて、通常は記載されている「適宜減」の文字が添付文書にないことが問題なのです。

　ここで、エビデンスの功罪を解説しておきます。例えば、アルツハイマー型認知症にアリセプト®を投与すると、MMSEの得点は3年間で図2-8Bのように推移します。しかし、一例一例の得点変化を図に示してみると、その効果は症例ごとに異なることがわかります（図2-9）。薬剤にはレスポンダー（反応する人）とノンレスポンダー（反応しない人）がいるのです。製薬メーカーのパンフレットには図2-8Aのように図2-8Bの最初の1年間だけを切り取り、効果を強調している図が出てきます。図2-8Bを10年間にま

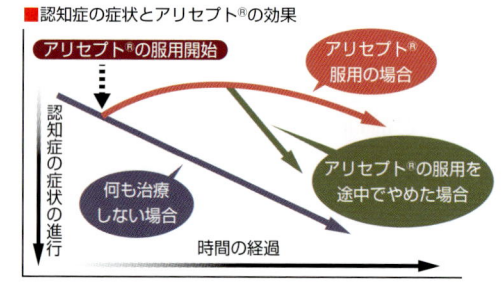

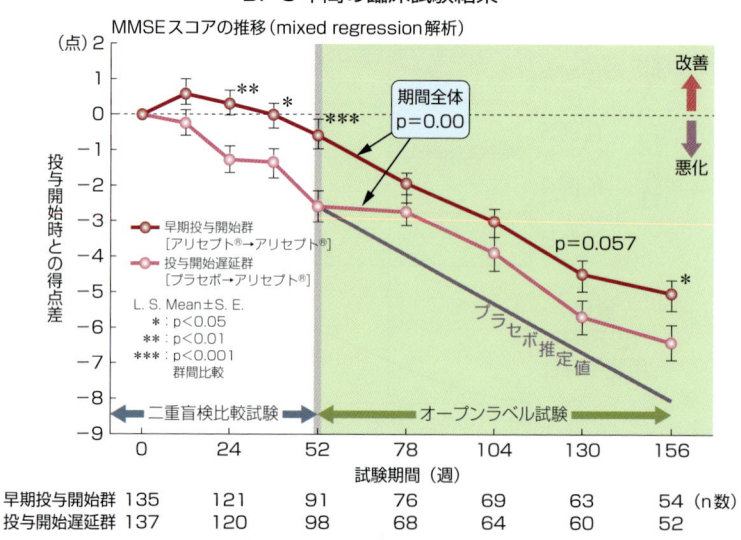

図2-8　アリセプト®の効果と経過
（Winblad et al 2006[11]）

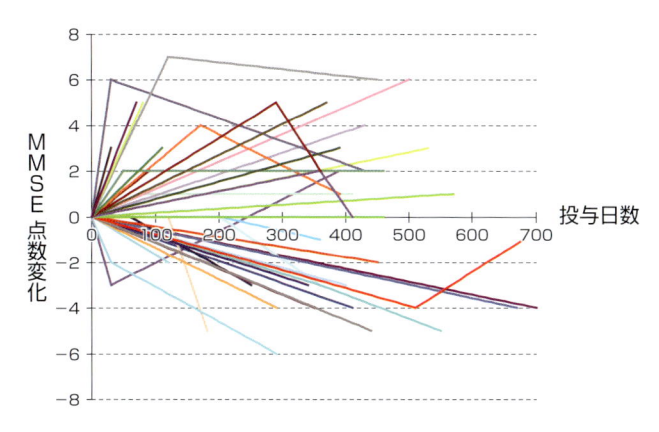

図2-9　アリセプト®治療例のMMSE経時変化（自験例）
もの忘れ外来でアルツハイマー型認知症と診断され、ドネペジル継続投与40例（メマンチン・抗精神病薬非併用）のMMSEの変化を示す。レスポンダーとノンレスポンダーがいることがわかる。

で延長してみると、使わなければ全経過約8年でMMSEが0点に、使えば約10年でMMSEが0点になることがわかります。薬を使っても使わなくても低下します。**図2-8A**を見せられると、この系統の薬剤に日本全体で年間数千億円の薬剤費が使われていることがある程度頷けますが、**図2-8B**を見ると、それだけの価値があるか疑わしいと思いませんか？　また、本人にとっては「認知症の期間を長引かせる薬剤」であり、重度まで進行してからも薬剤を使う意義があるのかを考える必要があるでしょう（筆者自身は、MMSEが一桁になったら投与してほしくないです。経過を長引かせないでほしいです）。この薬剤の多くは、本人の希望ではなく、家族の希望や医師の思い込みで処方されているのが現実です。

　抗認知症薬は、ドネペジル以来、最低投与量が決められている例外的な薬剤です。適量には個人差があり、一例一例に適切な投与を行うべきですが、集団を対象にした臨床試験の結果から最低投与量を決めて、それを臨床医に強制する保険診療報酬制度の仕組みになっています。筆者は、いわゆる「55年通知」（「製薬企業の資料のみによる病名決定で用途が規定されることなく、医師の処方は薬理作用に基づいて行われる」ことを当時の橋本龍太郎厚生大臣が認めた）に従った**医師の処方裁量権**の範囲で、効能・効果に書かれた範囲を超えて個々の症例に合った適切な量の処方を行うべきであると考えています。2002年には、第155回国会の参議院厚生労働委員会で、当時の真野章厚生労働省保険局長が「保険診療におきます医薬品の取扱いにつきまして、効能効果等により機械的に判断するのではなく、患者の疾患や病態等を勘案し、医学的な見地から個々の症例に応じて適切に判断が行われるべきものというふうに考えております」と答弁してい

ます。筆者は認知症医療を「アルツハイマー型認知症だから◯◯を△mg」というような杓子定規のマニュアル医療にしてはいけないと考えています。治療ガイドラインは基本原則ですが、実践診療では個々の症例に合ったオーダーメイドの医療が必要です。

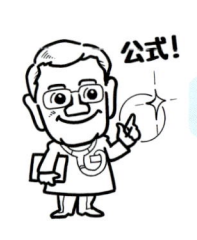

公式！
○薬剤は、エビデンス半分、オーダーメイド半分

第2部の引用文献

1) Buckley JS, Salpeter SR：A Risk-Benefit Assessment of Dementia Medications: Systematic Review of the Evidence. Drugs Aging 32(6)：453-467, 2015.
2) Howard R, McShane R, Lindesay J, et al：Nursing home placement in the Donepezil and Memantine in Moderate to Severe Alzheimer's Disease (DOMINO-AD) trial: secondary and post-hoc analyses. Lancet Neurol 14(12)：1171-1181, 2015.
3) Johansson L, Guo X, Duberstein PR, et al：Midlife personality and risk of Alzheimer disease and distress: a 38-year follow-up. Neurology 83：1538-1544, 2014.
4) 新畑　豊（主任研究者）：高齢者認知症患者における薬物療法における治療効果の実態把握に係る研究に関する研究（長寿医療研究開発費　平成22年度　総括研究報告（総合報告及び年度報告））．国立長寿医療研究センターホームページ (http://www.ncgg.go.jp/ncgg-kenkyu/documents/22/21si-12.pdf)．
5) 山口晴保，牧　陽子，山口智晴，他：リバスチグミン貼付薬（イクセロン®パッチ）の実践的投与経験．Dementia Japan 28：108-115，2014.
6) 山口晴保，牧　陽子，山口智晴，他：認知症へのmemantine実践的投与：鎮静効果による介護負担軽減と活動性低下などの副作用を減らす減量投与について．臨床精神薬理 15(9)：1517-1524，2012.
7) 厚生労働省：かかりつけ医のためのBPSDに対応する向精神薬使用ガイドライン（第2版）．
8) 河野和彦：コウノメソッド流　臨床認知症学．日本医事新報社，東京，2015.
9) 忽滑谷和孝：非定型抗精神病薬の高齢者への応用；リスペリドンなどSDAを中心に．老年精神医学雑誌 13(3)：263-268，2002.
10) 佐々木英忠：摂食・嚥下障害，老人性肺炎．エビデンス老年医療，医学書院，東京，2006，pp.13-29.
11) Winblad B, Wimo A, Engedal K, et al：3-year study of donepezil therapy in Alzheimer's disease: effects of early and continuous therapy. Dement Geriatr Cogn Disord 21(5-6)：353-363, 2006.

第3部 BPSDと生活障害への対応

行動・心理症状（BPSD）や生活障害への対応の基本は、本人の立場になって考えて、いろいろな対応法を試みて、うまくいく方法を見つけることです。示したケースは、過去にうまくいった方法で、対応のヒントになると思いますが、一人ひとりの臨床病型、性格や生育歴、職歴、介護環境などが異なるので、ベストの対応法が一人ひとりで異なることを念頭に置いて対処してください。

項目を挙げたらきりがないので、代表的な項目の解説にとどめます。しかし、これらを読み終えれば、どんな項目であっても、まず原因を探り、本人の気持ちを踏まえた上で、その原因に対処するという原則を理解でき、いろいろな場面で応用できるようになると期待しています。

BPSDへの対応は、医師だけでなく、スタッフが理解しておく必要があります。第3部の知識はスタッフ全員で共有しましょう。

なお、BPSDと生活障害の薬物療法の詳細については、第2部（175ページ）に記載しました。

楽しい認知症診療には、BPSDと生活障害への上手な対応が必須です。診療術としてとても大切な部分ですので、常識を捨てて柔軟な発想力で対応することの楽しさを味わってください。腕を磨くほど認知症診療が楽しくなります。

第1章 実践医療

A BPSD対応の原則

1. 医師の本人への対応

　対応の基本である「本人の立場になって考える」ためには、本人の気持ちを受け止め、理解することが必須です。そのためには、本人が心を開いて自分の気持ちを素直に表せる雰囲気づくりが必要です。また、認知症治療のターゲットは「本人の困っていることへの対応」ですから、生活で困ることや不安な気持ちなどを知ることが第一歩です。

* **笑顔で、やさしい口調で会話する**──本人が話しやすい環境づくりを心がけます。

* **本人の主張に耳を傾ける**──本音を聞き出します。「生活で困っていることがありますか？」などの質問で聞き出せなければ、「何か盗られて困るようなことがありますか？」などと、具体的に主張を引き出します。

* **受診してくれたことを感謝し、なるべくほめる**──背景にある孤独感への対応で、受診を嫌がらなくする効果もあります（詳細は4ページ）。

* **説得しない指導を基本とする**──BPSDの行為をやめるようにと本人に対する高圧的な指導をしないようにしましょう。「ご家族が困っているようですから、うまくやってくださいね」などとお願いする、そういった言い方をするような注意が必要です。拒絶されない程度に、こちらの意向（家族と仲良く暮らしてほしい）を伝えましょう。

2. 医師の介護者への対応

　本人の言葉に耳を傾ける姿勢を示しますが、多くの場合、記憶や病識が低下している認知症の本人が言うことは、事実と乖離しています（病識低下；28ページ）。そこで、介護者からも生活状況や困り事の情報を得ることが必須です。「介護者が困る症状をよくすること」が認知症医療の主たる目標です。**介護者への心理的サポート**もしっかり行いましょう。

* **情報入手〈メモ〉**──BPSDの様子をメモなどで介護者から提供してもらいます。

＊**情報入手〈聞き取り〉**──BPSDを聞き取れるスタッフを育てておき、スタッフが介護者から情報を入手します。または、診察場面では本人に外してもらい、介護者から聞き取ります。本人へは、「次の診察日を相談するので少し外でお待ちください」とお願いして出てもらいます。ただし、待ち時間が長引くと、「介護者が自分の悪口を伝えている」、「主治医と結託して自分を認知症扱いする」などの被害妄想に結びつくことがあるので、注意が必要です。その間、スタッフが寄り添って、本人の困り事を聞いてあげるとよいでしょう。

＊**経過情報〈一日一行日記〉**──経過を見るため、一日一行程度のメモを介護者に書いてもらい、次回診察時に受け取ります（薬剤調整にとても役立ちます）。
　もし本人が書ければ、本人の気持ちを理解することや進行遅延に役立ちます。

＊**分析と共有**──BPSDの原因や背景因子を介護者と共に分析して共有します。例えば、「どんなときに怒りますか？」と介護者に質問することで、介護者が「本人の気に入らないことをしたときに」と気づくことに結びつけます。介護者が怒りのスイッチに気づけば、スイッチを入れない工夫ができます。介護者は、気づけるとスキルアップしたと思えます。そして、介護に自信をつけます（エンパワメント）。

＊**病識低下**──背景にある病識低下を理解してもらうと、叱ったり注意したりの行為が逆効果だと、介護者が理解できます（次ページの［臨床メモ］と234ページ参照）。

＊**BPSD予防**──BPSDを防ぐケアを理解してもらい、実施してもらいます（203ページと233ページ）。

＊**介護負担の低減**──介護負担を減らすように、介護保険サービスの説明をします（説明できるスタッフを育成しておく）。メリット、デメリット、利用方法（手続き）、費用などの説明ができるように準備しておきます（できるスタッフを教育）。

＊**心理的サポート**──介護者への心理的サポートを行います（できるスタッフを教育）。

＊**本人をほめる**──なるべくたくさん、本人をほめてもらうよう介護者に依頼します。

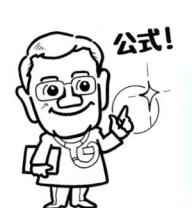

公式！
- BPSD対応は介護者だけでなく本人も
- 本人・介護者をほめる
- 病識低下を理解してBPSD予防

[臨床メモ] BPSD対応に必須な「認知症の本質理解」

　これまで筆者の研究室が進めてきた臨床研究をもとに、BPSDに対応するためには認知症の本質を理解し、認知症の人の世界を知る努力が必要なことを、ここでまとめて解説します。

　本書では、認知症のスクリーニング問診票として筆者らが開発した認知症初期症状11項目質問票（SED-11Q；12ページ）を紹介し、これを本人と介護者が同時にチェックすることで、本人の病識低下の程度がわかることを示しました（28ページ）。アルツハイマー型認知症では、本人は自分の認知機能低下を過小評価（自分の残存能力を過大評価）しています。ですから、本人はあまり失敗しないと思っています。しかし、介護者が失敗にたくさん気づき、それを指摘してしまうことが、易怒性や暴言などのBPSDの原因となることはすでに指摘した通りです。介護者が病識低下を理解することでBPSDの発生を予防することが極めて重要だと121ページで解説しました。

　認知症を簡便に見つける**山口キツネ・ハト模倣テスト**（18ページ）では、アルツハイマー型認知症の初期から第三者視点取得機能が低下し、自分を他者の視点で客観的に見ることが困難になる（自己モニタリングできなくなる、病識が低下する）ことを示しました。また、筆者らが開発した「サルも木から落ちる」の意味を問う**比喩的ことわざテスト**（21ページ）では、認知症になると比喩表現の理解が苦手になることを示しました。そして、**比喩皮肉テスト**では、皮肉の理解も低下することがわかっています（図3-1）[1]。認知症の人は言葉を素直に解釈します。「ステキですね」のようにほめ言葉を伝えれば素直に喜んでくれます（健常者はいろいろ勘ぐりますが）。ですから、ポジティブな言葉かけをたくさんすることがBPSD対応として有効です。

　筆者らの開発した**落とし穴課題**（21ページ）では、簡単な図をぱっと見て全体像を理解することや、登場人物の行動意図を理解することがアルツハイマー型認知症では難しくなっていることを示しました。

　このような一連の臨床研究から、健常者なら当たり前にできることが、認知症の人ではできなくなっている。さらに、できなくなっていることの自覚に乏しいということが示されました。BPSD対応では、このことをしっかりと理解することが、本人の立場に立って**本人の望むケアを提供すること**の大前提となります。

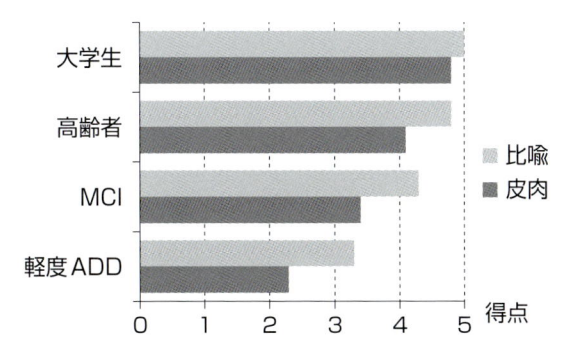

図3-1 比喩・皮肉の理解力低下
大学生31名、健常高齢者104名、軽度認知障害（MCI）42名、軽度アルツハイマー型認知症（ADD）30名を対象に、比喩や皮肉の理解を5点満点で評価した。その結果、比喩よりも皮肉のほうが理解されにくいことや、軽度ADDでは比喩・皮肉とも理解力が大きく低下していることが明らかとなった。
(Maki et al 2013[1])

📋 カルテの中から：幻覚・妄想に伴う繰り返し質問への対応

　アルツハイマー型認知症で某病院精神科外来を受診していたが、興奮性BPSD悪化により入院を勧められた。しかし、介護者（夫）は入院させたくないのでケアマネに相談して筆者の外来を紹介され、急遽BPSD枠でその日に受診したケース。70歳代の女性、HDS-R 15点。介護者が困っていることは、「今までおふくろがいたのにいなくなった。どこへ行った」と何度もしつこく夫を問い詰めて怒り出し、いくら説明しても理解できないで繰り返すことだった。
　まず、応答の仕方をアドバイスしました。
①「おふくろはもう死んだ、葬式をしただろ」といった説明はしないこと。
②「どこへ行ったんだろうね」のようにオウム返しの返事をする、自分も知らないといった態度で受け流す。
③「おふくろさんは優しい人だったよね」などと回想することで、相手の気持ちに寄り添う。「そうだね、いてくれるといいね」などの応じ方もよい。
④相手が怒るのは相手の言動を否定するからだ、と説明する。『相手の立場になってみれば、「おふくろがいた」と思っているのに、それをあなたに否定されたことになるでしょ。誰でも自分の言うことを否定されれば怒るでしょう。奥さんが怒るのは、あなたがスイッチを入れているからです。あなたが変われば、奥さんは怒らなくなります。奥さんは認知症だから変われない、でも、あなたは健常だから変われるはずです』と伝える。
⑤相手は別世界の住人だから「質問に対しては解説して答える」という健常者相手

の対応は通じない、と介護者に理解してもらう。

　高齢介護者の場合、なかなか理解してもらえませんが、「別世界の住人」のようなインパクトのあるキーワードを用いると、健常者相手の今までの応答（説得）は無駄であり、寄り添う応答（こちらが相手の世界に入る）が有効だと理解してもらえます。

　なお、このケースはプロメタジン（ピレチア®）25 mgが2錠［分2・朝夕］処方されていました。抗コリン作用がとても強い薬剤で、記憶を悪化させたりせん妄を引き起こすので、漸減・中止とし、抑肝散5 g（2包）［分2・朝夕］を追加して様子を見た結果少し落ち着き、さらにミルタザピン（リフレックス®）15 mgを半錠から1錠［分1・夕］と増量して夜はよく眠るようになり、リバスチグミン（イクセロン®パッチ）4.5 mgも併用しました。こうして入院を回避して、夫婦仲良く在宅生活を継続できました。夫が対応方法を変えたことと、薬剤調整の相乗効果です。

B BPSDと生活障害各論

ここでは、実際のケア実践技術を示します。代表的な症状への対応だけを示しますが、その原理原則（詳細は220ページから）は、どんな症状でも共通するものです。

1. 受診を嫌がる

認知症になってしまうと病識が低下することを説明しました。本人は認知障害をあまり問題視していません。家族が変だと気づき問題視して受診を勧めても、基本的には、本人は必要と思っていません。これが通常の前提条件です。では、どうしたら本人が受診する気になるでしょうか？

(1) 本人の失敗を羅列して叱責し、問題山積だから受診するようにと勧める**直球勝負**──「私を認知症にするのか！」と怒り出す‥‥でしょうね。本人は自覚がないのですから。でも、普通の家族の多くは、この方法で攻めて失敗に終わります。

(2) 高血圧、腰痛など他の検査で受診し、ついでに脳の精査をと勧める**だまし討ち作戦**──病院へ来てしまい、医師に勧められると承諾することも多いですが、怒り出して検査できない失敗もあります。

(3) 健常な配偶者がもの忘れで受診するので、本人に**付き添い**で病院に行ってほしいと依頼する**だまし討ち**も失敗が多いです。不眠など本人が困っている症状があれば、「不眠の治療をしましょう」などと医療に乗せることができますが。

(4) 家族が「私が心配でたまらないから、私のために受診してください」という**泣き落とし作戦**は、しばしば有効です。認知症の人も、泣いている人には親切にします。

このような人が受診してきたら、笑顔で迎えて、楽しい会話で、優しく検査に誘ってあげてください。

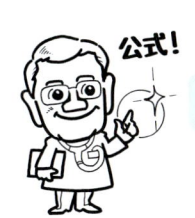

○川柳「叱責や だまし討ちより 泣き落とし」

2. 寝てばかりいる

2-1　ほめる作戦

　昔は上手にできた趣味活動なども、認知症になると、失敗が増え、やる気が低下します。しかし、そこに鍵があります。失敗を防ぎ、成功体験を増やすことがやる気アップにつながります。認知症になってもできる作業があります。そのような作業を行ってもらい、直後にほめる。「おかげで助かりました！　ありがとう」と。このような働きかけでモチベーションが上がります。

2-2　日中活動作戦

　散歩などに誘い、日中の身体活動を増やして、夜はよく眠れるようにします。誘っても乗ってこないときは、「散歩したら気持ちいいですよ」とか、「手をつないで一緒にお話ししましょう」など、楽しいイメージで誘います。歩いたあとに、ケーキやビールなどのご褒美を用意するのも手です。血管性認知症で前頭葉白質病変によるアパシーには、ポジティブな声かけが有効です。運動（身体活動）によりBDNFが増えて認知症の進行が遅れる効果があること（254ページ）を伝えると、介護者が熱心に声かけしてくれます（本人は忘れてしまいますが）。

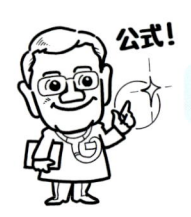

公式！
○川柳「アパシーは　ほめてご褒美　誘い出し」

3. 怒りっぽい

　前頭前野などの脳病変によって怒りっぽくなるのは確かです。スイッチが入りやすい状態になっています。それでも、多くの場合は、認知症の人が怒る原因がほかに存在します。つまり、認知症だから怒るのではなく、介護者のひと言や周囲の人の行動が怒りのスイッチをオンにしています。したがって、対策はスイッチをオンにしないことです。介護者が失敗や困り事に目をつぶっておおらかに接することがコツです。介護者が怒って対応すれば、本人の怒りをさらに燃え上がらせます。

　介護者には、「どんなときに怒りますか？」と質問してみます。「◎◎のとき」と答え

れば、介護者は何でスイッチが入るのかわかっているけど、注意や反論を抑えられないことがわかります。スイッチが何か介護者が気づいていない場合は、本人が怒ったときの状況を注意深く振り返って、怒りのスイッチを探ってもらいます。

怒りたい気持ちを抑えると、介護者のストレスが溜まります。ですから、介護者へのレスパイトケアが大切です。

怒る認知症の人の介護者が受診に付き添ってきたら、「苦労されていますね」と共感し、「立派ですね」「すごいですね」と介護者をほめてあげてください。

施設の場合は、環境調整が有効です。例えば、他の利用者が食べこぼしをするのを見て大声で注意する例では、本人の正義感があだになっています。席を離したり、壁に向かって落ち着いた環境で食事をするなどの対応で、怒りスイッチを入れないで済むでしょう。

前頭側頭型認知症では、理由が不明なままスイッチが入ることがあります。ケアが悪いから怒るのではないと説明し、介護者が自分を責めないようにサポートしましょう。手に余る場合は薬剤の併用が必要です（154ページ）。よいケアと適切な薬剤は車の両輪です。

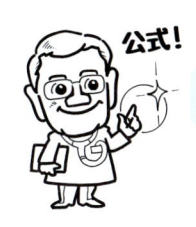

○川柳「ケア上手　怒りスイッチ　押しません」

4. 盗られた！

もの盗られ妄想への対応方法は、「**受容と共感**」の態度で接しつつ、妄想の背景にある「**不安や混乱**」を減らすよう、「**居場所や役割**」をつくることが基本です。それでも手に余る場合は、薬物の併用が必要です。ドネペジルなどの認知機能を高める薬物で混乱が減ったり、メマンチンや抑肝散といった調整系の薬剤で穏やかになります。また、逆にドネペジルを中止・減量するだけでよくなるケースもしばしばあります。

もの盗られ妄想への対応方法は118ページで示しました。以下に、アルツハイマー型認知症の被害妄想と認知症ではない症例で出現した妄想を示して、妄想の理解を深めるようにします。

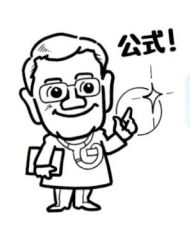

○川柳「盗られた！は　不安・混乱　背景に」

カルテの中から：健忘から生じた被害妄想

　アルツハイマー型認知症の80歳代後半の女性。冷蔵庫に賞味期限の切れた食品が入っていると、「誰かが勝手に賞味期限の切れたものを入れていく」という妄想をもつ。自分が購入したものだが、現物を見ても、購入したことを思い出せない点が病的な記憶障害だが、それにとどまらずに、自分に対して誰かが嫌がらせをしているというストーリーを作ることで、期限切れという自己の失敗を他者の責任に転嫁する自己防衛のメカニズムが働いている。

　このように、アルツハイマー型認知症では、記憶障害を背景に被害的な妄想が派生します。

カルテの中から：天井から誰かが覗いている

　軽度認知障害の80歳代後半の女性。天井で足音がする（幻聴）、天井から盗撮されたり盗聴されている（被害妄想）、夜中にペットボトルの水が減っているから、誰かが部屋に入ってきて飲んだ（妄想）、化粧クリームを誰かが持っていくので見つからない（もの盗られ妄想）、などを訴えた。介護施設に入居していて、「この施設には泥棒がいるから注意しなさい」といった、他の入居者を不安がらせる言動などがあり、メマンチンや抑肝散を使ったが効果が乏しく、やむなく抗精神病薬のペロスピロン（ルーラン®）4mg［分1・夕］を処方して落ち着いた（治癒したわけではなく、変な人が室内にいるけど、あきらめたと、変な人と共生できるようになった）。

　この症例は、アルツハイマー型認知症の妄想とは異なります。老年期妄想性精神病と診断しました。なお、嗜銀顆粒性認知症（75ページ）の可能性もあります。

> **📝 カルテの中から：電波が来る**
>
> 　近所の人が地下から電波を送るので体がしびれるなどと本人が訴える。そして、近所の家に「電波を送るな！」とクレームをつけにいくので、近所の人が困って地域包括センターに連絡した。
> 　認知機能は正常で、すぐに精神科専門医に紹介しました。「電波」が出てきたら認知症ではありません。遅発性パラフレニー（統合失調症）が疑われました。

5．嫉妬妄想

　嫉妬妄想は、家庭介護で、介護者を疲弊させる症状です。アルツハイマー型認知症では3％程度とあまり頻度が高くないですが、レビー小体型認知症では14％に出現すると報告されています。もの盗られ妄想と同様に、不安や混乱がその背景にあります。「やさしく」が介護の基本です。

　先の「3．怒りっぽい」のところで示したように大目に見ることがコツなのですが、浮気を指摘されると大目に見られずに怒りの反応をしてしまうのが介護者の人情です。ですが、その反応が事態を悪化させると介護者にわかってもらうことが、症状軽減につながります。否定しても修正不能なのが妄想ですから、修正は徒労に終わります。嫉妬されるということは、それだけたくさん愛されている証拠で、「愛するあなたを失いたくない」というメッセージであることを介護者にわかってもらうように、介護者教育をしています。

　嫉妬妄想は男性患者よりも女性患者に多いので、ホームヘルパー（多くは女性）を夫の浮気相手にすることがしばしばあります。その場合には、①ホームヘルパーを男性に代える（可能なら）、②ホームヘルパーが本人をたくさんほめて仲良くなる、③ホームヘルパーが「素敵なご主人で羨ましいですね」などの不用意な発言をしない、④ホームヘルパーが来ているときは、夫が本人に寄り添う（スキンシップをしてあげればなおよい）、⑤夫が本人を叱ることをやめる、などが有効と思います。

　嫉妬妄想は介護者が疲弊するので、適切な薬物療法が必要です（175ページ参照）。同時に、介護者への心理的支援が不可欠です。

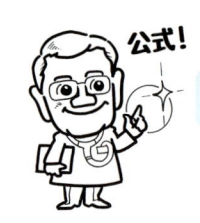

○川柳「介護者へ　愛あればこそ　嫉妬する」

6. 目を離すと出て行く

　無断外出は、介護家族を疲弊させます。たいていの家族が、「ほんの少しのスキに出て行ってしまう」と嘆きます。こういうスキを突く智恵はよく働くようです。前頭葉症状の**周徊**で、出て行っても戻れればまだよいのですが、アルツハイマー型認知症では**迷子**になって戻ってこられない可能性が高くなります。

　前頭葉症状では一日中出て行こうとします。これはケアではなかなか止められません。ですから、①玄関に出入りを感知するセンサーをつけて音が鳴るようにする、②玄関や窓に追加の鍵をつけて出られないようにする、③塀があれば敷地からは出られないように工夫する、④ご近所には認知症で徘徊することを知らせておき（上がり込むこともあるので）、監視に協力してもらう、⑤警察に写真を持って届け出ておく（万引きの可能性も含めて）、⑥行きつけの店にも知らせておく（必要ならお金を預けておく）、⑦服の襟や裾に名前と電話番号を明記しておく、⑧居場所がわかるGPS装置を身につける（自治体によっては貸し出し事業を行っています）などの対策をとります。

　ただし、本人は行動を制限してほしくないと思っています（次ページの［臨床メモ］参照）。行動の自由という基本的人権と介護者の安全確保責任を天秤にかけて、難しい判断を迫られます。筆者自身は、自分がこういう状況になったとき、行動を制限されたくないです。よって、どこかで冷たくなって見つかっても、野垂れ死には本望です。認知症になったら先は短いので、残された日々を楽しく過ごしたいと思います。

　アルツハイマー型認知症やレビー小体型認知症では、夕方になると不穏になって出て行こうとすることが多いです（**夕暮れ症候群**）。「（自宅にいるのに）自宅に帰る」「これから夕食の支度をする」などと言って、出て行こうとします。風呂敷に荷物をまとめて背負い、家人に「お世話になりました」と礼儀正しく出て行く人もいます。

　一緒に出て行って散歩できる介護がベストですが、その都度出ていたのでは疲弊してしまいます。そこで、出て行こうとしたところで声をかけ、一緒にお茶を飲む、お茶とお菓子を出して「一緒に出かけるから、これを食べてチョット待っていてくださいね」と話す（そのうち出て行こうとしていたことを忘れる）……そして、お茶を飲んだら

夕食の用意などを手伝ってもらう。夕食を作る役割があれば出て行こうとしなくなる可能性があります。「料理の上手なお母さんに夕食の準備を手伝ってほしい」「舌の肥えたお父さんに味見をしてほしい」などともちかけてみるのもよいでしょう。①知恵を使う、②ほめておだてる、が基本です。

無断外出の背景には、居場所がない、役割がない、だから私がここにいてもしょうがない、そろそろ家に戻って夕食の支度だ、となってしまうことがあります。安心して過ごせる居場所、楽しく交流できる居場所、役割のある居場所をつくることが、根本的な解決方法です。

出て行きたいという本人の気持ちに寄り添うことが第一ですが、そうはいっても、頻度が高いと大変なので、薬剤としては、①アセチルコリンを増やす元気系薬剤を減らす、②メマンチンや抑肝散を併用する、③不穏ならミルタザピン少量をトライ、などの薬剤調整を行います。前頭葉症状の場合は、抗精神病薬が必要になるかもしれません。

夕方になると出て行こうとする症状は、午後に抑肝散を内服することで減弱することもありますし、アセチルコリンを増やす薬を逆に増やすことで夕方も覚醒度が上がり、「帰ります」が減る可能性もあります。試してみないとわかりません。

前頭側頭型認知症では、出て行ってもいつも同じルートをたどり（**周徊**）、迷子にならずに戻れるのですが、何度も出て行こうとする常同行動なので、介護者が大変です。抗精神病薬で行動を落ち着かせる必要があるでしょう（154ページ）。また、お気に入りの店に行って、何度も万引きしたり、自転車や農作物を盗んでくることなどもあります（脱抑制・常同行動と反社会的行動）。ご近所やお店と連携して介護する体制づくりが必要です（67ページ参照）。

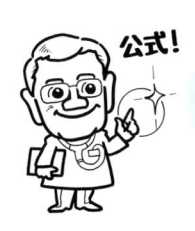

○川柳「交流と　役割ありて　居場所なり」

[臨床メモ]　認知症の人の賠償責任
　介護者がチョット目を離した隙に無断外出して線路に入り込んだ認知症の人が鉄道事故を引き起こしました。鉄道会社が民事訴訟し、地裁と高裁は家族に監督義務があるとして賠償を求めましたが、最高裁では「家族には賠償責任はない」とし、

逆転判決が2016年3月にニュースになりました。

　皆さんはどんな気持ちでこの報道を見ましたか？　筆者は「支払うべきだ」という意見をもっています。とはいっても、家族が支払うのではありません。「本人が」です。鉄道会社が家族に賠償を求めた背景には、認知症の人は賠償能力がない（無能な人間だ）、だから、監督責任のある家族に賠償を求めるという考え方があります。成年後見制度もそうですが、認知症の人は無能だから管理ができないと決めつけ、人間扱いしない制度です。このような考え方は、「たとえ認知症になっても人格のある一人の人間」としてケアするという、認知症ケアの基本理念に相反するものです。筆者は、「たとえ認知症になっても一人の人間として大切にされる、人権が守られる、その代わりに社会的責任は可能な範囲で負う」という考え方が妥当だと思っています。先の鉄道事故であれば、本人の遺産の中から可能な範囲で賠償金を払えばよいのです。

　この判決に合わせて認知症当事者の会（「日本認知症ワーキンググループ」）からは、「私たちが外出することを過剰に危険視して監視や制止をしないでください」というメッセージが発せられました。徘徊しないように閉じ込めることは希望を奪うのでやめてほしいという、本人たちの訴えです。

　筆者は、自分が認知症になっても、「何人も自由を束縛されない」という日本国憲法（242ページ）で保障された基本的人権を守ってケアをしてほしいです。そのためには、責任の一部を負うこともやむを得ないと考えているわけです。

　小学5年生の子どもが自転車で高齢の歩行者にぶつかり転倒させた事故では、9,500万円の賠償金を家族が支払うよう命じる判決が出る世の中です。安心して認知症になれるよう、そして、安心して子育てもできるよう、国家としての賠償制度を確立してほしいと思います。

7．廊下で排尿

　廊下で排尿しているのを見つけたら、普通の介護者は怒ります。「何でこんなところでオシッコするの！」と。しかし、この人は尿意もあり、歩行も可能なので、居間で排尿してはまずいと思い、廊下に出てきたのです。でも、トイレがわからず、廊下の隅で排尿しました。ポジティブな見方をすれば、部屋の中でしなくてよかった、「ありがとう」とほめられる行為なのです。介護者が怒って叱れば、介護者自身の中でノルアドレナリンが分泌されて血圧も上がります。叱られたほうも、うつになるか怒ります。双方

にメリットがありません。でも、ほめたらどうでしょうか。ほめた介護者も、ほめられた患者も共に嬉しくなります。そして、共に穏やかに暮らせ、健康にもよい影響が出ます。**叱ってもよいことは一つもない、叱っても困る行動は変わらない**と、介護者が理解する必要があります。

　対策は、①便所の場所をわかりやすくする（例えば、ドアに「便所」と書いた張り紙、廊下に「便所→」と方向を示す張り紙、夜間はトイレの電気をつけてドアを開けておくなどの工夫）、②居間にポータブルトイレを置く、③廊下に水が漏れない口の広いゴミ箱を置く（トイレ代わりに使っても始末が楽）、④しぐさ（尿意の気配）に気を配り、早めにトイレ誘導する、などです。

　ネガティブな視点からポジティブな視点に変わることができれば、介護負担が減ります。介護が**快護**になります。汚れたところを指さして「ハハハハ……」と笑い飛ばす方法を239ページに紹介しました。

　アセチルコリンを増す認知症治療薬で認知機能が向上して、このような症状が減ることがあります。

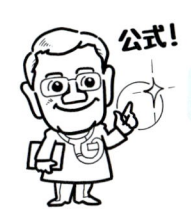

○川柳「叱るより　ポジティブ思考　異所排尿」

8. 着替えない・入浴しない

　認知症が進行すると、着替えを嫌がるようになります。無理やり着替えさせようとすると、介護者との喧嘩になってしまいます。また、一つの服や色などにこだわりをもつようになり、一つの服を着続けるようになります（例えば水色の服しか着ない）。このような場合は、同じ服を2着購入して、交互に着るようにすると、「これは自分のではない」という拒絶を防げます。また、着替えを用意しておいて、夜中や入浴中にすり替えておきます。

　入浴を嫌がるケースもあります。特に施設で、他人に裸を見せたり洗ってもらうことに拒絶が強いようです。施設は入浴時間も決まっていて、その時間に無理やり入れようとすると、喧嘩になります。ある施設で、入浴拒否の困った利用者がいると相談を受けたことがあります。本人に尋ねると、「介護者がやってきて、汚いから入浴しなさいと

言われたので、腹が立って拒否した」とのことでした。本人のほうがまともで、介護者の問題行動でした。本人の気持ちに配慮し、本人がその気になるような声かけが望まれます。

施設なら、入浴後にビール（ノンアルコール）を飲むなどご褒美を用意する、「気持ちがよくなりますよ」「さっぱりしますよ」などポジティブな声かけをする、粉末の入浴剤で温泉にして「温泉に入ろう」と声かけする、また、恥ずかしくない環境調整をして（女性なら入浴衣とか）個別に対応する、などします。並ばせて次から次へと裸にして入浴させる施設のベルトコンベア入浴は、効率はよいのですが、本人の気持ちに配慮が足りません。

ある小規模多機能型居宅介護施設では、「いつ入ってもいいよ」とおおらかな対応をすることで、入浴拒否を減らしています。

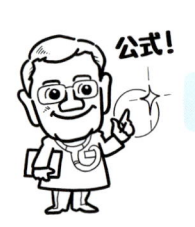

公式！
○川柳「本人の　気持ち考え　風呂誘う」

9. 集める

インドネシアの奥地の調査に同行してその地域の人の家に宿泊したことがあるのですが、筆者がゴミ箱に丸めて捨てた紙を、その家の人が拾い出して集めるのに驚きました。その地域は電気がなく、新聞もなく、紙は貴重品のようでした（バナナの葉が包み紙）。アルツハイマー型認知症の人は、家人が驚くようなものを集めます。物資の乏しい時代を生き抜いた高齢者の昔の生活ぶりがうかがわれます。ちり紙とか棒きれとか石とか、他者にとってはどうでもよいものですが、本人にとってはこだわりがあるようです。ですので、家人が捨てようとすると争いになります。腐らないものならよいのですが、タマネギを近所の畑から何百個も持ってきて台所にしまい込んで悪臭が立ち込めた例、近所の家の花を折って集めたり、農具を持ってきてしまう例、などなど。家族が注意すると、「誰かが持ってきた（自分ではない）」「ちゃんと了解を得た」などと言い訳するので、家人は余計に腹を立ててしまいます。記憶がなく、病識がないのが、アルツハイマー型認知症の特徴です。それを理解して対応する必要があります。先ほどのタマネギ収集例は、あまりに数が多く頻回なので警察が来て注意を受けましたが、その数時

間後には警察が来たことすら忘れていました。警察の注意は役に立ちません。そして介護者に「ちゃんと見なさい」と警官が注意するので、介護者の大きな心理的ストレスとなります。このケースは、家族（特に長男の嫁）の介護ストレスが強く、施設入所を希望されたケースですが、認知症初期集中支援チーム（283ページ）が関わって家族指導を行い、町内会の組長や近所に「認知症でいろいろなものを集めて回るので迷惑をおかけします」と伝えたところ、近所の人から介護者にねぎらいの言葉が寄せられるようになり、介護負担感が減って、在宅生活を継続できています。

　本人の集める衝動を抑えるのは困難なことが多く、ケアでは限界があり、あまりに過度だと、抑肝散、メマンチン、チアプリド、クロルプロマジン、クエチアピンなどの薬剤に頼ることになります（175ページ参照）。しかし、集めても困らないものでしたら、本人の気の済むように集めさせるのも一つの方法です。一つを禁止すると、その衝動が別のものに向かってさらに困ることになるかもしれないからです。笑って見守れれば、それに越したことはありません。

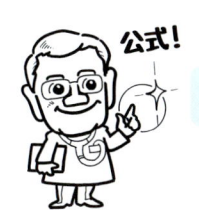

公式！
○川柳「本人は　集めて満足　ちりの山」

10．転ぶ

　高齢者は転倒しやすく、特にレビー小体型認知症や血管性認知症、iNPHでは転倒しやすい状態となっています。以下の転ぶ要因を考えて対処します。

10-1　薬剤
　高齢者がふらつく原因の一つに薬剤があります。
1）直接的にふらつきをもたらす薬剤
　基本的に鎮静系の薬剤は転倒リスクを高めます。メマンチンの副作用にめまいがありますが、認知症に対して高頻度に使われるので、転倒に要注意の薬剤です。抗精神病薬はパーキンソニズムを引き起こし、転倒リスクを高めます。抗不安薬や大部分の睡眠導入剤はベンゾジアゼピンω_2受容体を介して脱力を引き起こし、注意力も低下させて、転倒リスクを高めます（184ページ）。

2）間接的に転倒リスクとなる薬剤

血圧を下げすぎていませんか？ 高血圧症治療薬が「脳虚血→失神→転倒」のリスクを高めます。米国では、高齢者に強力な降圧治療を行うと転倒リスクが上昇するので、高齢者では150/80程度でよいとするマイルドな降圧が望まれるとしています。また、コレステロールを下げるスタチンも高齢者の転倒リスクを上昇させます。

3）多種類の内服

脳に直接影響しない薬剤でも、薬剤数が増えるほど転倒リスクが高まるといわれます。高齢者では使用薬剤をなるべく減らしましょう。平均寿命を超える年齢で認知症があれば、生命予後が短いので、予防薬（コレステロールを下げるスタチンなど）は原則不要です。血圧も血糖値も下げすぎないように薬を減らしましょう。

10-2　環境調整

照明は明るくします。夜間も真っ暗ではなく、足下が見えるように配慮しましょう。つまずきやすいものは片づけます。そして、伝い歩きができるようにしっかりした家具を配置します。小さな段差はなくすようにします。大きな段差は、つまずくことはないので、壁に取っ手をつけて安全に昇降できるようにします（筋トレにも使えます）。滑りにくい床材と、滑りにくく脱げにくい履物も大切です。床が畳や絨毯だとクッションになるので骨折を減らせます（あまり柔らかいと姿勢が不安定になりますが）。

転倒リスクが高い人にはヒッププロテクターがあります。股関節部に衝撃吸収パッドが被さるようにしたパンツです。これで骨折を半減できるのですが、病識の低下した認知症の人では嫌がって装着が難しいかもしれません。

転んでも折れない骨のために、骨粗鬆症の治療を必要に応じて行います。

10-3　筋トレ・廃用予防

歩かないでいることが、筋力やバランス能力を低下させる悪循環に陥らせます（フレイル＝虚弱になる）。伝い歩きでよいので、毎日立ち上がって動くことが大切です。大腿四頭筋＋腸腰筋を鍛えましょう。運動が認知症の進行を遅らせます（254ページ）。

歩くだけでなく、掃除や庭の手入れなどもよいでしょう。筆者のお薦めは、次の三つです。

（1）**朝ドラその場ウオーキング**──NHKの朝の連続ドラマを見ながら、15分間運動します。その場で、膝を高く持ち上げながら足踏みをするだけでも、よい運動です。立てなければ、椅子に座ったままで歩行のマネ運動をしても、結構な運動量になります。これなら、雨の日もできます。テレビを見ながら楽しめま

す。週に6日、忘れないで行えます。元気な方なら、その場でジョギングする（前進しない）「朝ドラその場ジョギング」（250ページ）もお薦めです。

(2) **ステップ運動**——手すりにつかまって、階段を1段上り、そのまま後ろ向きに1段下ります。次は、反対側の足で1段上り、下ります。このように、左右交互に1段上って下りる運動を、20回→50回→100回と増やしていきます。平地歩行では筋力維持ですが、昇降を行うと筋力アップになります。

(3) **しゃがみ立ち**——倒れないようにしっかりした椅子の背などを持って、ゆっくりと膝を折って腰を深く沈め、できればしゃがんだ姿勢になります。そこからゆっくりと膝を伸ばす動作を行い、元に戻ります。これを繰り返すと、筋力がアップし、関節可動域の拡大にも役立つでしょう。

認知症の人がこのような運動を自発的に行うことは期待できません。介護者がほめたり、終了後のお菓子などで自発性を引き出すことが必要です。ほめながら、一緒に楽しく行うように伝授します。

10-4　安全かQOLか

自分が高齢になって転倒リスクが高まり伝い歩きがやっとのレベルになったとき、危ないから立ち上がらないようにと、椅子や車椅子に安全ベルトと称する拘束具で固定されてもよいですか？　筆者は絶対に嫌なので、患者にも拘束しないことを原則にしています。自分が立ち上がれないように縛られて、排尿はオムツにどうぞ、という状態になることを医療者自身がイメージできたら、拘束が減るだろうと思います。**病院の常識は社会の非常識**です。病院の外で人を縛ったら逮捕されます。

日本の医療現場は、安全のために過剰に拘束しています。デンマークの介護施設を見学してきましたが、拘束は一切ありません。本人の望まないことは行わないからです。この当たり前のことを徹底的に守っています。それが人権を守るということです。

日本では転倒を事故扱いにします。家族も転倒を施設の責任にします。裁判になったら裁判所も賠償金を払えと言います。しかし、デンマークでは転倒は自己責任です。自分の意思で立ち上がって転倒したらそれは本人の責任であり、基本的には施設の責任ではありません。何でも事故扱いにする日本人の意識を変えないと拘束はなかなか減りません。詳しくは山口晴保研究室のホームページに『デンマークのOT訪問記』として載せてあります。

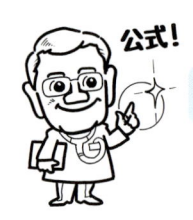

○川柳「縛らない 薬減らして 筋トレを」

11. 食べない

　介護者から「食欲がない」と報告があった場合、必ずしも消化器症状とは限らないという点で、注意が必要です。

　大きく分けて、①食べ物の認知がうまくできない、②味覚や嗅覚が低下して、美味しく食べられない、③ドネペジルなどの薬剤が原因で胃腸障害を生じて食欲がない、④食事に集中できない、⑤唾液分泌の低下、⑥咀嚼・嚥下機能の低下で時間がかかって食べきらない、⑦拒絶、などの理由が考えられます。食欲がないから点滴という短絡的な対応は×です（図3-2）。

11-1　食べ物の認知不良、味覚や嗅覚の低下

　認知症が進行すると、注意力が低下し、また視覚認知も悪化して、食べ物を食べ物と

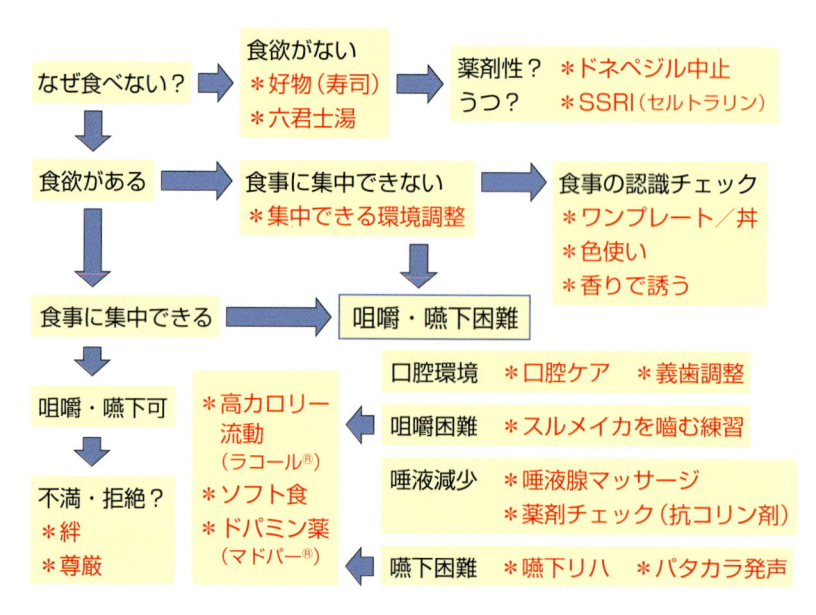

図3-2　食べない原因を探って対応
認知症で食べないから点滴という短絡的な対応はとらない。

認識できなくなります。味覚や嗅覚の低下も食物認知を悪化させます。ですから、対応としては、食べ物を認識しやすくする工夫や、一つにまとめて食べやすくする工夫があります。内面が白い茶碗に白いご飯をよそってあったら目立たないですね。内面に色がついていれば、白いご飯が浮き立ちます。こうやって食べ物を認識しやすくします。また、いくつもの皿に分かれていると、あちこち食べながら食事を進めること（あちこちに注意を配分する高度な認知機能が必要な行為）が困難になります。どんぶりか大きめの皿にご飯とおかずを盛りつければ、一か所に集中して食べることができます。またはコース料理のように、目の前の一品を食べたら次の一品という手もあります。

施設では、周囲の騒音や気配に注意が向かって食事に集中できない場合や、テーブルの前に座った人の食べこぼしを見て「こぼさずに食べなさい！」と大声で注意する場合など、席の配置を考えて、食事に集中できる環境調整を行います。

11-2　薬剤による胃腸障害

ドネペジルなどの薬の副作用が疑われたら中止も一つの手ですが、薬が効いていれば継続したいものです。そこで、①胃腸薬：ポラプレジンク（プロマック®D 75 mg錠を一日2〜3錠）などの胃粘膜を保護する薬剤を用いる、または、短期間であれば、胃酸分泌を抑えるプロトンポンプ阻害薬（オメプラゾン®など）を併用する（219ページの［臨床メモ］参照）、なお、H_2阻害薬はせん妄リスクを高めるので使わない、②抗認知症薬減量：アセチルコリンを増やす薬剤の投与量を減らす、③食欲増進：食欲を増す六君子湯を使う、などの対応をとります。

11-3　唾液分泌の低下

唾液分泌を抑える薬剤（例えば過活動膀胱治療薬や抗コリン作用をもつ抗うつ薬など）が処方されていないかをチェックし、可能ならば中止します。唾液腺マッサージも有効です。口腔ケアをしっかり行います。義歯を入れるなど口が渇かない対策も有効です。人工唾液スプレーのサリベート®も有効です（本人は管理できませんが）。

11-4　咀嚼・嚥下機能の低下

咀嚼・嚥下障害があれば、咀嚼・嚥下リハ、口腔ケアを指導します。咀嚼筋（咬筋）も使わないと萎縮します。舌筋も同様です。これらを鍛えるのによい方法がスルメイカを噛むことです。硬いスルメイカを幅1 cm程度に割いたものを口にくわえて、むしゃむしゃ噛み続けると、噛む力、舌を動かす力、頬の力がアップし、さらに唾液分泌が亢進します。よい運動で、しかも美味しいです。全部を口の中に入れるのでなく、取り出

せるように長めに用意して、一部を口から出しておきます。いつでも引き抜けるように。味わい終わったら引き抜いて終了。これが簡単かつ有効な咀嚼練習です。

発声練習で、「パ、パ、パ、‥‥」「タ、タ、タ、‥‥」「カ、カ、カ、‥‥」「ラ、ラ、ラ、‥‥」、最後は「パタカラ、パタカラ、パタカラ、‥‥‥」となるべく大きな声で、できるだけ大きく口を動かして発声すると、咀嚼・嚥下に必要な筋群の動きが向上します。これも簡単にできる練習です。食前の「いただきます」に代えてこの発声練習をし、さらに唾液腺(耳下腺・顎下腺・舌下線)を指でマッサージすれば完璧です。こうして咀嚼・嚥下に必要な筋群を目覚めさせ、唾液腺を刺激し、さらに覚醒レベルをアップして食事に望むと、誤嚥を減らすことができるでしょう。

口から食べられるかどうかの判断材料が、発語能力です。普通におしゃべりができれば、嚥下もできると思います。嚥下と発語(構音)は同じ脳神経でコントロールされているからです。

11-5　拒絶

「(十分長生きしたので)もう死にたい」や「(入りたくない施設に入れられて)死んでやる」など、食事を頑なに拒絶するケースがあります。まずは良好な人間関係の構築＝絆づくりから始め、その人の尊厳を守りつつ、生命を守れるようにケアします。縛ってでも点滴しようという医療は、認知症終末期には不要です。

前項までに示したように、食べない原因を探り、その原因に応じて対処します。点滴自体は5％グルコース500mlで100kcalしかありません。牛乳1パック200mlの140kcalにも劣るカロリーです。例えば、明治メイバランス®Miniなら、たった125mlで200kcal＝点滴2本分のカロリーです。しかもタンパク質も含まれています。グルコースの点滴は血糖値を持続的に上昇させますので、食欲を低下させます。そして、点滴のために手を固定されれば、食事動作もしにくくなります。「食べないから点滴」は過去の遺物です。水分が摂れれば、経口摂取で必要なカロリーや栄養分を摂るのが基本です。そのための総合的な支援が必要です。

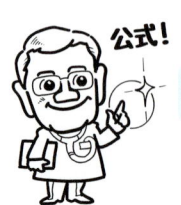

○川柳「食べぬなら　原因探り　薬・リハ・ケア」

［臨床メモ］　胃薬としてプロトンポンプ阻害薬を安易に使わない

　プロトンポンプは、体内でH$^+$（水素イオン）を放出する仕組みです。これがHCl（塩酸）として働き、胃ではタンパクの消化、骨では破骨細胞による古い骨の吸収、細胞内ではライソソームの酸性を保つことなどに使われています。アルツハイマー型認知症の原因として毒性を発揮する細胞内βタンパクの分解も、このライソソームで行われます。よって、安易にプロトンポンプ阻害薬（proton pump inhibitor：PPI）を使ってはいけません。骨の代謝回転を抑制し、脳βタンパク沈着を加速することになりかねません。認知症のない75歳以上のドイツ人73,679名を対象にした6年間の縦断研究により、PPI投与群（2,950名；平均83歳）で認知症リスクがハザード比で1.44倍（95％信頼区間1.36-1.52、$p < 0.001$）に増加することが示されています[2]。

　アセチルコリンを増やす薬剤投与で食欲が低下したり胃痛があれば、PPI併用で改善することが多いですが、その前に原因となっているドネペジルなどの薬剤を減量・中止するのが妥当な選択です。中止して認知機能が低下する（生活が混乱する）ようであれば、そこでPPIを併用しながら再開する。PPIの使用は最少限に、また使っても少量にとどめることが大切です。胃酸の分泌を止めてしまうと、内因子が働けなくなってビタミンB$_{12}$の吸収障害も生じます。長期間PPIを使うことは要注意です。胃酸は生体にとって必要だから分泌されています。おそらく腸内細菌フローラにも必要なものです（口から入る雑菌を殺してくれる）。

　高齢者では、薬を出して、その副作用防止のためにさらに薬剤を出すプラスの処方ではなく、症状の原因を除去するマイナスの処方が基本です。食欲を低下させるような薬剤をチェックするのが診療の基本です。

第2章 基盤知識

A 本人への非薬物療法

　まず、本人の感覚世界を健常者（介護者）が理解して仲良く共生するケアを示します。そして、本人へのアプローチ（手技）の基盤知識として、①筆者が提唱している認知症への脳活性化リハビリテーション5原則、②認知症ケアの基本原則であるパーソン・センタード・ケア、③看護領域で注目されているフランス生まれのユマニチュードを解説します。どれにも共通する点は、「認知症の人を一人の人間として大切にする」という観点です。

1. 認知症の人の感覚世界を理解して共生するケア

　〈音がどこから聞こえてくるのかを言うことも、私には難しいことだ。誰かがドアを通って不意に来ると、しばしば驚いて、飛び上がってしまうし、猫がミャーと鳴く声などを聞いて違う方向を振り向いてしまう。その音が実際に何の音かを知ることは難しく、そのためにはかなりの時間がかかる〉——これは、若年性認知症の当事者であるクリスティーン・ボーデンさんが書いた『私は誰になっていくの？』[3]の一節です。音源の同定とそれへの対処（振り向く、無視する、逃げるなど）は、健常者であれば瞬時に、自動的にできることです。それがうまくできない、時間がかかるのです。このような当事者の感覚世界は、当事者の書いたモノを読まないと、なかなか理解できません。健常者が当たり前にできることができなくなるという事態は、健常者にとっては"あり得ないこと"であり、健常者には想像が困難なことなのです。

　本章を執筆しているとき、筆者の外来を受診したアルツハイマー型認知症のAさんの介護者（娘）から、「自分でトイレに行き、便器には座れたのですが、ズボンを下ろさずに排尿したのでびしょびしょになったようです。それで、自分で着替えようと引き出しからズボンを出して履いていました。下着は履いていませんでしたが。でも、自分で着替えようとズボンを見つけたのが偉いです」という話を伺いました。健常者から見たら"あり得ない事態"ですが、「本人はきっと困って、でも寝ている父（夫）を起こしては申し訳ないと思って、自分で着替えを探したのでしょうね」と本人の立場に立って行動を分析して、穏やかに話してくれました。介護者がこのように前向きに考えられるように

なることが、介護者教育の目標でもあります。

　健常者の脳では、入力されてくるたくさんの感覚情報の大部分を瞬時に無意識に処理し（潜在化し）、ごく一部の情報だけを意識に上らせる（顕在化する）という素晴らしい感覚情報フィルターが働いています。ところが、アスペルガー症候群（自閉症スペクトラム）の当事者である綾屋紗月さんが書いた『つながりの作法』[4]には、この情報フィルター（注意機能）が働かず、あふれる情報の中から必要な情報を拾い出せない困難が描かれています。この注意機能は、認知症でも初期から低下しています。筆者はこの本を読んで、認知症の人の感覚世界を少し理解できた気がしました。

　健常者から見たら異常と映る認知症の人ですが、認知症の人の内側から見れば、自分が正常で、外側の健常者こそが異常と見えるでしょう。しかし、健常者は、知らず知らずのうちに健常者の世界観を認知症の人に当てはめてしまいがちです。「注意の選択・集中」という情報処理が、健常者にはあまりにも簡単にできる作業であるため、それが困難になっている認知症の人の感覚世界をなかなか理解できません。

　筆者がBPSD枠で診たアルツハイマー型認知症のBさんは「どうしたらいいんだい」を連発します。施設スタッフは「落ち着かなくて困る。他の利用者も不穏になってしまう。薬を出してほしい」と外来に連れてきたのですが、「先生、こんなにひどいのです」と、夕食前の様子を録音してきてくれました。聴いてみると、「まだかい！」と何度も大声を出すBさんに対して、「夕食は6時ですから待っていてくださいね」とスタッフが何度も丁寧に応えます。「お湯が沸いたらお茶を入れますから待っていてくださいね」とスタッフは必死です。そして、Bさんが立ち上がると、「自分の席で待っていてくださいね」と声かけします。

　とても仕事熱心でまじめなケアスタッフです。相手が健常高齢者でしたら素晴らしいケアです。でも、Bさんは認知症という別の感覚世界の住人です。「6時に夕食」「お湯が沸いたらお茶を入れる」「自分の席で待つ」など、すべて健常者の世界のルールです。健常者が、健常者に都合がよいように、健常者の世界観で決めたことです。Bさんのように時間軸を失い（39ページの**図1-13**）、場所の見当識のない人に対して、「6時に夕食」や「自分の席」は無意味な言葉です。「まだかい！」と言ったら、すかさず「ハイ！」と煎餅やおにぎりが出てくる。「ばあちゃん、野菜切るのを手伝って」と包丁を渡す。そして一緒に調理して、「上手だね。ありがとう。助かりました」とほめる。役割を与えられれば居場所ができ、落ち着くはずです。そして、お湯が沸かなければ「地元の天然水だよ」と水道水を出す、「どこだって好きなところに座っていいよ」と"注意"をやめる。「待たせない」「どこでもOK」が、認知症の人の感覚世界を理解した認知症ケアです。認知症の人の行動を健常者の価値観で取り仕切るケアではなく、認知症

の人と仲良く暮らせばそれが認知症ケア（世界観を共有して共生するケア）というのが極意です。ある程度のいい加減さが穏やかな共生生活に必要です。

2. 脳活性化リハビリテーション5原則

認知症の人は、認知機能が低下して生活が困難になり、将来の希望を失い、自分が失われていく不安に苛まれています（**図1-13**）。そのような人に大切なことは、失われていく記憶などの認知機能そのものを高めようとすることではなく、残存機能を活用して生活機能を高め、BPSDを低減することだと考え、脳活性化リハビリテーション（リハ）を10年以上前に提唱しました[5,6]。詳細は文献5の第3部「脳活性化リハビリテーション」をお読みください。

脳活性化リハは、①快刺激でドパミンが放出されて笑顔を生み、②笑顔が笑顔を生む双方向コミュニケーションが安心を生み出し、③一方的にケアされるだけの受け身ではなく、認知症の人が主体的に役割を演じることで生きがいが生まれ、尊厳が守られ、④互いにほめる・ほめられることで意欲が高まり、⑤失敗しないように支援する（エラーレスサポート）で成功体験を積み、安心・笑顔を生む、を原則としています。

認知訓練でも、回想法でも、音楽療法でも、どんなリハ技法を行う場合でも、この5原則で関われば、有効性を示せるはずだと考えています。薬物療法と異なり、リハは人が人に関わる中で行われます。そのため、技法そのものの効果よりも、むしろ関わり方（笑顔で楽しくほめてというセラピストの態度）の効果のほうが大きいのです。

本来はリハの原則ですが、診察にもケアにも活かせる原則です。診察ならば、笑顔で楽しく会話し、「受診」という役割を積極的に果たしてもらい、それに医師が感謝し（そして、ほめ）、うまくサポートするというように活かせます。

2-1 快

アルツハイマー型認知症になると、エピソード記憶障害があるので、時間軸が消失し、将来の予測が立てられなくなります。健常者は、つらいことでも今我慢すればあとでよいことがあるという**報酬予測**が可能ですが、アルツハイマー型認知症の人ではこれができません。よって、そのときそのときが快でないと、リハが続かないのです。ですから、常に笑顔を絶やさず、本人にとって楽しい内容のリハを心がけます。病識低下でリハの必要性を本人は理解していないので、痛いことやつらいことは我慢ができません。本人が一日の中で楽しく感じられる時間をもてるようサポートしていきましょう。液晶画面に合わせて体を動かすゲーム（XaviXほっとプラスなど）で楽しく体を動かす

ことも有効です。

2-2　双方向コミュニケーション

　認知症の人は、漠然とした喪失感や不安を抱えています。ですから、笑顔で安心を与えるポジティブな声かけが不可欠です。「痛くないですか？」と否定的に聞くのではなく、「大丈夫ですか？」と肯定的に聞くほうがよいのです。「痛くない」という言葉を聞いた途端に、脳の中では「痛み」のイメージが形成されるからです。

　人間は、笑顔を見ると無意識に笑顔になります。表情筋は不随意に（意識に上らないサブリミナルな反応として）勝手に動きます。そして、楽しいから笑顔になるだけでなく、**「笑顔を見ると楽しくなる」**のです。笑顔で接するだけでも認知症の人の不安は和らぎます。これだけでも立派な非薬物療法です。特に介護者から笑顔を向けられなくなってしまった認知症の人に、**医師が笑顔で向き合えば、喜んでくれます**。

　不安やストレスは、血中コルチゾール上昇を介して、海馬神経細胞にダメージを与え、記憶を悪化させます。不安やストレスを取り除くコミュニケーションが大切です。

2-3　ほめ合い

　人間はほめられると嬉しく感じる報酬回路を脳にもっています。この報酬系の神経伝達物質はドパミンで、ほめられると中脳から前頭葉や大脳辺縁系（側坐核や扁桃核）にドパミンが放出されます（A10神経系）。報酬は、好きな食べ物や好きな異性といった本能的なものから、ほめられることや他人の役に立つことなど社会的なもの（人間間の相互作用）まで、多様です。そして、後者の社会的な報酬こそが、社会的な生物であるヒトの特徴です。

　このドパミンは**意欲**を引き出す作用をもっています。ほめられるとやる気スイッチが入ります。レバーを押すと餌が出てくる装置でトレーニングを受けたラットの実験で、通常のラットは簡単な課題（レバーを1回押すと餌を1個もらえる）でも困難な課題（レバーを64回押すと餌を1個もらえる）でも、頑張ってたくさんレバーを押します。ところがドパミン系を働かなくしたラットは、簡単な課題なら正常ラットと同じ量の餌を得ますが、困難な課題になるとやる気をなくしてレバーを押さなくなってしまいます。この実験から、ドパミン系がやる気と密接に関係していることがわかります。病院リハ室での脳卒中患者の歩行練習も、ほめたほうが歩行スピードがアップすることが示されています。ほめることが意欲の低下した認知症の人の生活機能向上に役立ちます。

　有効なほめ方について、具体的な注意点を述べます。まず、何をほめるかという対象が極めて重要で、単純には「うまくできたことをほめる」と考えがちですが、このよう

に結果をほめるのではなく、**過程をほめる**ことが有効です。特に、認知症の人の場合は結果がうまくいかないことも多いので、努力している姿勢（プロセス）そのものをほめることが大切です。努力そのものをほめることは、努力の継続につながり、向上心が持続するという効果をもたらします。

タイミングも重要です。時間が経ってからほめるのではなく、そのときそのときにほめることが大切です。**言葉**でほめるだけでなく、**視覚**（医師が笑顔を示す）や**触覚**（肩を叩く）などを介して、ほめているというメッセージを多様な方法で伝えることが有効です。

医師が患者をほめることは、ほめられた人に効果をもたらしますが、それだけではありません。ほめた医師のほうにも効果があります。**合理化**という脳の法則に基づくものです。相手をほめた以上、そのほめた行為を正当化するため、相手のよいところを探して見つけ、自分がほめたことは妥当だと納得します。一方、相手の悪口を言った場合は、その根拠が必要となり、脳は相手の悪いところばかりを探し出して、自分の悪口を正当化します。このように、ポジティブなことを口に出すと相手を好きになり、ネガティブなことを口に出すと相手をますます嫌いになるという性質を脳がもっています。ゆえに、相手をほめることは、良好な関係を形成することに有効に働きます。さらに、笑顔でほめると、相手が笑顔になります。それを見た途端に医師も笑顔になります（無意識に）。こうしてほめることの**良循環**が生まれます。そして、楽しいから笑顔になるだけでなく、笑顔になるから楽しくなります。

筆者は、認知症の人をケアする介護者に「なるべくたくさんほめてあげてくださいね」とお願いしています。しかし‥‥「何で私がこんな人をほめなくてはいけないのですか？」と不満オーラを思いっきり発散する答えが返ってきます。「先生はほめろと言いますが、ほめるところなんか一つもないでしょう。いつも失敗ばかりで」と怒りすら向けられます。ここでひるんではいけません。「ほめるところがなければ、存在をほめてください。〈あなたがいてくれて嬉しい〉と」と、もうひと押しして、「〈あなたがいてくれて嬉しい〉は**お題目**です。浄土真宗では、意味を考えないで〈南無阿弥陀仏〉と唱え続ければ救われます。同じように、この言葉は意味を考えてはいけません。嬉しいか嬉しくないかという気持ちにかかわらず、お題目ですので、『**あなたがいてくれて嬉しい**』と声に出して唱え続けると、介護が楽になります」とお伝えします。屁理屈をあとづけして、口に出したことを正当化するのが脳の働きだからです。人間、声に出した通りになってしまいます。嬉しいと唱えていれば、嬉しくなってしまうのです。ポジティブな言葉をたくさん発しているうちに関係性が良好になってほしいと思っています（**図3-3**）。

浄土真宗 →「南無阿弥陀仏」を唱える → 救われる
ケア宗山口派 →「あなたがいてくれて嬉しい」→ 救われる？

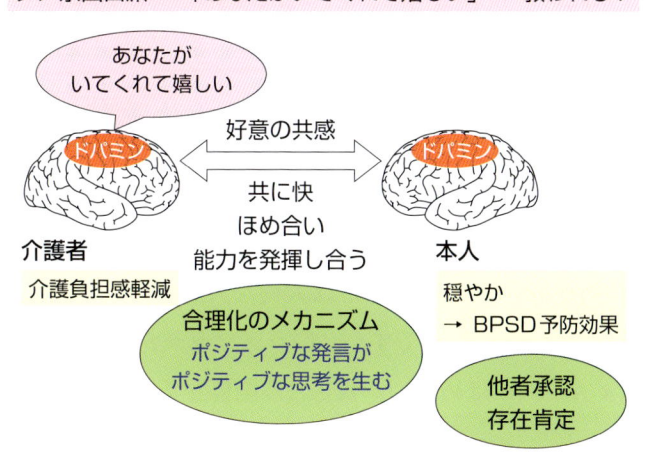

図3-3 「ほめ愛」効果で共に快・やる気アップ

　なぜネガティブな言葉を控えて、ポジティブな言葉かけをすることが大切かというと、**negativity bias**といい、ネガティブな事柄は心に大きく響くからです。1回ほめても1回叱ると、叱られたダメージの大きさがほめられた喜びを上回ってしまいます。そこで、「**3：1の法則**」があります[7]。1回叱ったら3回ほめる、そうするとポジティブがネガティブを上回ることができるという考え方です。では、認知症の人は普段の生活でほめられることがあるでしょうか？ きっと、ほとんどないでしょう。多くの場合、介護者からはネガティブな指摘を受け続けています。ですから、ネガティブを減らして、ポジティブがその3倍量になるように心がける。そのために、脳活性化リハでは「ほめ続ける」が大切なのです。

　ここでの「ほめる」は、決して上から目線のものではありません。「ほめる」という言葉は、「上司が部下をほめる」というように上下関係があるから適切ではないという意見も耳にします。しかし、心から喜んで、その喜びを相手に伝えるという態度であれば、たくさんほめてよいと思います。また、脳活性化リハの「ほめる」は、広い意味で使っています。「**感謝する**」という意味合いや「**認める**」という意味合いを含んでいます。相手に感謝されると人は喜びを感じます。そういう報酬系の仕組みが脳にあるからです。**利他行為**といって、他者の役に立つ行動をとると脳が喜びを感じます。利他行為でドパミンが放出されることがわかっています。ですから、他人に役立つことをするとそれ自体が嬉しい、さらに相手が感謝してくれるともっと嬉しくなります。基本はスタッフが利用者をほめたり感謝したりするのですが、逆に利用者がスタッフをほめたり感謝することでも、利用者の脳でドパミンが放出されて快とやる気がもたらされます。

ですから「ほめ合い」が大切です。筆者は「**ほめ愛**」とチョットしゃれています。

さらに、他者から認められることは、心の痛みを癒し、生きる力を与えてくれます。認知症の人は病識が低下している場合が多いですが、自分が失われていく不安を感じています（39ページ）。「何で自分が馬鹿にされるのか」「何でこんなひどい扱いを受けるのか」「生きていてもしょうがない」「夢がない」などと感じているでしょう。そのような自分の存在価値を見いだせないことに起因する心の痛み（スピリチュアルペイン）には、「他者から認められること＝**他者承認＝存在肯定**」が有効です。自信を失い、不安いっぱいの認知症の人に対して、「**あなたは大切な人です**」「**あなたがいてくれて嬉しい**」「**あなたはかけがえのない存在です**」というメッセージを、脳活性化リハを通じてたくさん伝えましょう。**共にほめ合い、響き合う関係**が素晴らしいと思います。

2-4 役割

人間が生きていくには、**日課や役割が不可欠**です。日々の役割があってこそ、尊厳を感じながら生きることができます（図1-13）。認知症の人が一方的にケアを提供されるだけでなく、逆に他者の役に立つ機会をもつこと、能力を発揮して役割を果たす機会を得ることが望まれます。例えば、認知症グループホームの入居者が、ぞろぞろと地域を集団徘徊すると「防犯パトロール」になる（図3-4）、近所の神社に集団で出かけて清掃をする、早朝に小学校の門前で登校児童を待ち構えて「おはよう」と声かけする、など、認知症があっても地域に役立つことで生きがいが生まれます。「認知症だから一方

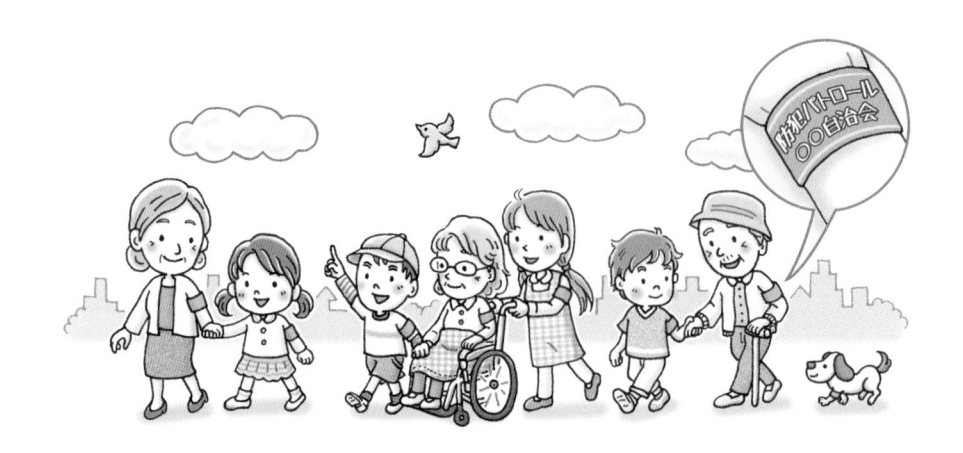

図3-4 徘徊が防犯パトロールに
三重県桑名市のウェルネス医療クリニック（多湖光宗医師）が行っている能力活用セラピーの一環。
（文献8より、許可を得て掲載）

的にケアを受ける人」という概念は捨て去ってください。「**認知症の人が他者の役に立つ**」というセッティングが求められています。

　家庭なら、認知症の人に片づけを手伝ってもらう、そして介護者が「ありがとう。おかげで助かりました」と感謝を述べるだけで、大きな効果を生みます。他者に役立つ行為（利他行為）を行うと脳内でドパミンが放出され、喜びを感じ、生活意欲が向上します。さらに、お礼を述べた介護者の脳でもドパミンが放出され喜びを感じるだけでなく、ほめた以上、この人はよい人だという「自分の発言の正当化」（脳の合理化メカニズム）が行われ、ポジティブな感情が湧くのです。役割を果たすこととほめることがかみ合って、双方に意欲と生きがいが生まれます。

　医療者の脳は患者の脳の影響を常に受け、患者の脳は医療者の脳の影響を常に受けています。診療は、共に笑顔で楽しく、共にほめ合うことで、やりがいが生まれます（**図3-3**）。

2-5　失敗を防ぐ支援

　子どもや健常者は、失敗を糧に学習します。しかし、認知症の人は失敗を役立てることができないので、**エラーレスラーニング**が基本です。失敗を防ぐように最小限の支援をさりげなく与えるのが介護のコツです。手を出しすぎると、本人の尊厳が損なわれ、立腹につながります。失敗しても笑顔でサポートしながら、達成感を味わってもらうのもよい方法です。

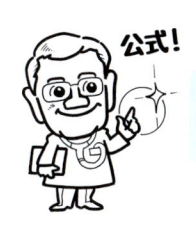

○短歌「役割を　ほめて楽しく　会話して　共に笑顔の　認知症ケア」

3．パーソン・センタード・ケア

　英国のトム・キットウッドにより提唱された認知症ケアの理念です（**表3-1**）。従来のケアは、介護者・施設側本位で、効率よくケアすることを重視していました。ということは、認知症になった人の気持ちには寄り添っていませんでした。そこで、その人らしさ（**personhood**）をケアの中心に据えました。personhoodとは、「一人の人として周囲の人や社会と関わりをもち、受け入れられ、尊重され、それを実感している、その人の

表3-1　パーソン・センタード・ケアと従来のケアの比較

	従来のケア	パーソン・センタード・ケア
文化(culture)	古い文化　　偏見や烙印	新しい文化
モデル	医学に基礎を置く	個性(personhood)に基礎を置く
認知症の考え方	脳に病変ができるので、医学的に治らない病気	認知症になっても残存能力があり、脳には可塑性(代償・回復)もある
視点(目線)と対応	介護者目線：困った行動 → 問題行動と判断し、抑えつけたり薬で対応	本人目線：その人の心の表れで、その人なりの考えで行動している → 原因を探して、適切なケアで対応
捉え方の具体例	①徘徊 ②暴言	①探検、探索、捜し物 ②注意された不満の表れ
本質	介護者の思い込みで、一方的にしてあげるケア	本人の気持ちを察し、その思いに寄り添うケア
本人の尊厳	尊厳を無視し、効率を重視	絶えず尊厳に配慮

(山口 2015[9])

ありさま。人として、相手の気持ちを大事にし、尊重し合うこと、互いに思いやり、寄り添い、信頼し合う、相互関係を含む概念」[10]です。「一人の人間として大切な存在」として、自分の気持ちや考えをうまく表現できない認知症の人の気持ちを、介護者がくみ取って、認知症の人の意向に沿い、本人の尊厳を傷つけないようにケアすることが大切だと提唱したのです。認知症の人は「くつろぎ・アイデンティティ・愛着や結びつき・たずさわること・共にあること・愛されること」のニーズをもっています。これを満たそうという人間愛にあふれたケアの理念がパーソン・センタード・ケアです。そして、これらのニーズが満たされれば、興奮や攻撃的行動などのBPSDは軽減・消失します。「認知症になったら何もわからない」という古い偏見(old culture)を捨てて、その人の心をくみ取り、**一人の人間として尊重するケア**(new culture)が求められています(**表3-1**)。認知症の人の尊厳が守られ、残された能力を活かして、穏やかに生活できるように支援することが、パーソン・センタード・ケアです。

具体的には、**表3-2**に示す**よい状態**が増え、**よくない状態**が減っていることがケアの目標です。

この考え方は、本邦でだんだんと根づいてきています。ケアに限らず、医療でもパーソン・センタードなアプローチ(エビデンスだけでなく、その人個人の人生物語を大切にする医療)が必要だと、本書では随所で訴えています。

より理解を深めるには、水野裕・著『実践パーソン・センタード・ケア』(ワールドプランニング、2008)をお読みください。

表3-2 認知症の人のよい状態とよくない状態

よい状態の目安（サイン）	よくない状態の目安（サイン）
◎表現できること ◎ゆったりしていること ◎周囲の人に対する思いやり ◎ユーモアを示すこと ◎創造的な自己表現 ◎喜びの表現 ◎人に何かをしてあげようとすること ◎自分から社会と接触すること ◎愛情を示すこと ◎自尊心（汚れ、乱れを気にする） ◎あらゆる感情を表現すること	◎がっかりしているときや悲しいときにほったらかしにされている状態 ◎強度の怒り ◎不安 ◎恐怖 ◎退屈 ◎身体的な不快感 ◎体の緊張、こわばり ◎動揺、興奮 ◎無関心、無感動 ◎引きこもり ◎力のある他人に抵抗することが困難

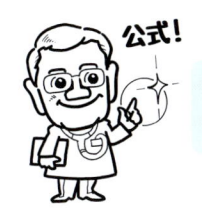

よい状態とよくない状態は、明確に二分されるのではなく、様々な要素の影響で容易に変化する。

（文献10より、許可を得て引用）

公式！
○認知症の人の気持ちに共感し、寄り添うパーソン・センタード・ケア

4. ユマニチュード®

　看護の現場を中心に、フランスで生まれた「ユマニチュード®」という介護技術が注目されています。ユマニチュードとは、「‥‥最期の日まで尊厳をもって暮らし、‥‥ケアを行う人びとがケアの対象者に〈あなたのことを、私は大切に思っています〉というメッセージを常に発信する——つまり、**その人の"人間らしさ"を尊重し続ける状況こそがユマニチュードの状態である**」[11]とあります。人間らしさとは、人と人の関係性（人と人の間と書いて人間）にあります。一人の人間として他者から尊重され、尊厳が保たれた関係性こそが、人間らしさです。ユマニチュード®は、このような理念をベースにして実用的な150以上の技法（ケアテクニック）を盛り込んでいますので、認知症ケアに活かせる技術満載です。

　そのユマニチュード®とはどんな技法なのでしょうか。ユマニチュードは恋愛術？という視点から迫ってみました。

じっと目を見つめられ、やさしく肩に触れられて、顔を近づけられて「あなたが好き」と言われたら‥‥。これは小説でも、妄想でもありません。認知症ケアの極意です。

相手の視線を捉える**アイコンタクト**がコミュニケーションの基本です。長年連れ添った夫婦だと、相手の目を見ないで「今日はどうだった？」「ああ」で、何となくコミュニケーションが成立します。でも、注意力が落ちている認知症の人とコミュニケーションをとるには、まず相手と視線を合わせて、見つめ続けること、アイコンタクトが基本です。認知症の人に正面から向かい、同じ高さで顔を向き合わせます。横から話しかけるのでは目線が合いません。正面から相手の視線をキャッチし、見つめ続けましょう。もちろん笑顔で。怖い顔で見つめたら、目を背けられるか、殴られます。

なかなか視線が合わなければ、せん妄のような意識障害がないかどうか、チェックしてください。先日、易怒性があるので診てほしいと依頼され、とある入所者と会話をしたのですが、筆者がアイコンタクトを求め続けたのにもかかわらず、その人は故意に、ずっと視線をそらせ続けました。筆者との会話中に隣の人に視線を向けて話しかけたり‥‥。その人は、施設に入所して1週間、入所させられたことが不満のようで、「あなたとは話したくないオーラ」をビンビンに発散していました。それで、薬（抗精神病薬）を使うのではなく、なじみの環境づくりをすることにしました。視線が合わないのは、意識障害（注意障害）なのか、拒絶的で故意にそらすのか、アセスメントが必要ですね。

脱線から戻ります。恋人同士も見つめ合っていますよね。視線が合って、相手の注意がこちらに向いたことを確認してから、やさしい声で話しかけます。決して、遠くから大声で話してはいけません。大声を聞くと「叱られている」と感じてしまうからです。大脳皮質が働いて聞いた言葉の内容を理解する前に、扁桃体が働いて恐怖の情動を生み出してしまいます。大声を聞いた途端に「怖い！」なのです。大声は、攻撃・逃げろというサインなのでしょう。ですから、恋人同士のように、ささやくような**やさしい声**で話しかけます（**図3-5**）。

肩を触れることができたら、相手の手が届く範囲に入り込めた、つまり相手の防御柵

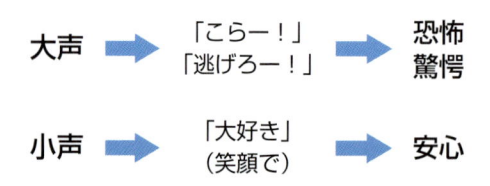

大声 → 「こらー！」「逃げろー！」 → 恐怖 驚愕

小声 → 「大好き」（笑顔で） → 安心

図3-5　声の大きさによる情動の違い

（バリア）を乗り越えて近づくことができた証拠です。見知らぬ人が手の届く範囲にいきなり近づいてきたら、誰でも逃げます。手の届く範囲は「殴られる」距離だからです。70cm以上離れていれば、殴られないので安全です。これが正常な人のバリアです。しかし、それ以上近づくには、笑顔でアイコンタクトをして、「**私は敵ではありません**」という非言語メッセージを伝える必要があります。会釈は味方だというサインです（サルでもそうです）。幸いなことに、認知症になっても、笑顔を認識する能力は比較的よく保たれています（怒り顔にはとても鈍感になっていますが）。こうやって相手の防御柵の中にまで入り込めたら、手掌で肩か上腕にやさしく触れます。両手で両肩に触れれば、親近感がぐっと増すでしょう。適切な距離は、認知症の程度によります。重度の人ほど近づいてコミュニケーションをとります。20cmまで近づければ、目と目が間近で、重度の人でもアイコンタクトができます。20cmなら**恋人同士の距離**ですね。そして、ささやくのです、「あなたが好き」と。

　字義通りに言う必要はありません。「あなたは素敵だ」「あなたは楽しそうだ」「あなたが協力してくれるので助かる」「あなたと一緒にいると嬉しい」というメッセージを言葉と身ぶりで相手にたくさん伝え続けるのです。これこそ**恋愛の極意**ですね。これで落ちます。

　でも、失敗したら‥‥、めげずに出直します。幸いなことに、認知症の人の多くは、すぐに忘れてくれます。**Try, try again**です。

　こうやって、**相手との絆＝良好な関係性を形成する**ことが、認知症ケアの極意です。絆が形成されれば、仲間です。ケアする側・ケアされる側という一方通行の上下関係ではなく、互いの間に共感が生まれ、互いに安心で穏やかな関係になります。これが笑顔の双方向コミュニケーションです。

　認知症の人を「困った人」と捉えるのではなく、一人の人間としてつき合おうという態度で接すれば、認知症の人とも心が通い、ケアされる人もケアする人も、楽しい双方向コミュニケーションで、互いにほめ合い、感謝し合い、豊かな人生を送ることが可能になるでしょう。

　なんと素晴らしい‥‥、でも「書くだけなら簡単ですけど、現実は別です」と、日々の介護で大変な思いをしている人に叱られそうです。それでも、チョット関わり方を変えてみませんか？ 少しずつ、変えてみませんか？ という提案です。健常者に「あなたが好き」というメッセージをたくさん与えたら「変人」と思われてしまいます。しかし、認知症の人は素直に喜んでくれます。言葉の裏（皮肉など）を探る認知機能が低下しているので、言われた言葉通りに解釈してくれるのです。

　ここまで読み進まれた方、家に帰ったら、家族に笑顔のアイコンタクト、そして優し

くささやいてください。「あなたが好き」と。

　この内容、実は筆者のユマニチュード見学記です。あくまでも筆者の目というフィルターを通したユマニチュード‥‥、すなわちヤマグチュードという紛い物です。本物のユマニチュード®を勉強したい方は、『［DVD］ユマニチュード－優しさを伝えるケア技術』（デジタルセンセーション）を施設で1枚購入して、皆さんでご覧ください。正規の研修も行われています。

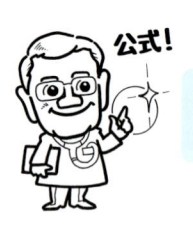

公式！
○ユマニチュードは恋愛術
　「あなたが好き」と伝えましょう

B 介護者指導

1. 医師の仕事

　後述するような実際の介護者指導は時間がかかるので、医師が行うのではなく、介護者指導ができる**スタッフを育てて任せる**ことが重要です。スムーズに診療を進めるには、介護者の困り事・相談事をスタッフにあらかじめ聞き取ってもらい、箇条書きにしたメモを受け取って（電子カルテなら入力してもらっておき）、適切な医療を行います（薬剤調整など）。そして、介護者にねぎらいの言葉をかけましょう。細かな介護者指導は別室でスタッフに任せることで、診療がスムーズに運びます。介護者の話を聞いて対策を一緒に考える時間は、筆者にとっては「楽しいひととき」ですが、時間を使いすぎると、そのあとの受診者の待ち時間を伸ばすことになります。状況に応じて、柔軟に介護者指導の時間をとってください。

　介護者向けのパンフレットを用意しておくのも有効です。筆者の場合は、前橋市の認知症初期集中支援チームが作った『家庭介護ガイドブック』（前橋市のホームページからダウンロードできます）、製薬メーカーの介護者向けパンフレット（認知症の理解や内服方法、ケアのコツなどを説明したもの）を用意しておいて配ることで、説明時間を短縮しています。

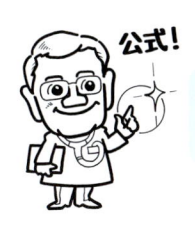

> 公式！
> ○介護者指導は資料用意と情報収集、
> 　困り事対応はスタッフへ

2. BPSDを防ぐ介護者教育

　認知症は、①一番なりたくない病気、②治らない病気、③介護が大変、などネガティブなイメージが定着しています。
　しかし、95歳以上の有病率が約8割と、長生きできたら誰もがなる可能性の高い病気です。「**長寿を目指せば大部分の人が認知症になる**」という理解が前提です（図1-33）。ネガティブにばかり捉えるのではなく、認知症になれた人の大部分は、戦争や

がんなどで死なずに長生きできた人だというポジティブな捉え方が必要だと思います。95歳以上の日本人の要介護・支援認定率も8割を超えます。長寿を目指せば大部分の人が認知症か介護が必要な状態という、長寿国日本の現実を受け入れることがまず前提です。そして、日本の高齢者が亡くなるまでに認知症になる確率は約50％と推定されていますので、高齢者夫婦であれば、どちらかが認知症になり、その伴侶が介護者になる可能性があるわけです。認知症ケアの問題は、決して避けて通れる問題ではなく、認知症を受け入れて認知症と共生するという前向きな態度が必要だと思います（少なくとも根本的治療薬が開発されるまでは）。

認知症の脳病変は治らず、徐々に進行するのが基本です。したがって、認知（中核）症状は徐々に進行します。しかし、介護者が困るBPSDは適切な医療とケアで多くが予防でき、また大部分が改善します。だからこそ、認知症の正しい理解と適切な医療ケアが必要です。そして、「**穏やかな生活の継続**」が認知症医療の一番のアウトカムです。

介護が大変であることは否定できませんが、その介護の中に潜んでいる小さな幸せに気づける人は、燃え尽きることもなく、うつになることもなく、介護を続けられます。この「幸せへの気づき」の介護者心理教育が有効です。

認知症の本質は「病識が低下すること」を示しましたが、この本質を理解していると、「ちゃんとしてよ」「しっかりしてよ」などの注意・叱責を減らすことができ、BPSDの予防につながります。BPSDの多くは対人関係の中で生じます。その関係性を改善するにはどちらかが変わらなければなりませんが、認知症の人は変わる能力を失っています（だからこそ認知症です）。よって、**介護者側が変わるしかありません**。そして、介護者側が変われば、関係性が改善し、BPSDを防ぐことができます。

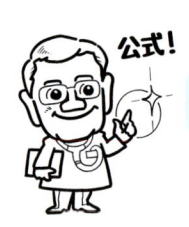

公式！

○川柳「介護者が　小さな幸せ　気づき笑む」

3．精神的・肉体的支援

3-1　介護負担

介護者は、BPSDや生活障害に対して「手に余る：どうしてよいかわからない」と感じています。介護者が困るもの盗られ妄想や幻覚、無断外出などに対して、介護のコツ

を伝えると、スキルアップして負担が減るでしょう（詳細は203ページ）。

　介護への抵抗など「手がかかる：思い通りにいかない」という状況には、無理やり着替えをしなくてよい、ほどほどの介護が本人も介護者も楽と伝えるとよいでしょう。どうしても風呂に入れなければならない→風呂に入らなくても死ぬわけではない、と。

　つきまとい、常時徘徊など「手が抜けない：心が休まらない」という状況では、レスパイトケアや傾聴、支援体制が必要でしょうし、薬物療法の見直し（ドネペジル減量・中止を含む）も有効です。

　BPSDや生活障害への対処がうまくいかないと「手放す：心離れ」になってしまいます。介護者の心身のストレスに対処するには、認知症の人の精神世界を介護者が知ることが第一歩です。それが心の通った介護につながります。そして心が通えば、困難が軽減するでしょう。

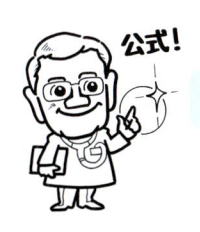

○川柳「介護者の　スキルアップと　レスパイト」

3-2　燃え尽きない

　薪なら燃え尽きるのがベストですが、介護者の心が折れ、介護を必要とする人から心が離れてしまう「燃え尽き」は困ります。では、「燃えシロ」を残した「頑張らない介護」、「ほどほどに燃える介護」、「介護者が、自分はよくやったと満足できる介護」、それはどんな介護でしょうか？

　介護負担の程度を評価するのに使われるZarit介護負担尺度を見ると、「対処の仕方がわからない」「気が休まらない」「腹が立つ」など介護に直接関係する問題と、介護者の「外出や友達との交流の機会が減る」といった間接的な問題が設問として抽出されています。したがって、これらに対応できれば、介護負担が減るという寸法です。では、どうしたら介護者の負担が減るか考えてみましょう。

1）対処の仕方がわからない

　それぞれの症状に応じた対処のコツは203ページを参照してください。妄想を例にとると、訂正しても無駄な努力だと理解し、共感的態度で接するようにします。「そんなバカなことあるはずない」という対応から「盗られちゃったのですね。それは困りましたね」という共感的な対応へと切り替えます。基本的に、介護者にとっては不可解な

行動も、本人にとっては意味のある行動です。よく観察してみることで、答えが見つかる可能性があります。認知症の人の行動に対する見方が、「意味不明の不可解な行動」から「なぜそのような行動をするのかを理解できる」に変わることで、負担感や挫折感が減ります。例えば「夜中に動き回る変な行動」と思っていたのが、「外されて見つからない入れ歯を捜して動き回っている」であれば、嫌な行動ではなく**やむを得ない行動**と理解できるし、対応方法も浮かびます（入れ歯は夜間も外さないほうが、口腔乾燥を防げるので好ましい）。

2）気が休まらない

本人の状態が落ち着いていなければ、薬剤調整などで落ち着くケースがしばしばあります。10分おきにトイレと騒ぐアルツハイマー型認知症の人で、ドネペジルを中止したら騒ぎが落ち着いたという症例を経験しています。また、外に出て行ってしまうので気が抜けないなど具体的な症状への対応は、203ページからの各項目をお読みください。介護者自身が心理的なサポートを受けることも必要です。

3）腹が立つ

認知症の人の「病識のなさ」は本書でも強調しています。失敗の自覚のないこと、そしてそれを指摘されると怒ること、これこそが認知症の特徴的な症状です。そのことを知れば、腹を立てること自体が「損」だと理解できます。腹を立てれば、立てたほうだけでなく相手も嫌な気持ちになり、よいことは皆無だと気づくことが大切です。他の病気だと介護者に「ありがとう」と感謝するのですが、認知症の人では稀です。「先生、早い者勝ちですね」とこぼした介護者もいました。認知症の介護は「してあげた見返りがない」という特徴をもっています。だから、**介護者自身が自分に「ご褒美」を出す**ことが必要です。「自分はよく頑張った、エライ！」と、介護者がたまにはごちそうを食べて、羽を伸ばすことを勧めます。それと、**本人が嫌がることをしない**、というのも一つの方法です。「抵抗されたら引き下がって出直す」を原則にする。声のかけ方も大切です。「臭いから着替えましょう」と言われたら嬉しくないですね。「着替えてさっぱりしましょう」「着替えてから饅頭を食べましょう／一杯やりましょう」などだと、チョット嬉しいですね。「洗濯するので今着替えてもらうと、とても助かります（私のために協力してください）」というのも、言われた人の気持ちを大切にしていますね。実は、言われたほうだけでなく、ポジティブなことを言った側も嬉しくなります。着替えをしなくても、入浴しなくても、生命には影響しません。無理やりしようと思わず、拒否されたら引き下がる。別の楽しいことをして、10分も経過して記憶が薄れたころ、もう一度誘ってみるのがよいでしょう。10分も経つと、高齢の介護者のほうが、何をさせようと思っていたのか忘れてしまうこともあるでしょうが（笑）、そのくらいの介護者

の寛大さがよいでしょう。子育てと一緒です。

4）交流の機会が減る

　一人で抱え込まないことが大切です。介護保険サービスを使うことで、ケアマネジャーという相談相手を得て、昼はデイサービスに、疲れたときはショートステイで数日預かってもらうなど息抜きの時間、友達と会える時間や趣味の時間をつくること（**レスパイトケア**）が大切です。

　介護者の精神的・肉体的疲労の蓄積に対しては、家族会への参加や**認知症カフェ**（オレンジカフェ）での介護者同士の話し合いや傾聴が有効です。**地域包括支援センター**も相談に乗ってくれますし、コールセンター（電話相談）も開設されています（詳細は第5部「地域連携」参照）。介護保険サービスを使っていれば、介護支援専門員（ケアマネジャー）が本人と介護者の思いを聞き取り、調整することも極めて重要です。

　認知症のケアに携わる専門職が介護困難と感じることは、暴言や暴力、食べない、介護拒否、異食、もの盗られ妄想などです。BPSDと生活障害の両方ですね。総合病院看護師が感じていることを次ページの「［臨床メモ］看護師が感じる困難」に書きましたので、参考にしてください。

　一方、家族介護者は、先に示したように、①**手に余る**——妄想などにどうケアしてよいかわからない、②**手がかかる**——介護への抵抗など思い通りにいかない、③**手が抜けない**——心が休まらない、④**手放す**——悪口を言われたり暴力を振るわれる、でもう限界となってしまいます[12]。

　介護者が認知症の人の心の世界を理解し、頑張りすぎないで、人生を共に楽しもうという前向きな気持ちになることがストレスを減らします（**図3-6**）。

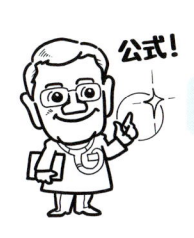

公式！
○川柳「手に余る・手が抜けないと　手放すに」

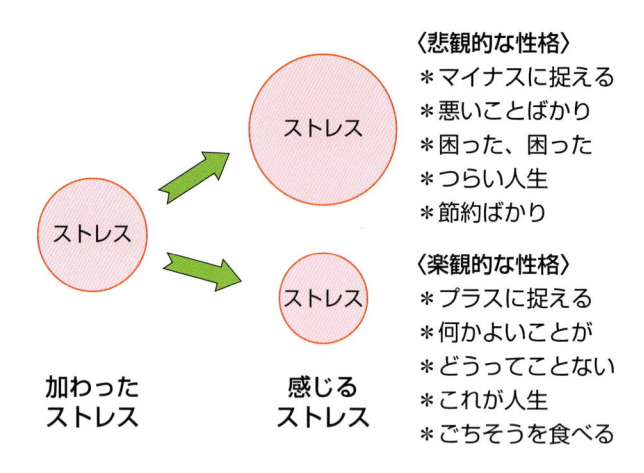

〈悲観的な性格〉
＊マイナスに捉える
＊悪いことばかり
＊困った、困った
＊つらい人生
＊節約ばかり

〈楽観的な性格〉
＊プラスに捉える
＊何かよいことが
＊どうってことない
＊これが人生
＊ごちそうを食べる

加わった　　　感じる
ストレス　　　ストレス

図3-6　同じストレスでも捉え方次第で影響が変わる

> **[臨床メモ]　看護師が感じる困難**
> 　私の仲間が勤務する病院で、看護師に「認知症の人が入院して困ること」を調査したところ、
> 　＊（手がかかるので）業務が進まない
> 　＊他の患者やスタッフへの気配りが手薄になる
> 　＊（注意して観察しなければならないので）気が休まらない、業務に集中できない
> 　＊イライラする、怒りたくなる
> 　＊少数ですが、暴力やセクハラ行為がある
> という回答結果でした。この病院は、病棟の中に院内デイを設けて、認知症の人を集めて担当スタッフがケアをすることで、他のスタッフが本来業務に集中できる仕組みを作りました（田中聡一医師からの情報提供）。
> 　院内デイは有効なので、院内デイに診療報酬をつけようという動きがあります。
> 　適切な認知症ケアは手がかかるので、診療報酬加算というかたちで認知症の人が大切にされる仕組みが作られるとよいと思います。
> 　2016年4月の診療報酬改定で、認知症ケア加算が新設されました。一般病棟、療養病棟、回復期リハ病棟、地域包括ケア病棟など多くの病棟で、「身体疾患のために入院した認知症患者に対する病棟における対応力とケアの質の向上を図るため、病棟での取組や多職種チームによる介入を評価する」という考え方で、加算がつきました。この加算には、身体拘束を行った日は4割減額になるという画期的な

仕組みがあり、身体拘束を抑制する意図が表れています。

> [臨床メモ]　ケアのコツ：笑い飛ばし（笑いヨガから）
> 　笑いヨガでは、相手に怒りを感じたら、言いたい言葉を言って喧嘩をする代わりに、相手を指さし、怒りを込めて「ハハハ……」とやりこめる喧嘩笑いで、怒りのエネルギーを発散します。トイレで失敗をしたとき、失敗した本人ではなく、汚れた部分を指して「ハハハハ……」と笑って、さっさと掃除をする。これが「一人ストレス撃退法」として、日本笑いヨガ協会・高田佳子代表の著書『ボケないための笑いヨガ』（春陽堂書店、2013）に紹介されています。これは面白いと、真面目で熱心すぎて疲弊していた介護家族（息子）にこの方法を伝授したところ、「親を言葉で怒らないで済むので、自分の心の負担（罪悪感）が軽くなった。相手（認知症の本人）はきょとんとしていた。教えてもらってよかった」と好評でした。
>
> 「ハハハ」と笑ってストレス撃退

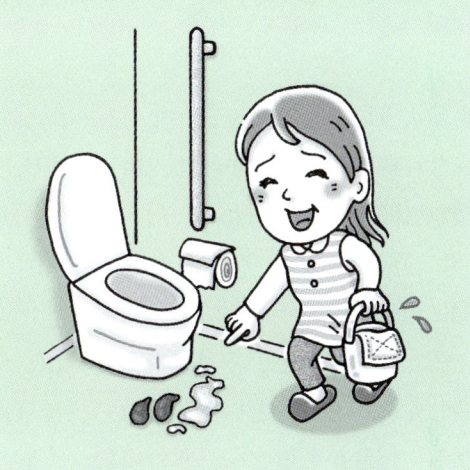

3-3　介護者のエンパワメント、そして障害との共存

　介護に疲れ「打ちひしがれた」「絶望」の状態から、「自分の力がみなぎる」のを感じて「希望」の状態への転換──これが**エンパワメント**です。分厚いステーキを食べてパワーモリモリも、確かにパワーがつくのですが、ここでは、「非力な自分」から「できる自分」になるというニュアンスです。では、どうしたら自分の力を信じ、介護の達成感を味わえるようになるでしょうか？

　残念ながら、認知症は徐々に進行する病気です。いくら頑張って介護しても、進行していくというつらさがあります。そんな介護の中で、介護者がどれだけ**達成感**を感じられるか、それはその人の感性が大きく関係しています（**図3-6**）。この感性を変えることはなかなか困難なのですが、認知症の特性や介護のコツ、ストレスを減らす方法を頭で理解すれば、少しずつ負担感が減って、達成感が増えるでしょう。

　人間が絶望するのは、目標が達成できないときです。では、どうしたら目標を達成で

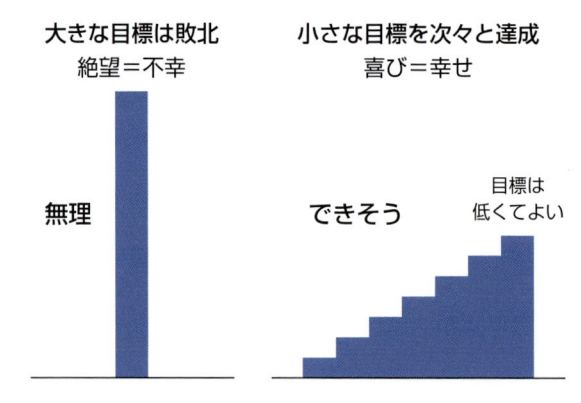

図3-7　目標と達成
（山口ら2015[13]）

きるようになるでしょうか？……簡単です。**目標を下げればよいのです**（図3-7）。小さな目標を毎日達成すれば、毎日達成感という喜びを味わえます。そして、この達成感（成功体験）の積み重ねが、「**自己効力感**」（自分ならやれるという自信）を生み出します。逆に達成できない、失敗したという体験が積み重なると、悲観的で自信を失い、うつ状態になります。

　認知症を治すという目標を立てれば、ほぼ100％敗北です。しかし、「認知症の人と楽しく暮らそう」という目標なら、ほぼ達成可能です。「介護で元に戻す」という発想から、軽度から重度へと進む過程を人生の最終章と捉え、残された時間の少ない人（10年先には最期を迎える）と**仲良く暮らすにはどうしたらよいか**と発想を転換すれば、いろいろな楽しみが見えてくると思います。

　「幸福」という高い目標を目指す人には「不幸」が待っています。日々の生活の中に「小さな幸せ」を感じられる人は幸せに生きられます。

　認知症を受け入れ、認知症による生活障害を抱えた人と仲良く暮らす術を考えてもらうように介護者指導しましょう。

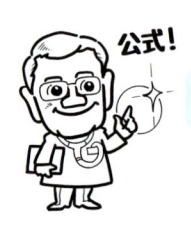

○川柳「仲良くと　エンパワメント　最終章」

C 認知症の病院・施設ケア

1. 医師の仕事

　廃用予防のためにデイケアやデイサービスの利用を勧めることが多いのですが、どこが評判がよいか、どこが廃用予防に向いているか、短時間（2～3時間）のリハ中心の施設はどこか、小規模で家庭的な雰囲気のところはどこか、などの地域の情報を仕入れておくと、家族指導に活かせます。家族からの質問で、「特別養護老人ホーム、サービス付き高齢者住宅、認知症グループホーム、小規模多機能型居宅介護施設など、どのタイプがよいでしょうか？」と聞かれたときに、それぞれの特徴を答えられるように準備しておきましょう。近所の施設を見学しておくと、雰囲気がわかります。

　さらに、どこがパーソン・センタード・ケアの理念に沿ったケアをしているか、どの施設は尊厳を守っているかといった情報を、ケアマネジャーなどを通して仕入れておけば、もっとよいですね。精神科病院の中にも「**拘束ゼロ**」を心がけている施設があります（そういう病院が増えることを願っています）。「頼めばすぐに受け入れてくれるからよい病院」という価値観ではなく、「入院した患者の人権が守られ、QOLの高い入院生活ができる病院がよい病院」という価値観をもって、地域の情報を仕入れてください。

　医師自身が、このような情報をもっていることが望まれますが、このような情報をもつスタッフを育てておくと代行してもらえます。病院なら医療ソーシャルワーカー（MSW）がこの役を担ってくれます。

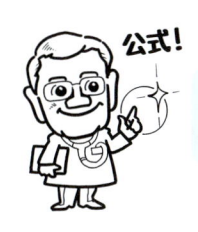

> 公式！
> ○人権監視も医師の務め
> 　縛るケアを指示しない

2. 施設ケア

　施設では中等度～重度認知症の人が多いと思います。施設ケアはパーソン・センタード・ケアの理念で行うことは無論ですが、日本人ケアスタッフは「おせっかい」な介護の傾向が強いと思います。例えば、ゆっくりなら歩けるのに車椅子に乗せる、更衣も揃

えてあげれば見守りで着衣できるのに手を出してしまう。本人ができることまでやってあげるのは「能力を奪うケア」です。**待つケア**、そして、できないところだけをさりげなく支援して「失敗を防ぐケア」が、真に求められる「**自立支援のケア**」（能力を引き出す・保つケア）です。待つケアは時間がかかり、そのケアワーカーは無能と評価されがちです。施設ではテキパキとケアしてあげて早く作業を終えるケアワーカーが有能と評価されがちです。施設の管理者が考えを改めないと、「待つケア：能力を引き出すケア」は普及しないでしょう。

デンマークでは、本人が了解しない限りケアは行いません。無理やり入浴させる、無理やり着替えさせるなどは決して行いません。これが**尊厳を守るケア**です。本人の意思をとことん尊重します。ゆえに、本人が自分の意思で椅子から立ち上がって転倒しても、基本的には自己責任であり、施設の責任は問いません。日本はこれを転倒事故と捉えます。事故扱いすることのデメリットとして、拘束や抑制、能力を奪うケアが生じます。この転倒の問題は、入所時に本人と家族と施設で十分に話し合って、合意を文章に残しておくとよいでしょう。介護施設は拘束を禁じられています。本人も拘束を望むとは思えず、家族が拘束を希望することは、基本的人権を奪い**日本国憲法**（**表3-3**）に違反することだという共通認識をもつことが望まれます。

施設では、嚥下障害や終末期の看取りが大きな問題です。看取りを行う施設が増えている中、終末期にどのような医療やケアを希望するのかを、入所の時点で本人と家族を交えて合意して記録を残しておくとよいでしょう。認知症の多くは、死に向かって進行する病気であり、経過を見ていれば、死の時期が近づいたことがわかります。認知症終末期にPEGを入れないという選択は生死の問題ではありません。入れても入れなくても命の終わりは訪れます。死を少し先送りする期間、本人はハッピーなのでしょうか？認知症終末期の経管栄養は「医学的には無益な延命」であることを、医師が家族にきちっと伝えた上で（インフォームド）、患者だったら何を望むかという本人の視点で家族・スタッフで共に話し合い、最終的な医療方針について家族の同意（コンセント）を確認すべきです（詳細は261ページ）。

表3-3　日本国憲法（抜粋）

第十一条	国民は、すべての基本的人権の享有を妨げられない。（以下略）
第十三条	すべて国民は、個人として尊重される。（以下略）
第十八条	何人も、いかなる奴隷的拘束も受けない。（以下略）
第二十五条	すべて国民は、健康で文化的な最低限度の生活を営む権利を有する。
第三十一条	何人も、法律の定める手続によらなければ、その生命若しくは自由を奪はれ、又はその他の刑罰を科せられない。

公式！

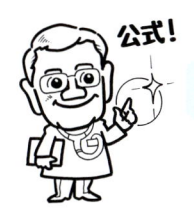

○ してあげるケアから待つケアへ

[臨床メモ] 認知症終末期には経皮内視鏡的胃ろう造設術（PEG）は行わない

　米国では、各医学会が、**賢い医療**を5項目リストアップしています（Choosing Wisely；http://www.choosingwisely.org/）。米国の慢性期医療学会（AMDA－The Society for Post-Acute and Long-Term Care Medicine）は10項目を挙げており、その第一項目が、「進行した認知症の人にはPEGを入れるな、代わりに口から食べる支援を」となっています。内容を要約すると、「認知症終末期では、PEGが延命に役立たず、QOLを高めないという明確なエビデンスがある。認知症終末期ではPEGは何らメリットがない。人びとの期待とは逆に、PEGで不快が増す。水分過多、下痢、腹痛、誤嚥性肺炎などを生じる可能性もある。経口摂取の介助がよいという明確なエビデンスがある」とうたっています。

　このようなエビデンスを知識としてもちながら、可能な限り穏やかに終末期を過ごしていけるよう、目の前の一人ひとりの患者にとって最善の方法を、家族やスタッフと共に模索します。

　また、次のようなエビデンス重視ではない考え方もあります。PEGと経口摂取のどちらかという対極的な選択ではなく、PEGを入れて不足分を補いながら、経口摂取を続けて食べる喜びを味わうという選択肢もあります。「延命のためではなく生きる喜びのために」PEGを入れている医師から、このことを教えてもらいました。

D スタッフ教育

1. 医師の仕事

　スタッフに次項の内容ができるようになる指導や研修の機会をつくることが医師の役割です。初期コストがかかりますが、それ以上のリターンがあるはずです。製薬メーカー主催の認知症研修会なども、なるべく看護師を同伴して出席することで、スタッフのスキルアップにつながると思います。

　「私は認知症の新患のために1時間の診察枠を設けている」という医師の話を聞いたことがあります。とても素晴らしいのですが、初診料は長時間かけても高くなりません。医師の時給は高額です。そして、医師法により医師でなくてはできないこと＝検査の指示や処方があります。医師でなくてもできることは、極力スタッフに任せ、医師は医師の仕事に専念することで、「認知症の診療は手がかかる」から解放されます。あるテレビ番組で、医師が血圧を測定する場面を視察した欧米の医師が「なんて時間の無駄使いをするんだ、理解できない。看護師がやればいい」と発言していました。日本の医師は「これは患者が望むことで、こうすることで信頼関係ができる」と釈明していましたが、医師が測れば血圧が高めに出て、よいことがありませんね。血圧測定は待ち時間に自動血圧計かスタッフに任せて、医師は医師でなければできない診断治療業務に専念すべきでしょうし、血圧測定よりも病状説明に時間をとって信頼関係を構築すべきです。

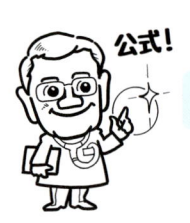

公式！ ○医師でなければできない仕事を優先

2. スタッフに求められるもの

2-1　MMSEやHDS-Rができる

　医師がMMSEやHDS-Rを実施すれば、認知領域のうちの、どの領域が低下しているのか、記憶中心なのか、日時などの見当識なのか、計算や逆唱などの（レビー小体型認

知症で低下しやすい）注意の問題なのかがわかるというメリットがあります。しかし、看護師などのスタッフが実施しても、テスト得点だけでなく、どの項目に失敗したかに目を通しながらスタッフに質問すれば、どの認知領域が特に低下しているかをつかむことができます。

スタッフが実施するメリットは、何といっても医師の時間を使わないことです。「他のスタッフでもできることは医師がすべきではない」が基本原則です。

もう一つメリットがあります。MMSEやHDS-Rは、される側から見れば「不愉快な検査」です。前頭葉症状があれば、うまくやらないと途中で怒り出すでしょう。嫌な検査はスタッフに任せて、「医師は嫌われ者にならない」というのも信頼関係構築の上で大切なことです。もちろん、スタッフには「嫌われ者」になる役の重要さを理解してもらいます。そして、スタッフを「ほめる」という報酬を忘れずに。

2-2　スタッフが認知症に気づける

5～8ページに挙げたような認知症のサインに気づけるトレーニングが必要です。認知症の人は取り繕いが上手なので、むしろ取り繕いを怪しいと感じるセンスが必要です。スタッフが認知症に気づいたら、そのスタッフをほめてあげる。そうするとスタッフの気づき能力が高まります。

2-3　介護者指導・教育ができる

スタッフは介護者の苦労を聞き取り、介護者に共感し、介護者からの信頼を得ます。この信頼がなければ、指導や教育は成り立ちません（嫌いな人の話は誰も聞きません）。その上で、困っている事柄への具体的な対応を示します（203ページ参照）。また、BPSDは予防が大切で、日頃の接し方に注意すればBPSDを予防できることを理解し、説明できるようにしておきます。たとえもの盗られ妄想などが生じても、対応方法の原則を介護者にあらかじめ伝えておけば、ゆとりをもって対応ができます。このようなスキルを看護師などのスタッフがもっていると、診療がとても楽になります。介護者からの相談は、「うちには専門家がいます」と担当看護師（あるいはソーシャルワーカーなど）に振ればよいのです。

2-4　ほめることができる

ほめることの大切さは223ページに記載しました。スタッフ全員が患者とその介護者をほめることの大切さを認識して、明るい雰囲気に満ちた現場にしましょう。

2-5 介護保険の説明ができる

　認知症があると、要介護認定を受けられる可能性が高いです。1割の自己負担（収入によって2割）が発生しますが、通所介護（デイサービス）や通所リハ（デイケア）が廃用の予防や介護者の負担軽減に役立ちます（サービスがよすぎて「自立支援のケア」が提供されず廃用が進むデイもありますが）。介護保険制度の概要を理解し、手続き窓口、手続き方法、調査員が来たときの対応のコツ（下記）、ケアマネジャーの選び方（合わなければ変更可能なことを含めて）、介護サービスの種類と状況に応じたお薦めメニューなどを説明できる能力が求められます。生活圏域内でどこにどんなサービスがあり、どのような特徴があるのかを知っていることも大切です。

　調査員への対応のコツは、日頃の出来事を、感情を込めずに事実として羅列したメモを用意しておくことです。例えば「外に出て行くので困ります」ではなく、「一日に◎回くらい、目を離したスキに外に出てしまいます。時々戻れなくなり、これまでに◎回警察のお世話になりました」というような、感情を排して客観的事実のみを羅列したメモが説得力をもち、有効です（認知症があってもしばしば要支援になり、要介護にならないことがあります。実情に合わなければ、「区分変更」の申請をしましょう）。本人は、調査員の質問に対して、何でも「できる」と答えてしまいます。ですから、いろいろな生活行為について、実態をメモして渡すことが有効です。本人の前で言うと関係性を悪化させますので、本人の前では本人の言うことに口出ししないで、本人のいないところでメモを渡して説明するのが有効です（困ったことに、調査員の中には認知症の人の「できます」という答えを鵜呑みにしてしまう方が少なくありません）。

2-6 地域包括支援センターを紹介できる

　地域住民からの相談窓口は、地域包括支援センター（地域によっては在宅介護支援センター）です。地域包括支援センターのスタッフと、医療施設のスタッフが知り合いになっていると、医療施設から地域包括支援センターのスタッフに家庭訪問を依頼するのもスムーズに運びます。また、認知症初期集中支援チーム（283ページ参照）につないでもらうのも、地域包括支援センター経由の市町村が多いと思います。

2-7 研修会には医師とスタッフで参加する

　医師向けの認知症医療の研修会は、多くが製薬メーカーの講演で、医師だけが招待される場合が多いと思います。しかし、このような説明会・研修会に医師と看護師が揃って参加することで、医療施設全体のスキルアップにつながると思います。

　また、研修会に参加したスタッフが、自分の医療施設で他のスタッフにエッセンスや

技術を報告する院内勉強会を設けると、①研修会に参加してまじめに学び、②学んだことを言語化して他のスタッフに説明することで理解が深まり、③他のスタッフにも知識・技術が広まるという、参加した本人にも他のスタッフにもよい効果があります。

スタッフがこのようなことに前向きになるよう支援する（ほめる、おだてる、感謝する）のが、医師の役目です。

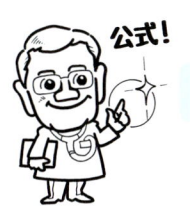

公式！

○スタッフのスキルアップで認知症の医療向上

3. 筆者のチームのパワー

筆者は、高齢者医療中心の病院（認知症疾患医療センター）で、もの忘れ外来を毎週1回午後に半日だけ行っています。この病院では、新患の場合は、精神保健福祉士が病歴や本人・介護者の困り事のインテークと、介護者記入の各種質問票（SED-11QやDDQ43など）を担当します。臨床心理士がMMSEなどの心理検査やGDS15のような本人記入の質問票を担当します。そして、事前予約でMRIの枠を確保しておき、当日実施します。BPSDで介護者が疲弊している場合は、認知症認定看護師が家族教育を担当します。介護保険の説明は精神保健福祉士が担当します。こう段取りすることで、診察前にすべてのデータが揃い、新患の診療を説明を含めて30分で終えることができます。しかも、かかりつけ医からの紹介患者は一度の受診で完結します（半年〜1年後に再診してもらい、経過を見せてもらいます）。筆者の場合は恵まれすぎていますが、チームスタッフを育てることで、認知症医療はドンドン楽に、楽しくなります。

BPSDの介護困難事例は、診察を30分前倒しで開始するBPSD枠で対応しています（詳細は114ページ）。この場合は、診断はさておき、「介護者が困っている症状」をとりあえず減らすこと、家庭や介護施設で暮らし続けていけるようにすることが先決です。チームスタッフが段取りを整えてくれるので、1週間以内に受診ができ、薬物療法とケア指導で対応して30分以内に初診を終えます。

再診も、状況に合わせて、チームスタッフが介護者の各種相談に対応してくれますし、家族指導も任せられます。

チームを育てることが、楽で楽しい認知症医療のコツです。

第3部の引用文献

1) Maki Y, Yamaguchi T, Koeda T, et al：Communicative competence in Alzheimer's disease: metaphor and sarcasm comprehension. Am J Alzheimers Dis Other Demen 28(1)：69-74, 2013.
2) Gomm W, von Holt K, Thomé F, et al：Association of proton pump inhibitors with risk of dementia: a pharmacoepidemiological claims data analysis. JAMA Neurol. Published online February 15, 2016.
3) クリスティーン・ボーデン：私は誰になっていくの？－アルツハイマー病者から見た世界－. クリエイツかもがわ，京都，2003.
4) 綾屋紗月，熊谷晋一郎：つながりの作法－同じでもなく違うでもなく－. NHK出版，東京，2010.
5) 山口晴保，山上徹也：脳活性化リハビリテーション．山口晴保・編著，認知症の正しい理解と包括的医療・ケアのポイント－快一徹！脳活性化リハビリテーションで進行を防ごう－（第3版），協同医書出版社，東京，2016.
6) 山口晴保：認知症の本質を知り，リハビリテーションに活かす．MB Med Reha 164：1-7, 2013.
7) バーバラ・フレドリクソン：ポジティブな人だけがうまくいく3:1の法則．日本実業出版社，東京，2010.
8) 山口晴保：誰でもなれる!?認知症－笑いで楽しく，予防とケアのコツ－. 〈第10回〉役割が生きがいを生み，尊厳が守られる．おはよう21（10月号）：38-39, 2015.
9) 山口晴保：認知症高齢者の介護．介護支援専門員テキスト編集委員会・編集，［七訂］介護支援専門員基本テキスト，第3巻，長寿社会開発センター，東京，2015, pp.173-221.
10) 認知症介護研究・研修大府センター：パーソン・センタード・ケアって何？（http://www.dcm-obu.jp/images/book/pamphlet02.pdf）．pp.3-5.
11) 本田美和子，イヴ・ジネスト，ロゼット・マレスコッティ：ユマニチュード入門．医学書院，2014，pp.3-6.
12) 室伏君士：痴呆老人への対応と介護．金剛出版，東京，1998，pp.260-263.
13) 山口晴保，田中志子・編，大誠会認知症サポートチーム・著：楽になる認知症ケアのコツ－本人も家族もそろって笑顔に－. 技術評論社，東京，2015, p.213.

第4部 ステージアプローチ

第4部では、これまでの記載を振り返り、時期ごとのまとめとしました。記述は繰り返しになりますが、ここではステージ（認知症の進行過程）という概念を意識して、認知症の医療・ケアをまとめ直してみましょう。参照ページを示していますので、前に戻って復習しましょう。復習で知識を整理して体系的にすること・関連づけることで、記憶を引き出しやすくなります。それに、〈記憶に王道なし。唯一繰り返すことだ〉です。第4部を通して、知識のつまったタンスの引き出しを整理し、いつでも引き出せるようにしましょう。楽しい認知症診療のコツです。

なお、穏やかな最期を迎えるための認知症の終末期医療については、ここで述べています。

第4部を読み終えると、各認知症病型の全経過をイメージできるようになっていることが目標です。例えば、図1-15（46ページ）にアルツハイマー型認知症の臨床症状の全経過を示していますが、このような「経時的な全体像の把握」が、処方にもBPSD対策にも生活障害への支援にも看取りにも必要です。

第1章 実践医療

A 健常者の認知症予防

1. 生活

　まったく問題ないです。しかし、脳内では、アルツハイマー病変であるβアミロイド沈着（βタンパク蓄積）が静かに進行しているかもしれません。脳のβアミロイド沈着は、アルツハイマー型認知症発症の約25年前から始まっていることを図1-15（46ページ）に示しました。症状を出さずに、脳病変がじわじわと進むのです。この脳βアミロイド沈着は、30歳代では見つかりませんが、40歳代で約5％、50歳代で約15％、60歳代で約30％、70歳代なら約50％で始まっています。ですから、**40歳代からは認知症予防のライフスタイルが必要になります。**

2. もの忘れ

　もの忘れを心配して受診する人では、うつ（87ページ）とMCI（38ページ）の鑑別が大切です。うつはSED-11Qで本人チェック項目が多く、家族のチェック項目が少ないという特徴と、GDS15で5項目以上のチェックがつくという特徴があります。うつでは認知テストの得点が低くなることもあるので（仮性認知症）、注意が必要です。

3. 予防のライフスタイル

　身体活動を高めることが一番有効な認知症予防策です。わざわざ外で歩かなくても、家事や庭仕事などで体を動かせばよいのです。ただし、楽しく行いましょう。筆者は「その場ジョギング」を勧めています。例えば、NHKの朝ドラを見ながら15分間、週5回、その場でジョギングします。つま先立ちで左右の足を交互に上げるだけで、前に進みません。疲れたら、両足つま先立ち→通常立位（踵接地）を繰り返す運動で一休み、そしてまた、その場ジョギング。これが手軽にできる「朝ドラその場ジョギング」です。下肢の筋肉量が増え、糖尿病や高血圧対策にもなります。そのほか、床の雑巾がけや窓ふき、庭掃除など、家がきれいになる運動は達成感が高まります。虚弱な方は「そ

の場ウォーキング」(214ページ) でよいでしょう。

　食事については、①魚を時々食べる、②野菜をたくさん摂る（ポリフェノールやビタミン）、③油は、サラダならエクストラバージンオリーブオイル（生搾り；オレイン酸の効果とポリフェノール効果、さらに非加熱なのでトランス脂肪酸を含まない）、揚げ物は熱で酸化されにくい米油を使う、④カロリーはほどほどに（太りすぎないように）、⑤酒は適量、タバコはやめる、です。そして、前向きな明るい気持ちで生活することが認知症を遠ざけます。閉じこもって他者との交流がないことや、目が見えにくい、耳が聞こえにくいなどもコミュニケーション不足を介して認知症リスクを高めます。年代別の予防法を**図4-1**にまとめました。

　詳しくは、拙著『認知症予防ー読めば納得！脳を守るライフスタイルの秘訣ー：第2版』をお読みください。医師には、認知症予防のエビデンスを学びながら生活改善を実践していただいて自らの脳の健康を守り、さらに、患者のライフスタイル指導の範となりましょう。共に働くスタッフには、拙著『認知症の正しい理解と包括的医療・ケアのポイントー快一徹！脳活性化リハビリテーションで進行を防ごうー：第3版』を読んでスキルアップをしていただくことで、認知症医療をさらに楽に楽しく継続できるでしょう。

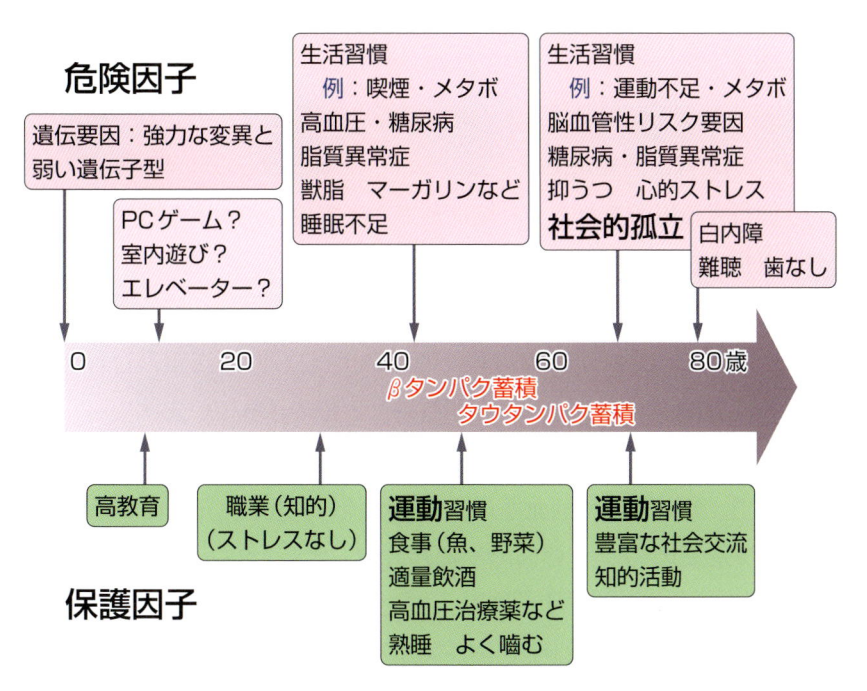

図4-1　アルツハイマー型認知症の危険・保護因子と年齢の関係

B MCIステージ

　MCIの多くはアルツハイマー型認知症の前段階ですが、レビー小体型認知症など、他の認知症の前段階も含みます。神経原線維変化優位型老年期認知症（47ページ）はMCIのステージに長くとどまる傾向があります。また、うつで認知機能が軽度低下すると、MCIレベルとなります。このようにMCIの原因となる病態は多様です。そして、MCIでも一部は正常に戻ります。

　若年性では、この時期から高度な認知機能が必要な仕事に支障が出る場合もあります。正確な診断と支援体制づくりが必要です。

　発症遅延については、MCIを認知症予備軍と捉え、認知症予防のライフスタイルを指導しましょう。特に、エクササイズが有効です。「散歩だけでなく、掃除でも庭仕事でもいいですよ。カラダをたくさん動かしてくださいね」と伝えます。また、自分は認知症予備軍で認知症になるかもしれないという恐怖をもって生活していると、進行が加速されます。「楽しいことをいっぱいしましょう」など、明るく過ごすような生活指導が望まれます。

　この時期は、趣味活動をやめたり、老人クラブのつき合いをやめたりと、社会参加や役割が失われやすいときです。本人を励ましたり、仲間に状況を伝えてサポートしてもらうなどの支援策を講じることで、他者との交流を減らさないようにすることが進行防止につながります。

　地域包括支援センターに相談すると、地域の筋トレ教室などの介護予防教室を紹介してもらえます。例えば、前橋市では「ピンシャン！体操クラブ」や「いきいきサロン」で体操を週1回行える場所をたくさん確保しています。このような教室に参加して体を動かしたり、仲間と交流することが進行遅延に有効です。

　簡単な計算（例えばシリアルセブン：1000－7、993－7、‥‥など）や有酸素運動（例えば段差を1段上って後ろ向きに1段下りるステップ運動）を組み合わせたコグニサイズという認知・運動同時トレーニングが有効だと報告されています[1]。

　ライフスタイルを変えることでMCIから健常に戻ることも不可能ではありません。

　脳の虚血性変化（動脈硬化や低血圧による低灌流）が認知症発症を早めます。高血圧症や糖尿病などの認知症リスク要因の治療が大切ですが、85歳以降では血圧も血糖も下げすぎないほうがよいようです。なお、アセチルコリンを増やす薬剤をMCIの時期から使うことの有効性についてはエビデンスが不足しています（162ページ）。

　もしサプリメントを購入するなら、フェルガード®100M（164ページ）がよいでしょ

うと、説明します。

　このステージなら今後のことを考える能力が保持されています。最期（終末期医療）について、本人と家族が話し合っておくにもよい時期です。事前指示書やエンディングノートなどを書いておくと亡くなるときまで尊厳を保つことができるというメリットを説明してあげるとよいでしょう。認知症になってしまうと病識が低下するので、難しくなってきます。「人間は100％死亡します、だから今から」という説明は、説得力があると思います。

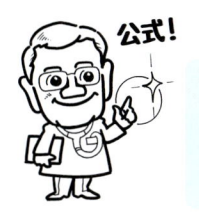

公式！
- 運動（身体活動すべて）で認知症先送り
- 川柳「MCI 趣味をやめたら 要注意」
- 川柳「MCI 地域で筋トレ 健常に」

C 軽度認知症

1. 生活

　金銭管理や服薬管理などの管理能力に支障が出ます。生活力のチェックが必須です。例えば、問題を生じている金銭管理などを、いかにして本人管理から介護者管理に移行するかにスキルが必要です。本人が納得しないで管理権を移すと（納得しても、納得したこと自体を忘れてしまい）、「盗られた！」となってしまいます。すると、善意の介護者が犯人にされて、「もう嫌！」と介護放棄になってしまうリスクがあります。少しずつ上手に権限委譲を行いつつ、本人の気持ちを損ねないスキルが必要です。本人のできないことを一度に全部羅列すると、喧嘩になります。本人のできないことをどこまで伝えて理解してもらい、管理移譲を承諾してもらうか、いつも難しいです。本人が「できる」と言うが実際はできていない服薬管理もしかりです。

　家事や家計の管理など、本人の大切な役割が失われていく中で喪失体験が広がり、もの盗られ妄想などのBPSDにつながります。BPSD予防の家族教育が大切です。

2. 薬物療法

　アセチルコリンを増やす薬剤（167ページ）で進行を遅らせることが基本です。胃腸障害（嘔気・嘔吐・腹痛・下痢）、徐脈、喘息などの副作用に注意が必要です。また、易怒性の増強も時に見られますので、減量・中止が必要となります（抑肝散の併用で、続けることが可能かもしれません）。興奮性BPSDが強い場合は、メマンチンで治療を開始することもあります（軽度は適応外）。

　85歳以上の高齢者では、アセチルコリンを増やす薬剤のメリットがデメリットを上回る可能性を指摘しました（141ページ）。高齢者では薬に頼らず、非薬物療法で進行を遅らせる選択肢があります。

3. 運動

　認知症になってからも、運動療法で進行が遅れることが示されています。運動で筋肉を動かすと、筋肉から様々なmyokineが放出され、これが脳に働きかけることで、神経細胞の栄養因子であるBDNFが脳で増えます。BDNFは海馬神経細胞の新生を促進す

ることで記憶を改善します。そして、BDNF血中濃度が高い高齢者ほど認知症になりにくいという疫学研究があります[2]。また、脳にアルツハイマー病変があっても、脳内BDNF産生量が高いほど、認知機能低下を遅らせることが示されています[3]。このように、**筋肉をたくさん動かすことが、認知症の進行抑制に有効**と考えられます。アルツハイマー型認知症治療薬の副作用が出やすい85歳以上の高齢者や、薬剤費が制限される介護老人保健施設入所者では、身体活動を増やすことが第一に推奨されます。

4. 家族指導

家族に認知症の本質（生活管理障害や病識低下）を理解してもらうことが大切です。一番長く接するのは家族なので、その関わり方がBPSDに大きな影響を与えることを理解してもらいます。BPSDを予防するケア技術を伝授しましょう。また、家族にBPSDへの心構えができていれば、慌てません。そして、BPSDの悪化を防げます（203ページ）。

5. 介護保険サービス

介護保険サービス（279ページ）を導入する時期だと思います。手続き方法、メリット、デメリット、費用などを説明してあげましょう。病識の低下している本人は嫌がりますので、「見学」「お試し」「介護者との一緒の利用（初めだけ）」「ボランティアとして」などの参加意欲を引き出す方法を伝えます。

6. ご近所

地域にもよりますが、近所には知らせておくとトラブル（もの盗られ妄想、逆に近所の家から盗ってくる、ゴミを投げ込むなど）を減らせます。また、無断外出したときに見つけて連絡をもらえるでしょう。介護者がご近所の人に「がんばっているね」などと挨拶されることも、介護者を元気にします（エンパワメント；239ページ）。

町内会長や民生委員など、地域の顔役だった人が認知症になった場合、家族が公表をためらう傾向があります。しかし、会合などでおつき合いのある人は、「変だな」と気づいているはずです。とはいっても、ご近所の人から「認知症ですか？」とは聞けません。家族が公表することで、それまでつき合いのあった人たちが味方になってくれるはずです。例えば、ゲートボールに誘い打数を本人に代わって記録してくれる、町内会の

旅行に誘ってくれるなど、「先生に言われて、公表してよかった」という家族の声が多いです。

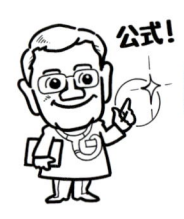

公式！ ●軽度では進行を遅らせる薬剤と運動とBPSD予防

D 中等度認知症

1. 生活

　服の着替え、入浴などの生活行為（基本的ADL）に支障が出始めます。監視（見守り）から身体介護（手助け）への変化のステージです。一つ一つの生活行為を、どこができてどこができないかを見極めて、手を出しすぎないで、かつ、失敗を防ぐ支援が必要です。例えば、服の着替えは、一括して揃えておくのではなく、1枚ずつ順番に手渡す支援が必要です。

2. 医療

　定期的に簡易認知テスト（MMSE/HDS-R）を行って、経過を観察します（半年〜1年に一度）。急速な進行の場合はその理由を探り、対処します（脳梗塞、硬膜下血腫、肺炎、食欲低下、心不全など）。メマンチンの併用を検討します（過剰投与による過鎮静に注意）。BPSDがあれば、それへの投薬も必要です（ケアで改善しなければ）。せん妄を引き起こす薬剤の多くは、抗コリン作用をもち、認知機能を低下させます（95ページ）。H$_2$阻害薬（胃潰瘍治療薬；95ページ）や過活動膀胱治療薬（188ページ）が使われている例に時々遭遇しますが、このような薬剤の使用は極力避けましょう（脳に移行しないタイプは使用可能）。プロトンポンプ阻害薬（219ページ）も要注意です。

3. 介護保険サービス

　生活支援が必要になります。デイサービスやデイケアの頻度が増え、時々ショートステイを使うことが多いでしょう。廃用を防いだり、他者との交流をもって進行を遅くする効果が期待されます。家族の状況を受診時に尋ねることも必要です。独居だと、買い物や調理の障害程度や支援方法の検討が必要です。

　配食サービスは、独居例の栄養バランス保持や安否確認・見守りに有用です。市町村によっては配食サービスを低料金で利用できます。

　食事の用意などの家事が困難になりますが、作業を取り上げるのではなく、ヘルパーなどと一緒に用意するように指導します。廃用を防ぐことが大切です。また、失敗が増える時期なので、役割やほめられることをなるべく多くするよう、ヘルパーにお願いし

ます（仕事を取り上げるのではなく、本人の仕事をサポートするというスタンス）。

　次の段階として、介護施設への入所を検討することになるでしょう。入所施設に併設しているデイサービスやデイケアを利用していると、同じ場所・スタッフで、入所への移行がスムーズです。シームレスなサービスを提供する小規模多機能型居宅介護もお薦めです。24時間必要なときに訪問サービスを受けられる「定期巡回・随時対応型訪問介護看護」を利用できれば、入所せずに介護と看護サービスを受けられ、自宅での生活を継続できます。残念ながら、普及していませんが。

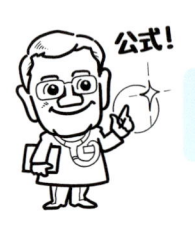

> **公式！**
> ○中等度では生活障害の支援
> 　穏やかな同居生活や独居生活継続を目指す

> **カルテの中から：パーキンソン病治療薬で意欲向上**
>
> 　若年性アルツハイマー型認知症で発症から7年のケースで、マドパー®1錠［朝］を追加し、8週後に介護者の妻にインタビューしました。
> 　今まで自分で立って動こうという気力がなかったのが、だいぶ動くようになってきました。庭に出て自分で工具を持ってくるようになりました。5か月ぶりです！
> 　玄関に誰か来ると、私が言わなくても自分から立って玄関に行くようになりました。
> 　飲み始めて1週くらいから、こんなに変わっていいのかなと心配になるくらい意欲が出てきました。
> 　このケースは、50歳代前半の発症で、仕事ができなくなり、介護者の妻は一時うつ状態になりましたが、今は元気に二人で仲良く畑仕事などをしています。近所にも打ち明けて、見守り体制も十分です。
> 　ジャガイモの種芋を30cm間隔で置いていくのですが、ふと振り返ると、お父さんが次々とポケットに入れてしまうんです。笑っちゃいます。周りの人から見たら何やってるんだろうと思うけど、とても楽しいんです。
> 　筆者が認知症医療のアウトカムとしている「穏やかな在宅生活を支えること」に成功したケースです。

E 重度認知症

1. 生活

 日常生活行為全般に障害が出ます。椅子に腰掛けるなどの簡単な動作も、指示に従うことが困難になります。尿失禁のケアをはじめ、生活全般で介護量が増えます。

2. 医療：認知症治療薬の中止

 アセチルコリンを増やす薬剤を継続するか、中止するか検討します。歩行できなくなったら中止が原則です。活動性が低下したら、メマンチンも中止します。歩行を悪化させる薬剤は極力避けます。痙攣発作（てんかん）には注意します（145ページ）。

3. 医療：抗精神病薬の中止

 以前は興奮性のBPSDがあって、抗精神病薬を使われたのでしょうか。特養に入ってからも漫然と継続され、寝たきりになっても処方されている例をしばしば経験します。抗精神病薬はパーキンソニズムにより歩行障害や拘縮を引き起こし、寝たきり化を加速します。さらに、嚥下障害や構音障害を悪化させます。妄想や易怒性などの困る症状がなければ、**表4-1**の薬剤は中止しましょう。ただし、数週間かけて、ゆっくりとです。
 寝たきりになってしまうと、残念ながらこれらの薬剤を中止しても歩けるようにはな

表4-1 認知症重度〜終末期の禁忌薬
（パーキンソニズムを引き起こす抗精神病薬）

一般名	薬剤名
スルピリド	ドグマチール®
チアプリド	グラマリール®、チアリール®
リスペリドン	リスパダール®
クエチアピン	セロクエル®
クロルプロマジン	コントミン®、ウインタミン®
ハロペリドール	セレネース®
アリピプラゾール	エビリファイ®

りませんが、少し表情が出たり、言葉が増えたりという改善は見られます。

4. 医療：抗痙攣薬の減量・中止

脳梗塞の既往がある症例に、抗痙攣薬（例えばバルプロ酸800 mg）が、てんかん発作の予防のために継続投与されます（数年以上発作がないにもかかわらず）。しかし、認知症になって脳が脆くなったり、肝・腎機能が低下して薬物代謝スピードが低下すると、覚醒レベルや認知機能の低下（ボーッとする）、食事を食べないなどの副作用が出てきます。このような場合は、まずは薬剤量を半減することで、覚醒レベルが上がってきます（146ページ）。1か月ほど様子を見て、てんかん発作が生じなければ、さらに薬剤を減らし、数か月間で中止します。

5. 介護保険サービス

家庭での生活が困難になり、施設介護になるかもしれません。家庭介護を継続するには、訪問診療、訪問看護、訪問介護をうまく使います。365日24時間対応の「定時巡回・随時対応型訪問介護看護」が提供されている地域であれば、在宅生活の継続が可能です（残念ながらあまり普及していません）。小規模多機能型居宅介護施設など在宅生活と通所と泊まりを混在させることができる施設もあります。

6. 家族

介護量が増えて家族が疲弊してしまう例では、レスパイトケアや心理的サポートが必要です。夜間は家族が眠れるよう、処方に配慮することも必要です（本人にはゆっくり眠ってもらう；夜間排尿を減らすことも大切）。このステージは通過点であり、この大変さがいつまでも続くわけではないことを家族介護者に理解してもらい、終末期への心の準備をしてもらいます。

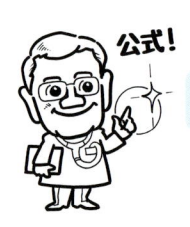

公式！
○重度では介護者支援が必須

F 終末期

1. 生活

　寝たきり、尿・便失禁、四肢の自発運動低下〜消失、発語減少〜消失、嚥下障害・構音障害といった状態です（アルツハイマー型認知症なら後述のFASTステージ7d以降）。嚥下障害があると、唾液が肺に入り、誤嚥性肺炎を引き起こします（PEGを入れても防ぎきれない；医学的には無益な延命となる；242ページ参照）。

2. 医療

　アセチルコリンを増やす薬剤やメマンチンは不要です。抗精神病薬（**表4-1**）は絶対使ってはいけません（四肢の動きを悪化、嚥下をさらに悪化させる）。パーキンソン病治療薬が嚥下機能を向上させます（L-DOPA製剤や少量のアマンタジンを用いる；186ページ）。

3. 看取り

　そろそろ看取りの時期だとわかるには、経過を見てきていることが大切です（詳細は269ページ）。積極的治療で回復可能な状態（**イベント**）なのか、長い下降線の経過をたどって看取りの状態に至った（**トレンド**）のかを判別することが医師に求められます。そして、看取りと決まれば、どんな最期にするかについて、①本人のこれまでの考え方を振り返り、②家族の希望を聴き、③経過をわかっている医師が、死に向かう過程で死の直前まで来ていることを説明する、④穏やかな終末をサポートするという観点に立てば経管栄養や中心静脈栄養、点滴は「無益」だという医学的判断を伝える、⑤厚生労働省のアンケート結果では、胃ろうを希望する人はごく少数（6％）という情報を伝える、⑥家族やスタッフと協議して「本人にとってのベスト」の方向を決める、という流れがよいでしょう。欧米ではアルツハイマー型認知症終末期に経管栄養や点滴などの人工栄養を行うことは「虐待」であるとされています。

　表4-2に本人の意思ではない無益な延命の事例を紹介します。

表4-2　本人の意思ではない無益な延命の事例

* 自分自身がこの状況になったら延命されたくないが、親には一日でも長生きしてほしいという子どもの願望
* 「他の兄弟の手前、とことん延命してください。そうしないと、医者なのになぜ延命しないのだと非難されるので」と言う医師である長男
* 親を見殺しにできないという子どもの気持ち（「見殺しではない」ことの理解不足）
* 「とことん長生きさせてください。父の年金が頼りです」と言う息子
* 「医師として、他のスタッフの手前、何もしないわけにはいかない」「入院しているのに点滴をしないわけにはいかない」などの医師のパターナリズム
* 「熱があるから抗生物質」「食べられないから点滴や経管栄養」というマニュアル化された医療を信奉する医療者

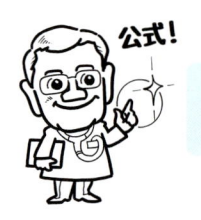

公式！

○ 終末期では、看取りの準備、そして医学的に無益な医療をしない

[臨床メモ]　口から食べるための経管栄養（PEG）

　タイトルに違和感を感じる人がいるかもしれません。真剣に摂食・嚥下の問題に取り組んでいる医師からのコメントを紹介します。

　この医師は、PEG造設を行いますが、「寿命を先に延ばすためのPEGは行っていません。少しでも栄養状態を改善し、最後の日まで経口摂取を続けてもらうために行っています」と言います。口から全量摂取することは困難になりますが、PEGを通して不足分を補いながら、少しずつでも口から食べる喜びを感じながら生きてもらうためのPEGだといいます。PEGを入れたあとも「嚥下サポートチーム」が関わり、摂食・嚥下リハを続け、経口摂取を支援するということです。在宅でも、PEGを併用しながら経口摂取を続けるという考え方が広まることを望んでいるとのことでした。

　入院して経口摂取が困難になった場合、PEGを入れないと、病院から施設に移れない・戻れないという現実問題の指摘もありました。病院でPEG造設されていようといまいと、経口摂取を続けていける可能性を求めて、老健施設でしっかり摂食・嚥下リハを行って介護施設に移っていけるような、老健施設の本来の姿（中間施設）が望まれます。

がんの終末期にPEGを入れる医師はほとんどいないが、認知症終末期にPEGを行う医師が多いのは、認知症が不可逆で死を避けられない病気だという認識が、医師や家族に不足していることが理由だろうというコメントもいただきました。
　この医師からは、「国民全員が、認知症になったら終末期に人工栄養は希望しないと、元気なうちに表明してくれる時代が来るのを期待しています」というメッセージをいただいています。考えさせられる言葉です。

G 発症年齢（年代）を考慮した医療

認知症医療はステージ（進行度）だけでなく、発症年齢も考慮しなければなりません。

例えば告知内容は、発症年齢を考慮して、若年性であれば、病名や予後も告げて今後の人生を一緒に考える内容が多岐にわたる複雑なものになりますし、90歳を超えていれば、「もの忘れが少し進んでいますね」とシンプルに伝えるだけのマイルドなものになるなど様々です。認知症の進行を遅らせる薬剤の必要性も様々でしょう。90歳を超えて、穏やかに生活している人で、本人が「いらない」と言えば、処方しないという選択もあります。運動で進行を遅らせる非薬物療法もあります。

大まかに、若年性、前期高齢者（65〜74歳）、後期の前半（75〜84歳）、後期の後半（85歳以降）と分けて、処方やケアを考えるとよいと思います（**図4-2**）。

メタ分析で、85歳以降では、①アルツハイマー型認知症治療薬の有効性を示すエビデンスが見いだせなかったことと、②副作用も出やすいことを、「［臨床メモ］中期以降の認知症治療薬の効果」（141ページ）に示しました。

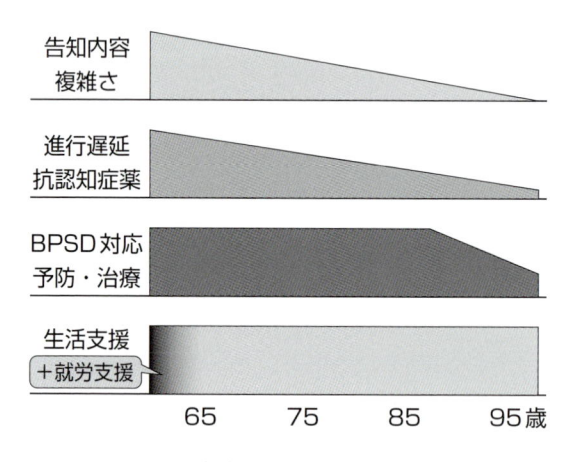

図4-2　年齢を考慮した認知症医療

第2章 基盤知識

A 進行過程

認知症は、アルツハイマー型認知症の進行過程をモデルとして、大まかに①軽度、②中等度、③重度、④終末期と4ステージに分けられます（**表4-3**）。

日本では、医師が死亡診断書の死因にアルツハイマー型認知症と書かないので、統計上はアルツハイマー型認知症が死因となるのはごくわずかですが、欧米では高齢者の重要な死因の一つとして認識されています。終末期には、アルツハイマー型認知症自体が嚥下機能を奪い、死因になるという理解が必要です。その理解を踏まえて、欧米では、がんと同様に死因となる病気の終末期に胃ろう造設（PEG）をしません。それどころか、アルツハイマー型認知症終末期に経管栄養や点滴をして本人にとって無益な延命をすることは「虐待」として捉えられています。アルツハイマー型認知症終末期で死ぬとわかっているのに、何もしないわけにはいかないと点滴を行うことは、日本では常識的な医療ですが、欧米では非常識な行為です。最期は点滴も経管栄養もしないことで、痰の吸引も必要なくなり、胸水や浮腫も出現せず、安らかに死に至ります。本人が一番苦しまないで旅立てる方法です。このような、本人にとって緩やかな看取りを普及させるには、スタッフや家族が「見殺しにしてしまった」という誤った罪悪感をもたないように、社会全体で終末期の緩和ケアに対する正しい知識を普及させていく必要があります。

表4-3 認知症の進行過程

軽度 MMSE 19点以上	健忘が中心で、認知障害により金銭管理や買い物、服薬管理などのIADL障害が見られるが、基本的ADLは保たれる。
中等度 MMSE 11〜18点	聞いたこともすぐに忘れるようになる。簡単な食事の用意も難しくなる。服を順番に渡す必要など、基本的ADLに支援が必要になる。
重度 MMSE 1〜10点	服の袖に腕を通すことが困難（着衣失行）など、認知機能障害が重度となり、言葉も減り（失語症）、コミュニケーションが難しくなり、運動機能も徐々に衰える。随意的な排尿コントロールができなくなり尿失禁となる。
終末期 MMSE 0点	寝たきり、発語はほとんどなく、尿便失禁、随意的な嚥下は困難となる。しばしば誤嚥を起こし、いずれは死に至る。

アルツハイマー型認知症を想定。MMSE得点は目安で、個人差が大きい。

表4-4 アルツハイマー型認知症の日常生活機能に基づく重症度判定法（FAST）

ステージ	臨床診断	特徴	機能獲得年齢
1	正常成人	主観的にも客観的にも機能障害なし	成人
2	正常老化	もの忘れや仕事が困難の訴え、他覚所見なし	
3	境界域	職業上の複雑な仕事ができない	若年成人
4	軽度AD	パーティーのプランニング、買い物、金銭管理など日常生活での複雑な仕事ができない	8歳〜思春期
5	中等度AD	TPOに合った適切な洋服を選べない 入浴させるために、なだめることが必要	5〜7歳
6a	やや重度AD	独力では服を正しい順に着られない	5歳
b	同上	入浴に介助を要す、入浴を嫌がる	4歳
c	同上	トイレの水を流し忘れたり、拭き忘れる	48か月
d	同上	尿失禁	36〜54か月
e	同上	便失禁	24〜36か月
7a	重度AD	語彙が5個以下に減少する	15か月
b	同上	「はい」など語彙が一つになる	12か月
c	同上	歩行機能の喪失	12か月
d	同上	座位保持機能の喪失	24〜40週
e	同上	笑顔の喪失	8〜16週
f	同上	頭部固定不能、最終的には意識消失	4〜12週

（Reisberg 1986[4]より作成）

アルツハイマー型認知症は、概ね表4-4に示すFAST（Functional Assessment Staging of Alzheimer's Disease）のように経過し、発症から10〜20年で死に至りますが、個人差も大きいものです。FASTには、各ステージが何歳の機能に相当するかが書かれています。これを見ると、①軽度で小学校高学年〜中学生、②中等度で小学1年生、③重度で4歳児、④終末期で0歳児の認知機能レベルです。アルツハイマー型認知症とは「赤子が発達で得た認知機能を、逆の順番に返上して赤子に帰る過程である」という考えで、FASTが作られています。**赤子に帰る過程**だと介護者がわかると、やさしいケアができると思います。

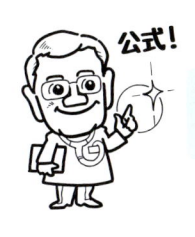

○ **アルツハイマー型認知症は小児の発達過程を逆行する**

　BPSDも各ステージで出現する内容が異なります。例えば、うつは初期に見られますが、進行して病識が低下すると、うつ傾向も消えます。もの盗られ妄想も初期から中期に頻発しますが、進行して自我が失われると、訴えなくなります。あくまでも傾向ですが、各BPSDの病期と頻度の関係を図1-36（112ページ）に示しました。BPSDは、ステージの影響も受けますが、原因疾患（脳の障害部位）や環境因子を色濃く反映するので、原因疾患に即した環境調整が必要です。

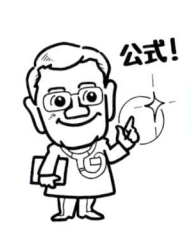

○ **BPSDはステージで異なる**

B 終末期ケア

1. アルツハイマー型認知症は高齢者の重要な死因

　米国ではアルツハイマー型認知症は高齢者の重要な死因になると推測されています。なぜ推測かというと、米国でも死亡診断書にアルツハイマー型認知症が直接死因と書かないケースが多いからです。それでも、2010年には年間8万人以上が、アルツハイマー型認知症が直接死因と死亡診断書に書かれています。米国（認知症者数520万人）では年間約60万人（死亡者総数約250万人の24％；認知症の人の12％）が認知症を伴って死亡しています。そして、このうち50万人ではアルツハイマー型認知症が直接死因となっていると推測されています。このように米国では、アルツハイマー型認知症は、がんや心疾患に次ぐ高齢者の直接死因として認識されています[5]。

2. 診断後の生存期間は約10年

　欧米における1990年から2012年までの13研究（6,800例）で、アルツハイマー型認知症の診断後の生存期間に関する各研究の中央値が7〜10年と示されています[6]。このように、アルツハイマー型認知症は徐々に進行して死に至る病気であり、最後にPEGを入れても入れなくても死に至る疾患です。

3. 多くの人が望まないPEG

　健常な日本人を対象とした、厚生労働省委託の調査では、認知症終末期に「経鼻栄養・胃ろう」を望む一般国民は、それぞれ10.1％・5.8％しかいません。看護師では経鼻栄養2.9％・胃ろう2.6％と希望者は極少数です（図4-3）。なのに、なぜ終末期の経管栄養・PEGがたくさん行われているのでしょうか？　それは、本人の希望ではなく家族の意向で行われるからという点と、医療者が「本人にとっては医学的に無益な延命だという認識」が十分でないからだと思います。このような意向調査を家族に提示することによって、家族のPEG希望は減りますし、PEGを選択しないことの罪悪感を取り除くことができるでしょう。

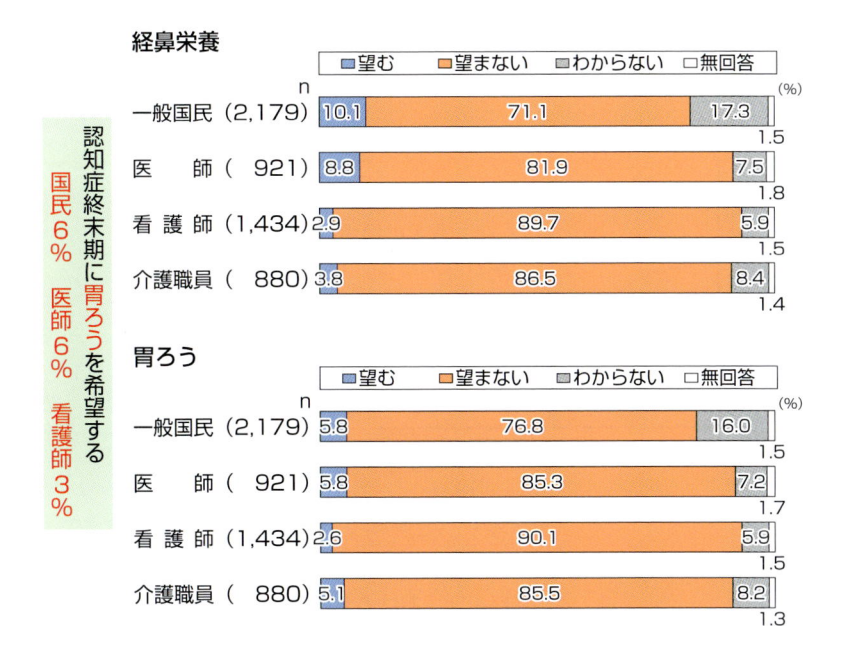

図4-3 終末期に希望する治療方針〈受けたい医療〉
人生の最終段階における医療に関する意識調査（一般国民2,179名）。
厚生労働省が平成25年3月に実施した。
（文献7より作成）

認知症終末期に胃ろうを希望する 国民6％ 医師6％ 看護師3％

4．看取りの判断〈イベントとトレンド〉

　看取りについての判断は、1回の診察では決められません。経過を見ていく過程で、いよいよ終末期だなとわかります（**図4-4**）。アルツハイマー型認知症であれば、寝たきりで尿も便も失禁、四肢の随意運動はほとんどなく、発語なし、誤嚥頻発の状態です。このような状態でPEGを行うことがあるのは日本の特徴です。アルツハイマー型認知症は最後に直接死因となる病気です。大脳機能を喪失するので、四肢の運動麻痺だけでなく、随意的な咀嚼や嚥下ができなくなります。したがって誤嚥性肺炎を生じます。経管栄養を行っても、唾液を飲み込めないので肺炎を生じます。米国の慢性期医療学会は、「賢い選択」として、第一に「認知症終末期にPEGを行わない」を挙げています（243ページ参照）。

　経過を見ていて、レベルが高い状態（会話ができ、むせもない）が急に悪化した場合は、何か隠れている原因（**イベント**）があるはずです。それを確認して治療する医療が必要です。こういうケースに対して、何もしないで看取ってはいけません。しかし、すでに時間をかけて低空飛行に至っている場合（**低下トレンド**）は、看取りに厳かに向き合っていく覚悟をもたなければなりません（261ページ）。

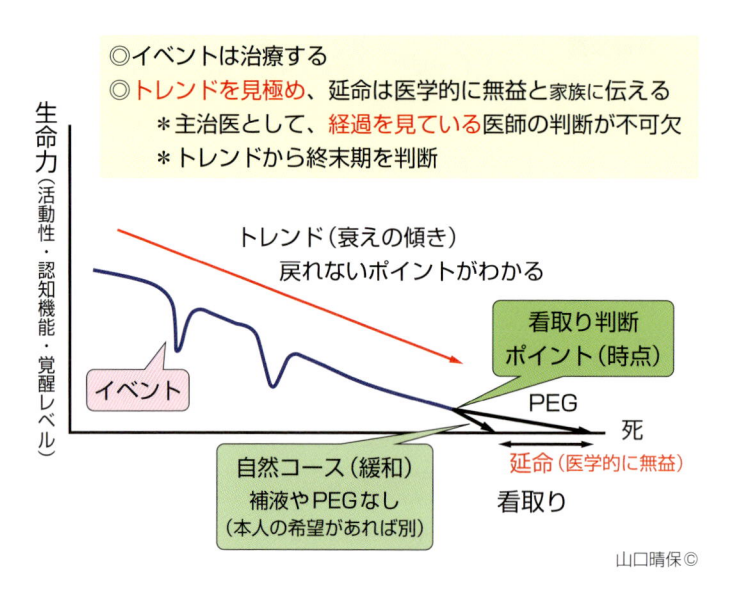

図4-4　認知症終末期におけるトレンドの見極め

どんな最期にするかを決めるのには、以下のステップをたどります。

(1) **本人のこれまでの考え方を振り返る**——以前の本人との会話や、家族に対する「ご本人はどのような最期を望んでいましたか？」という質問や、これまでの生活態度などから、本人の意思を推測します（多くの場合は事前指示書などがないので）。

(2) **家族の希望を聴く**——家族はどのような終末期であってほしいと思っているのか、希望を尋ねます。

(3) **医師の意思表示**——経過をわかっている医師が、死に向かう過程で死の直前まで来ていることを説明し、経管栄養や中心静脈栄養、点滴は緩やかな最期を迎えるには「無益」だという医学的判断を伝えます。例えば、PEGのメリットとデメリットだけを説明して「判断はご家族に任せます」という態度は、家族を苦しめます。医学的観点からは、PEGをしてもしなくても亡くなることを明確に伝えましょう。確実なこととして、いずれにしても人生の最期を迎える段階にあって、後戻りはできない状態であることを伝えるのが大切です。PEGを入れるのが生死の問題ではないということです。誤解のないように蛇足ですが、脳梗塞などでいずれ回復する見込みがあるなら、一時的にPEGを入れるべきです。

(4) **家族と判断**——どのような終末期が本人にとって幸せなのかを家族に考えてもらいます。その上で、スタッフを交えて協議して結論を出します。医師が医学

的判断を伝えることで、家族の心理的負担が減ります。本人の経過をよく知る医師からの終末期緩和ケアの正しい知識を教示された上での医師・スタッフを交えた判断ですので、判断した家族だけの責任ではありません。

もし、在宅で看取りを行うなら、最期の1週間は水分を入れないか、一日200mlに

延命治療——回復の見込みがないのに、生存期間延長のため（だけ）に行われる医療行為

アルツハイマー型認知症の終末期：FASTステージ7d以降が該当

- 7d：座位保持機能の喪失
- 7e：笑顔の喪失
- 7f：頭部固定不能〜意識消失

〈欧米のガイドライン〉
経管栄養や輸液は本人に有害

〈日本神経学会のガイドライン（2010）〉
重度認知症の人への経管栄養は、医学的な根拠がないので行わないように
→できる限り、口から

〈米国老年医学会のガイドライン〉
最期の段階では水分補給をしないで、もし何かしたいと考えるのであれば、小さな氷のかけらくらいで、口内乾燥を防ぐのがよい

〈日本老年医学会「立場表明」（2012）〉
人工栄養の差し控え・中止の選択肢がある

〈厚生労働省「終末期医療の決定プロセスに関するガイドライン」（2007）〉
患者の意思の確認ができない場合：次のような手順により、医療・ケアチームの中で慎重な判断を行う必要がある。

① 家族が患者の意思を推定できる場合には、その**推定意思を尊重**し、**患者にとっての最善の治療方針**をとることを基本とする。

② 家族が患者の意思を推定できない場合には、患者にとって何が最善であるかについて**家族と十分に話し合い**、**患者にとっての最善の治療方針**をとることを基本とする。

③ 家族がいない場合および家族が判断を**医療・ケアチームに委ねる場合**には、**患者にとっての最善の治療方針**をとることを基本とする。

◎日本では、なぜ終末期に点滴をするのか、その効果は？
（老年医学の医師443名が回答）
① 点滴で「**家族の負担が軽くなる**」7割
② 点滴で「**医療スタッフの負担が軽くなる**」6割
③ 点滴が「医学的に必要」4割
→日本的看取りの風景‥‥「本人のため」でない

図4-5　認知症終末期の人工栄養に対する考え方
（文献8〜11より作成）

とどめることが望まれるという考え方があります。水分を入れれば唾液や喀痰が出て吸引が必要になります。そうすると自宅での介護は難しくなり、入院が必要になります。また、水分を入れると呼吸不全になったり、体がむくむ可能性があります。氷のかけらを口に入れて湿らせる程度にして、まさに枯れるように亡くなるのが、本人が苦しまない死に方かなと感じています(**図4-5**)。

　何もしないのは医師としてつらいからと点滴をするのであれば、医療者側の自己満足で、本人のQOLを高める医療とはいえず、看取りの目的を見失っています。

第4部の引用文献

1) Suzuki T, Shimada H, Makizako H, et al：A randomized controlled trial of multicomponent exercise in older adults with mild cognitive impairment. PLoS One 8（4）：e61483, 2013.
2) Weinstein G, Beiser AS, Choi SH, et al：Serum brain-derived neurotrophic factor and the risk for dementia: the Framingham Heart Study. JAMA Neurol 71（1）：55-61, 2014.
3) Buchman AS, Yu L, Boyle PA, et al：Higher brain BDNF gene expression is associated with slower cognitive decline in older adults. Neurology 86（8）：735-741, 2016.
4) Reisberg B：Dementia: a systematic approach to identifying reversible causes. Geriatrics 41：30-46, 1986.
5) Alzheimer's Association：2015 Alzheimer's Disease Facts and Figures（https://www.alz.org/facts/downloads/facts_figures_2015.pdf）.
6) Todd S, Barr S, Roberts M, Passmore AP：Survival in dementia and predictors of mortality: a review. Int J Geriatr Psychiatry 28：1109-1124, 2013.
7) 厚生労働省：「人生の最終段階における医療に関する意識調査」集計結果（速報）（http://www.mhlw.go.jp/stf/shingi/2r98520000035sag-att/2r98520000035sfe.pdf）．p.52.
8) 会田薫子：延命治療とは何か．老い方上手，WAVE出版，東京，2014，pp.135-194.
9) 日本神経学会・監修：認知症への対応・治療の原則と選択肢．「認知症疾患治療ガイドライン2010」（http://www.neurology-jp.org/guidelinem/degl/sinkei_degl_2010_04.pdf），p.145.
10) 日本老年医学会：「高齢者の終末期の医療およびケア」に関する日本老年医学会の「立場表明」2012（http://www.jpn-geriat-soc.or.jp/tachiba/jgs-tachiba2012.pdf）．p.2.
11) 厚生労働省：「終末期医療の決定プロセスに関するガイドライン」（http://www.mhlw.go.jp/shingi/2007/05/dl/s0521-11a.pdf）．p.3.

第5部 地域連携

近年、「地域包括ケア」や「医療・介護連携」が提唱されています。戦後のベビーブーム世代が後期高齢者になる2025年までに、「住み慣れた地域（概ね中学校区）の中で、医療も介護も住まいも必要なサービスがすべて提供されるように地域づくりを進めよう」というのが地域包括ケアです。国にはお金がなくて、もうこれ以上、税金（公助）や介護保険（共助）を投入するのは大変なので、これからは自助努力（自分で自分の健康を守る）と、ご近所の助け合い（互助）を中心にやってくださいね、という方針転換です。医療も介護と連携して、地域の中で完結することが求められています。医師は自分の医療施設内のことだけを行っていればよいのではなく、地域の他医療機関や地域包括支援センター、介護サービス事業者などと連携して、「認知症の人とその家族が、地域の中で穏やかに暮らし続けられるように支援すること」が求められています。これこそが、国策である認知症施策推進総合戦略「新オレンジプラン」の目標です。

地域のリソースを知って連携しよう、介護保険サービスを有効利用しよう、インフォーマルサービスも活用しよう、というのが第5部の提案です。

認知症介護は、介護者が一人で抱え込まないことが大切ですが、認知症医療も同じです。主治医が一人で抱え込むのではなく、スタッフを育て、スタッフと一緒にチーム医療を行うことで、「楽に・楽しく」を達成できます。地域のリソースと連携することでさらに「楽で・楽しい」医療となり、同時に患者・介護者がハッピーに過ごせるようになります。

第1章 実践医療

A 地域のリソース

1. 認知症疾患医療センターを活用

典型的なアルツハイマー型認知症とは異なる症状のケースや、BPSDが強いケースなどは、必要に応じて認知症疾患医療センターに相談するとよいでしょう（残念ながら名ばかりのセンターもありますが）。介護者の電話相談にも応じます。

2. 地域包括支援センター

地域包括ケアの要となる機関で、主任介護支援専門員（ケアマネジャー）、保健師、社会福祉士の三職種が揃っています。介護保険のことだけでなく、虐待を含め何でも困ることがあったら相談すれば、対応してくれるか、必要なところにつなげてくれます。なので、地域包括支援センターのスタッフと仲良くなってください。そして、いろいろな問題を抱えているケースに、電話相談や訪問指導などで関わってもらえるような連携体制をつくりましょう。地域によっては在宅介護支援センターのところもあります。

3. 認知症初期集中支援チーム

新たに認知症と診断した新規ケースに訪問を依頼して、家族指導など必要な支援を提供してもらうとよいでしょう。介護保険の説明や家族指導を代行してもらうことも可能です。2018年までに全国の市町村で実施することになっています（283ページ参照）。

4. 認知症の人と家族の会

各都道府県に支部があり、定期的な集いなどの活動をしています。相談ができること、介護のコツを学べることなどを説明してあげてください。実際に介護を経験している人からのアドバイスは説得力があります。また、0120-294-456（フリーダイヤル）で平日の10〜15時に電話相談を実施しています。

5．認知症カフェ（オレンジカフェ）

　街中などで、認知症の当事者、介護家族、ボランティア、専門職などが時々集まって気軽に情報交換できる場です（287ページ参照）。少しずつ広まってきています。

6．行方不明

　無断外出で行方がわからなくなったとき、捜索するシステム「SOSネットワーク」（287ページ参照）を備えている市町村が増えています。このシステムの使い方を教えられるように準備しておきましょう。最近は、居場所がわかるGPS装置を貸し出してくれる自治体も出てきています。また、認知症を隠したがる家族も多いですが、ご近所に認知症であることを伝えておく重要性を家族に説明してください。

7．地域資源マップ

　地域の中で認知症に強い医師（認知症対応力向上研修を受けた医師）や認知症サポート医がいる医療機関、介護施設などを示したマップを作っている市町村もあります。医療・介護連携が厚生労働省のトレンドです。地域の中の介護施設の情報を集め、仲良くなってください。

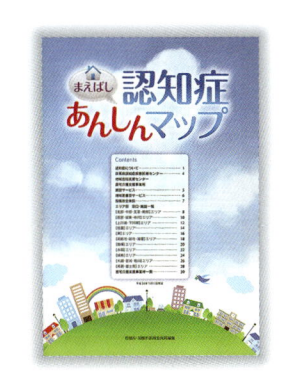

前橋市認知症地域資源マップ

8．インフォーマルサービス

　市町村の事業や介護保険サービスなど制度に乗ったサービス以外に、ボランティアグループやNPO法人などが、無料〜低料金で（認知症）高齢者の支援を行っています。例えば、①週に1回、高齢者の買い物に一緒に出かける買い物支援、②昼食を届ける配食サービス、③独居者への傾聴ボランティアや安否確認、④ゴミ出しなどの生活支援、⑤介護者への支援などです。配食は、市町村によっては一定の基準を満たせば介護保険サービスになるなど、介護保険サービスの充実とともに、境界は不鮮明になっています。また、家族や友人、知人の支援も広い意味でのインフォーマルサービスに含まれます。

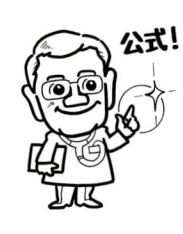

公式！　○地域のリソース情報の収集を

[臨床メモ]　高齢者の居場所づくり「近隣大家族」

　群馬県高崎市に、認定NPO法人じゃんけんぽんが運営する「近隣大家族」という高齢者の居場所があります。狭くなって移転したスーパーマーケットの空き店舗を利用して、毎日多彩な活動を展開しています。食事作りはスタッフと高齢者ボランティアが担当し、近隣に配食するのは高齢者ボランティアです。単に配食するだけでなく、居住者の状態をチェックし、異常があれば看護師に連絡する体制を整えている見守り主体の配食サービスです（1食700円）。高齢者ボランティアの生きがいづくりと介護予防に役立っています。高崎市が配食サービスを介護保険に組み込んだので、平成28年度には一定の基準を満たせば格安で配食サービスを一日3食受けられるように進化します。

　ゴミ出し・草取りなどの生活支援サービスは1時間700円で利用できます。通院や買い物の送迎サービスも行っています。認知症カフェも月に2回開催しています。手芸で帽子を作り病院に寄付しているボランティアグループも毎日のように活動しています。参加費無料のラフターヨガや囲碁・将棋、短歌などの自主活動もあります。そして、月に1回は居酒屋にもなります。このような、地域の高齢者が活躍でき、認知症の人も気軽に集まれる場が増えることを願っています。詳しくは、認定NPO法人じゃんけんぽんのホームページ（http://www.jankenpon.jp/ibasyo/）をご覧ください。

B 介護保険サービスの利用

1. 主治医意見書

　主治医意見書は丁寧に書きましょう。特に最後のコメント欄には、主治医としての要望を書き加えることが必須です。「廃用予防のリハビリテーションが必要」「生活全般で介護が必要」「無断外出で、介護者が常時監視している必要があり疲弊している」「◎◎なので要介護3に認定してほしい」など、要介護認定が必要な理由やリクエストを明記するとよいようです。

　問診票の活用も有効です。各医師会などで、介護者が事前に生活状況などを記入する問診票を用意しています。これを参照すると、記入がスムーズです。

　スタッフを育てれば、スタッフが問診したり、測定したりして、下書きしてもらえます。

　希望通りの認定結果とならなかった場合は、ためらわずに区分変更申請を勧めましょう。区分変更申請は何度でも可能です。

2. 訪問調査への対応

　訪問調査員の評価が認定結果に大きく影響します。

　認知症の場合、本人は調査員の質問に、何でも「できる」と答え、調査員もそれを鵜呑みにしてしまいます。介護者に、「日頃の失敗・困ることを箇条書きメモで調査員に提示すると有効です」と伝えましょう。口頭では忘れられてしまう可能性があるのと、本人がいる場合は話しづらいからです。

　この箇条書きメモは、感情を交えず（「◎◎でイライラする」などは書かない）、実際に生じた事実（イベント）を列記するのがよいです。「○月△日に出たまま行方不明になり3時間後に保護された」、「○月△日に鍋から煙が出ていた」のように具体的なイベントを列記するだけにとどめ、「介護困難度の判断は調査員に委ねる」という態度が、調査員のプライドを守ります。生活状況をきちんとまとめて渡すことが介護者の務めです。

3. 介護支援専門員（ケアマネジャー）

　ケアマネジャーは重要な役割を担っていますので、有能なケアマネジャーを紹介できることが望まれます。特定の施設に所属するケアマネジャーは自分の施設の利用に誘導しがちです（そのようなノルマを課せられているケアマネジャーもいるようです）。本来、ケアマネジャーは、その人に合った施設を公平な第三者視点から勧めるべきですが、利益誘導になるケースが多いようです。ですから、利用施設を自由に選べるだけでなく、ケアマネジャーは変更できることを患者・家族に伝えます。

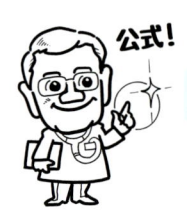

公式！
○ケアマネジャーを大切に　有用な情報源です

[臨床メモ]　ケアマネジャーの困った行動

　地域の診療所医師が90歳のアルツハイマー型認知症の人を診療しているときのこと。新人ケアマネジャーが、「認知症は専門の医師にかかって鑑別診断をしてもらい、適切な医療をする必要がある」と医師に進言し、家族にも同様に働きかけるので、「患者・家族との信頼関係が失われて困る」と、医師からのクレームを伺ったことがあります。早期診断や専門医の鑑別診断が教科書的対応ですが、患者の年齢や状況を踏まえて対応してもらわないと困ります。このようなケアマネジャーには、「高齢者の認知症は、一人ひとりの症状を把握して対症療法で穏やかな生活を支えることが基本で、専門医よりも私のほうが実践医療は得意だ」と伝え、一蹴してください（141ページの[臨床メモ]参照）。

C 成年後見制度と日常生活自立支援事業

成年後見制度は財産を守る制度です。資産があり、配偶者がいない場合などでは、認知症のなるべく早い段階（誰に託すかの判断力が保たれている段階）で後見人を選んでおくことを勧めます（発症前の任意後見制度もあります）。家庭裁判所への手続きが必要です。

家庭裁判所に申請があると、家庭裁判所から主治医に「診断書」の記入を求められます。以前は正式な「精神鑑定」を求められることが多かったのですが、最近は簡易な診断書（MMSEなどの得点を記入）だけで手続きが進むようです。2012年頃からは、「精神鑑定を引き受けます」と裁判所に返信しても、そのあとに正式な精神鑑定の依頼は来ないようになりました。

日常生活自立支援制度も活用しましょう。市区町村の社会福祉協議会との契約で、担当者が週1回〜月2回程度の頻度で訪問し、日常の生活費の管理を行ってくれます。しかし、資産（土地や貴金属）の管理はできませんし、詐欺商法などの契約を破棄する権限もありません。この制度は、日々の生活に必要な金銭の引き出し（例えば週1回銀行から生活費を引き出してもらう）、水道代などの公共料金の支払い、介護保険手続きの代行、などを行ってくれるので、独居生活の維持にはとても有効です（表5-1）。

しかし、利用には、本人の同意に基づく契約が必須なので、病識が低下している認知

表5-1 日常生活自立支援事業や成年後見制度が役立った独居例

* アルツハイマー型認知症初期で、キャッシュカードを近くに住む人が親切で管理していたので、日常生活自立支援事業で生活費を管理するようにした。このケースは訪問販売で70万円の羽毛ふとんなどの高額商品購入などがあったので、成年後見制度も利用し、独居生活を続けている。玄関に「成年後見制度利用」の張り紙をしてから訪問販売は来なくなった。
* アルツハイマー型認知症初期で生活保護だが、毎日近くにDVDを借りにいって金銭管理ができず、料金未払いで電話が止められ、ガスや電気も督促状が来ていた。日常生活自立支援事業を利用し、生活保護担当のケースワーカーと市社会福祉協議会（日常生活自立支援事業）の担当者が連携して独居生活を支えている。
* アルツハイマー型認知症初期で独居生活を何とか続けているが、2か月に一度の年金支給日になると、普段の面倒を見ていない息子がこのときだけやってきて年金を下ろして持っていく状況だった。日常生活自立支援事業を入れ、介護保険利用料などを払えるようにしたので、ヘルパーやデイサービスなどを使い、独居生活を継続している。
* 独居の軽度認知障害（MCI）で、毎日パチンコ店に通って散財し、生活費を管理できないので、日常生活自立支援事業を入れた。

（前橋市認知症初期集中支援チームの事例より、一部改変）

症では利用受け入れを認めてもらうまでに時間がかかることが多々あります。また、強引に進めると、社会福祉協議会の担当スタッフを犯人にしたもの盗られ妄想に発展しかねません。信頼関係を築きつつ導入するので時間がかかります。医師からも「管理されるのは嫌だろうけど、このまま独居生活を続けたければ、少し譲歩してお金の管理を任せたほうが安心ですよ。社会福祉協議会が安い料金（市町村によって異なるが全国平均は1回1,200円程度）で管理してくれるので、助かりますよ。これを利用したほうが、在宅生活を長く続けられますよ」と話して、利用を支援することが望まれます。

ただ、入院や手術、終末期医療などを決める権限（医療代諾権）は、成年後見人にも日常生活自立支援事業にもありません。ですから、本人が終末期医療の意向を信頼できる家族・親戚や友人に示したり、書き残しておくこと（事前指示書など）が大切です。

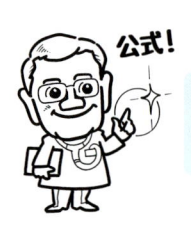

公式！
○成年後見制度 → 財産を残したい人に勧める
○日常生活自立支援事業 → 独居生活の継続に不可欠

[臨床メモ] 成年後見監督人体験記

　先輩の医師が軽度のアルツハイマー型認知症となり、任意後見人に依頼されて筆者が後見監督人を務めたことがあります。その本人が別荘を建てたら、家庭裁判所の調査官から呼び出され、「こんな無駄使いを許すとは監督不行き届きだ。後見監督人のあなたを訴えることもできる。ちゃんと監督しなさい」と叱られました。筆者は納得がいかなかったので、「認知症になっても本人の意向を尊重すべきではないか、調査官の言うことは間違っているのではないか」と法務省民事局宛てに手紙を出しました。すると、「あなたの主張はもっともだ。（あなたを告訴するという）調査官は言いすぎだ」という返答をもらい、これを前橋家庭裁判所に届け、「車を買うならカローラはよいが、ベンツを買うな（無駄使いは許さない）」という律儀な調査官の言い分を退けました。この体験から、成年後見制度は認知症の人の財産をきちんと守ってくれる制度だと実感しました。しかし、裏を返すと、死後に財産を残す制度で、生前にその人の人生を豊かにするために使うことを許さない制度ともいえます。死んでからではお金を使えないのに‥‥。

第2章 基盤知識

A オレンジプランと新オレンジプラン

2012年（平成24年）9月に発表されたのが「認知症施策推進5か年計画（オレンジプラン）」（厚生労働省の施策）、2015年（平成27年）1月に認知症の国家戦略（省庁横断的な国家施策）として発表されたのが「認知症施策推進総合戦略〜認知症高齢者等にやさしい地域づくりに向けて〜（新オレンジプラン）」です。

団塊の世代が75歳以上になる2025年（平成37年）を目標に、認知症の人の意思が尊重され、できる限り住み慣れた地域のよい環境で自分らしく暮らし続けることができる社会を実現すべく、新オレンジプランが策定されました。その施策で掲げられているものを解説します。

1. 認知症疾患医療センター

認知症疾患医療センター運営事業実施要綱では、都道府県および指定都市が設置し、保健医療・介護機関などと連携を図りながら、①認知症疾患に関する鑑別診断とその初期対応、②周辺症状と身体合併症の急性期医療に関する対応、③専門医療相談などの実施、④地域保健医療・介護関係者への研修などを行うことにより、地域において予防から地域生活の維持まで必要となる医療を提供できる機能体制の構築を図ることを目的としています[1]。国と設置主体から、定額の運営費が交付されます。認知症はあらゆる医師が診る機会があり、適切な対応が求められます。しかし、鑑別診断やBPSD対応、身体合併症急性期対応などで困ったときはセンターが受け持ち、また元の医師に返す、という連携体制です。

すでに、基幹型14か所、地域型303か所、診療所型19か所の計336か所が、全国で指定されています（2015年12月時点）。新オレンジプランでは、平成29年度末までに約500か所の設置目標が示されています。

2. 認知症初期集中支援チーム

認知症初期集中支援チームとは、複数の専門職が、家族の訴えなどにより認知症が疑

われる人や認知症の人、およびその家族を訪問し、アセスメント、家族支援などの初期の支援を包括的、集中的に行い、自立生活のサポートを行うチームをいいます[2]。

訪問支援対象者は**表5-2**に示しました。

訪問に先立ち、医師会と連携体制を構築し、主治医がいれば情報提供を受けてから訪問することが望まれます。訪問は、保健師や介護福祉士、作業療法士、社会福祉士などの国家資格有資格者で、かつ、チーム員研修受講者が医療職と介護職のペアで訪問しアセスメントを行います。アセスメント結果をもとに、**チーム員会議**で対応を検討しつつ、数回の訪問で、医療や介護につなげる支援や家族教育を遂行します。チーム員の支援で家族の介護負担感は有意に減少しました。

筆者が認知症サポート医として関わっている前橋市では、認知症サポート医2名、保健師1名、看護師1名、作業療法士2名、社会福祉士1名などでチームを構成し、市内11か所の地域包括支援センターからの依頼を受けて、主治医と連携しながら活動しています(**図5-1**)。

イメージが湧くよう、実際に介入した事例の一部を**表5-3**に示します。独居例の在宅生活継続には、日常生活自立支援事業がとても役立ちます。そのような事例を**表5-1**(281ページ)に示しました。

「前橋市認知症初期集中支援チーム運営・実施マニュアル」や家族指導に用いる「前橋家庭介護ガイドブック」は前橋市のホームページからダウンロードできます。また、前橋市での実績の詳細を論文として発表しています[3]。

表5-2 認知症初期集中支援チームの訪問支援対象者

40歳以上で、在宅で生活しており、かつ認知症が疑われる人または認知症の人で、以下のア、イのいずれかの基準に該当する者とする。 ア 医療サービス、介護サービスを受けていない者、または中断している者で、以下のいずれかに該当する者 　(ア) 認知症疾患の臨床診断を受けていない者 　(イ) 継続的な医療サービスを受けていない者 　(ウ) 適切な介護サービスに結びついていない者 　(エ) 診断されたが介護サービスが中断している者 イ 医療サービス、介護サービスを受けているが、認知症の行動・心理症状が顕著なため、対応に苦慮している

(文献2より)

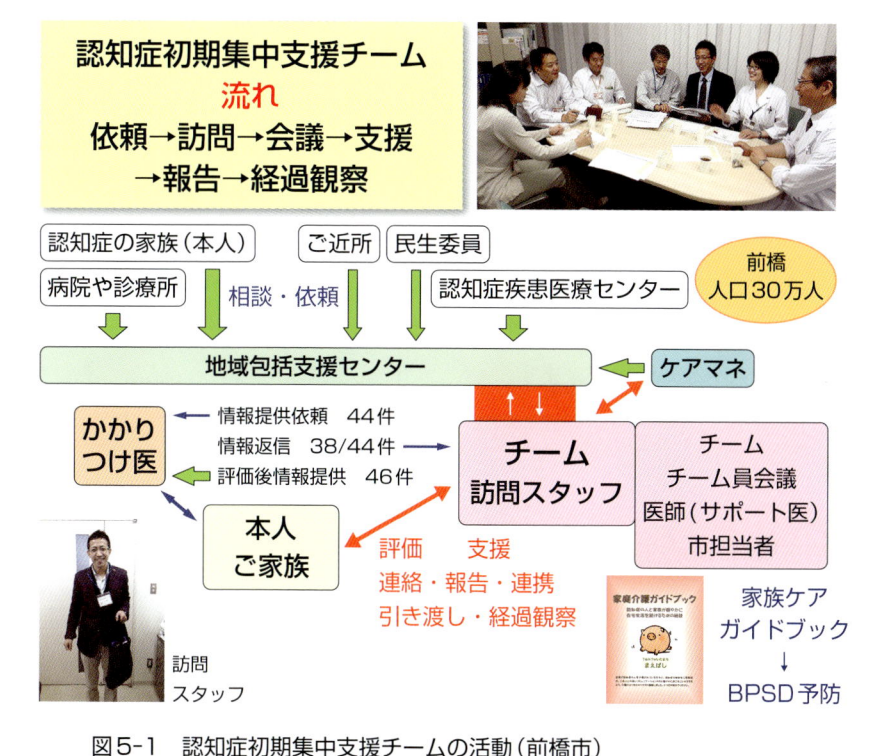

図5-1 認知症初期集中支援チームの活動（前橋市）
前橋市のホームページから「認知症初期集中支援チーム設置促進モデル事業実施報告書および運営・実施マニュアル（平成25年度版）」をダウンロードできる。

表5-3 介護困難で依頼のあった同居事例

* 一戸建てに住む、二人とも認知症の姉妹。チーム員が訪問すると、出入りの庭園業者に支払った領収証が見つかる。庭木剪定や床下消毒など計70万円をその月に支払っている状況だった。しかし、姉は病識に乏しく、介入を受け入れない。妹への介護保険を利用した支援を提案するも、「自分がする」と言ってすべて拒否した。①時間をかけて妹の受診に結びつけ、②妹の介護保険認定と利用開始に成功、③ホームロイヤーで弁護士に妹の成年後見人になってもらった。そして、④姉を医療と成年後見に結びつけるのが次のステップだが、ここまでに1年かかっている。
* アルツハイマー型認知症の妻を介護する夫が、頑なに介入を拒む。どうにかチーム員が家に入れてもらったが、ふとんの下には虫がわいている、風呂桶の水は藻で緑色に変色、テーブルの上のおかずにはカビという状況だった。妻の介護保険手続きを行い、時間をかけて、ヘルパーの受け入れに成功した。
* アルツハイマー型認知症の妻を夫が叱るので、妻が「死んでやる！」と包丁を振り回した事例。妻に優しく接するように夫を指導し、介護保険に結びつけ、妻はデイサービスに通い、夫のレスパイトを図り、穏やかに生活できるよう支援した。
* レビー小体型認知症で女の子が見える男性例。女の子が見えるのは悪霊に取り憑かれたからだと思った妻が、夫に殴る蹴るの暴行を加えた。女の子の幻視は病気の症状だとチーム員が妻に説明し、妻は納得した。その後、医療に結びつけた。

（前橋市認知症初期集中支援チームの事例より、一部改変）

📝 介入事例の中から：本人よりも介護者に問題のある事例

　パーキンソン病で動きが鈍く、認知機能が落ち始めた80歳代後半の男性。MMSE 22点と認知障害は軽度だが、動作が鈍いため、妻が「のろま、バカ、死ね！」などと暴言を連発する。それでも本人は、「妻の友達が"あなたの旦那はまだ生きてるの（早く死ねばいいのにね）"などとそそのかすのが悪い」と妻をかばう。

　本人への支援ではなく、妻への支援・教育が必要なネグレクトの事例です。このようなケースもチームに依頼が来ます。

📝 介入事例の中から：70歳代の独居女性例

　認知症が進み、電気や電話の料金を支払えなくなり、止められたが、本人は「問題ない」と言って支援を受け入れないと地域包括支援センターからチームに依頼があった。チーム員のスキルでうまく玄関先に入り込み、督促状などを説明してあげ、力になることを約束し、数回の訪問で日常生活自立支援事業の受け入れを納得してもらった。

📝 介入事例の中から：80歳代の夫婦

　夫は認知症疑いで心不全あり。妻はMCI疑いで、起立歩行困難。夫への支援を含めた一切の支援を妻が拒否しており、チームに依頼があった。夫自身は通院に支援が必要な状況だが、妻の拒否で介護保険サービスも受けられない。しかし、夫は「自分が動けない妻の起居動作を支えて一緒に生活したい。それが幸せ」という意志が強く、チームとしては「困ったらいつでも連絡ください」という見守りだけを続け、強行な介入はしないこととした。

　妻の態度はネグレクトではありますが、夫が自宅での二人暮らしを幸せと望んでいるならと、安全よりも気持ちを優先することにしました。前橋市のチームは、本人・家族の困っていることを解決する、してほしいことを手助けするというスタンスで関わっています。おせっかいはしません。

3. かかりつけ医認知症対応力向上研修と認知症サポート医

超高齢社会の日本では、あらゆる医師に認知症対応の一定のスキルが求められます。特に、「かかりつけ医」はスキルアップが必須です。新オレンジプランでは、かかりつけ医認知症対応力向上研修の受講者数を、平成24年度末見込35,000人から平成29年度末60,000人（高齢者人口500人に1名）に増やす計画を示しました。この研修の講師役となる認知症サポート医も、平成24年度末見込2,500人から平成29年度末5,000人に増やす計画です。

さらに、一般病院勤務の医療従事者に対する認知症対応力向上研修を新規に開始し、平成29年度末には87,000人の受講を計画しています。

4. 認知症カフェ（オレンジカフェ）

認知症の人や家族の集いの場づくりである認知症カフェとは、「認知症の人と家族、地域住民、専門職などの誰もが参加でき、集う場」と定義されています。オレンジプランで「地域での日常生活・家族の支援の強化」が示され、平成25年度以降、認知症カフェの普及などにより、認知症の人やその家族などに対する支援を推進することが示されました。集うだけでなく、本人が人として認められる場（例えばスタッフとして働く）、家族が介護経験者の話を聞いたり、悩みを打ち明けたりできる場でもあります。活動の解説・運営の仕方は、武地一・編著/監訳『認知症カフェハンドブック』（クリエイツかもがわ）を参考にするとよいと思います。これから全国に普及していくでしょう。

医療施設でも、1～2か月に一度くらい、休診の時間帯を利用して、本人と家族が集まってお茶を飲み、談話して、看護師などのスタッフがサポートする（または外部からボランティアに来てもらう）ようなカフェを運営してはいかがでしょうか。

5. SOSネットワーク

認知症のSOSネットワークは、認知症の人が行方不明になったときに、警察だけでなく、地域の生活関連団体などが捜索に協力して、すみやかに行方不明者を見つけ出す仕組みで、名称は地域により様々です。捜索に協力するのは、タクシー会社やバス会社などの運転手、宅配や郵便配達、新聞配達など地域を巡回する人たち、ガソリンスタンドなど外で働く人たち、コンビニエンスストアなど夜間も営業している店、コミュニティ

FM放送局など地域の放送、町内会や老人クラブなどの住民組織、介護サービス事業者など、地域の多様な生活関連業者・団体、個人です。

　無断外出の恐れがある場合は、あらかじめ警察に顔写真や体格などを届けておくと、いざというときに手配がスムーズに運びます。警察などに捜索依頼があると、FAXやメールを使って協力業者・団体などに情報を配信し、皆で行方不明者を捜索します。

　このような組織づくりや、捜索の模擬訓練などは、地域の結びつきを高め、地域づくりにも役立ちます。このような地域ネットワークこそが、地域包括ケアの第一歩です。

6. 認知症ケアパスと地域資源マップ

　オレンジプランでは、認知症になっても住み慣れた地域で在宅生活を継続できるよう、「認知症ケアパス」（状態に応じた適切なサービス提供の流れ）の作成・普及を市町村に求めています。住んでいる地域の中で、認知症医療やケアをどこで受けられるのかを明示する資源マップ（277ページ）と、その資源の中でどのように在宅生活を支える認知症の医療・ケアを提供していくかという流れ（ケアパス）がうまくかみ合って機能する必要があります。

　本書の読者の医療機関が認知症医療の資源マップに載ることを願っています。

7. コールセンター

*若年性認知症コールセンター──0800-100-2707（フリーダイアル）で、月曜〜土曜（祝日・年末年始を除く）の10〜15時に、若年性認知症に関する相談に応じています。
*都道府県の認知症コールセンター──多くの都道府県に設置されています。
*認知症の人と家族の会の電話相談──276ページに記載しました。
*介護支え合い電話相談──03-5941-1038（電話代は有料）で、月曜〜木曜（金土日・祝日・年末年始を除く）の10〜15時に、介護家族が抱える悩みについて相談を受けつけています。社会福祉法人浴風会が開設しています。

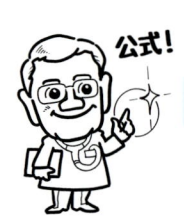

公式！
○認知症の人と家族の穏やかな在宅生活継続を支える

第5部の引用文献

1) 厚生労働省：認知症疾患医療センター運営事業実施要綱（老発0709第3号／平成26年7月9日「認知症施策等総合支援事業の実施について」）.
2) 厚生労働省：認知症初期集中支援チームについて（http://www.mhlw.go.jp/file/06-Seisakujouhou-12600000-Seisakutoukatsukan/0000035310.pdf）.
3) 山口智晴，堀口布美子，狩野寛子，他：前橋市における認知症初期集中支援チームの活動実績と効果の検討. Dementia Japan 29：586-595, 2015.

● 最後に

最後までお読みいただき、本当にありがとうございました。感謝、感謝です。
と、言っておきながら、ここで修了試験です。あなたの理解度をチェック！

Q1　認知症医療のアウトカム（目的・目標）は何ですか？

Q2　初診を終えるときに、患者にかける言葉は？

Q3　診察を終えるときに、家族にかける言葉は？

Q4　再診で最も大切な言葉かけは？

Q5　診察時の医師の態度は？

Q6　認知症の病型診断で、どちらがより大切ですか？――症状、それとも画像所見？

Q7　告知で大切なことは？

Q8　アルツハイマー型認知症治療薬の処方では、どれが最も大切ですか？
　　　――薬剤添付文書、論文のエビデンス、それとも症状？

Q9　向精神薬の副作用を減らす処方のコツは？

Q10　認知症医療を楽しくする秘訣は？

さあ、何問正解でしたか？
答えは次のページです。

この質問こそ、筆者が本書で伝えたかったことです。
このように振り返ることで、筆者の伝えたかった思いが読者の皆さんに届けば本望です。

[修了試験の答え]

Q1 認知症医療のアウトカム（目的・目標）は何ですか？
A 穏やかな在宅生活の継続

Q2 初診を終えるときに、患者にかける言葉は？
A 「今日は来てくれてありがとう。また、素敵な笑顔を見せてください」

Q3 診察を終えるときに、家族にかける言葉は？
A 「何かほかに聞きたいことがありますか？」

Q4 再診で最も大切な言葉かけは？
A ほめ言葉や、「また来てくれると嬉しいです」

Q5 診察時の医師の態度は？
A 笑顔で正面から向き合う、そして、本人・家族のニーズを受け止める

Q6 認知症の病型診断で、どちらがより大切ですか？——症状、それとも画像所見？
A 脳血管性やiNPHなど一部を除けば、症状が基本

Q7 告知で大切なことは？
A ポジティブに終わる、そして、「あなたを支えたい」と意思表示する

Q8 アルツハイマー型認知症治療薬の処方では、どれが最も大切ですか？
　　　——薬剤添付文書、論文のエビデンス、それとも症状？
A 一人ひとりの症状に合わせて処方するテーラーメイド医療

Q9 向精神薬の副作用を減らす処方のコツは？
A 第一に非薬物療法、第二が少量投与、第三が効果評価に基づく処方

Q10 認知症医療を楽しくする秘訣は？
A スタッフを育て、チームで行う、そして、本人・家族に感謝される

○あとがき

　本書は、認知症を専門としない医師が、認知症診療は楽しいと思ってもらえることを目指して執筆しました。超高齢社会の我が国では多くの医師が認知症医療に関わる機会がありますし、また関わる必要があります。ところが、「認知症の医療は大変」「治らないからやりがいがない」など、ネガティブな意見をしばしば耳にします。そこで、認知症の人や家族と楽しく向き合える診療術を本書で紹介しました。また、認知症医療を一人で抱え込んだら大変です。ですから、チームで取り組む術を書きました。スタッフを育てて、仕事を分業し、患者や家族からは感謝されて、医師は左うちわ‥‥になれば、認知症医療を楽しめます。認知症自体は治らない病気ですが、認知症の人と家族の苦しみを軽減することは可能ですし、認知症という困難を抱えながらも、穏やかな在宅生活を続けることは可能です。そのような生活の維持を認知症医療のアウトカムとすれば、達成感が得られます。

　本書を実践し、認知症初期集中支援チームや地域包括支援センターからの相談を受けるような「頼られる医師」を目指していただきたいと思います。

　これまで、認知症の病理研究に始まり、神経内科学の教えを受け、またリハビリテーション専門医、認知症専門医として医療に携わる中で多くの教えを授かった諸先輩方、同僚、そして認知症の人と家族に感謝して稿を終えたいと思います。

　最後に、原稿を精読し、本書の質向上にご協力いただきました、内田陽子（群馬大学）、木村修代（あさひが丘ホスピタル）、田中聡一（高崎健康福祉大学）、田中秀典（内田病院）、玉谷真一（わたまクリニック）、山口智晴（群馬医療福祉大学）の各氏、また、田中志子氏をはじめとする大誠会内田病院認知症サポートチームの皆様に深謝します。

2016年4月　山口晴保

○索引

あ

IADL　103
アイコンタクト　230
アカシジア　67
朝ドラその場ウオーキング　214
アセチルコリン　134, 166
アパシー　78, 204
アマンタジン　151, 158, 174
アミロイド・アンギオパチー　122
アミロイドイメージング　125
アモバン®　184
アリセプト®　167
　　　減量投与　168
アルツハイマー型認知症　35, 38
　　　——治療薬　167
　　　——の進行過程　44
　　　——の薬物療法　135
　　　糖尿病と——　49
αシヌクレイン　61, 62

い

生きがい　226
イクセロン®　167
医師の処方裁量権　193
異所排尿　210
一日一行日記　199
一過性全健忘　48
一包化　190
易怒性　67, 204
居場所づくり　278
意味性認知症　36, 71, 74
　　　——の治療　156
胃ろう　243, 262, 265, 268
インスリン　49
陰性徴候　175
インフォーマルサービス　277

う

ウインタミン®　179
うつ　56, 78, 87
ウラピジル　189

え

HDS-R　25, 244
ADL　107
SED-11Q　12, 29
SSRI　154
SOSネットワーク　277, 287
エスゾピクロン　184
NPI　115
エビデンスに基づく医療　191
エブランチル®　189
MRI　122
MIBG心筋シンチグラフィ　63, 124
MMSE　25, 244
MCI（軽度認知障害）　42, 45, 252
　　　——の薬物療法　162
エンパワメント　239

お

落とし穴課題　21
ω_2受容体　184
ω_1受容体　184
オレンジカフェ　287
オレンジプラン　283

か

快　222
介護支援専門員　280
介護者教育　221, 233, 234
介護負担　234
　　　——の軽減　199
介護保険の説明　246
過活動膀胱　188
鏡徴候　64
かかりつけ医認知症対応力向上研修　287
仮性認知症　88
家族の会　276
家庭介護ガイドブック　233
カプグラ症候群　54, 64
加味温胆湯　174
ガランタミン　135, 157, 167
環境調整　214
感情失禁　79
鑑別診断　36

【き】

キーパーソン　103
着替え　211
偽性球麻痺　78
気づき　5
QOL　215
境界領域梗塞　84
共感　68
共生　220
強制泣き　80
強制把握　68
起立性低血圧　58, 151
筋トレ教室　252

【く】

クエチアピン　142, 154, 179
グラマリール®　179
グルタミン酸　134
　　──受容体　171
クロナゼパム　183
クロピドグレル　157, 173
クロルプロマジン　143, 154, 176, 179

【け】

ケアマネジャー　280
経管栄養　147, 262, 268
軽度認知障害（MCI）　42, 45, 252
　　──の薬物療法　162
経鼻インスリン療法　49
血管性認知症　37, 77
　　──の薬物療法　157
　　　　ビンスワンガー型　81
血糖コントロール　50
言語流暢性テスト　24
幻視　51, 52
　　リアルな──　52

【こ】

抗うつ薬　183
抗痙攣薬　260
抗コリン剤　95
抗コリン作用　257
抗精神病薬　178, 259
拘束　215
　　──ゼロ　241
コウノメソッド　181
抗不安薬　90
合理化　224, 227
誤嚥性肺炎　174, 178

コールセンター　288
語義失語　72
告知　98, 264
互恵性の法則　132
心の理論　109
55年通知　193
固縮　55
ことわざ　21
誤認妄想　54
困り事　132
コリンエステラーゼ阻害薬　135, 167
五苓散　86, 161

【さ】

サアミオン®　173
逆さキツネ　20
錯視　52
サブスタンスP　147
Zarit介護負担尺度日本語版　116
3：1の法則　225

【し】

CT　122
GDS　89
死因　268
ジェイゾロフト®　183
嗜銀顆粒性認知症　35, 75
時刻表的生活　67
シチコリン　158
実行機能障害　106
失神　56, 151
嫉妬妄想　207
失敗を防ぐ支援　226
自動車運転　156, 254
社会生活　108
社会脳　109
しゃがみ立ち　215
シャント手術　160
周徊　67
収集　212
重度認知症　259
終末期　261
主治医意見書　106, 279
受診拒否　203
小規模多機能型居宅介護施設　144, 258
常同行動　66
自立支援のケア　242
シロスタゾール　157, 173
新オレンジプラン　283
神経原線維変化優位型老年期認知症　47

進行性核上性麻痺　63
進行性非流暢性失語　74
診察態度　4
シンメトレル®　174
心理的サポート　198

【す】

スキンケア　170
ステップ運動　215
スピロノラクトン　177

【せ】

生活障害　102
正常圧水頭症　37, 84
生存期間　268
成年後見制度　281
セディール®　186
セルトラリン　150, 158, 183
セレネース®　179
セロクエル®　179
セロトニン　134, 166
前頭側頭型認知症　35, 66
　　——の診断基準　71
せん妄　94

【そ】

双方向コミュニケーション　223
相貌失認　72
側座核　223
側頭葉てんかん　48
咀嚼・嚥下障害　217
その場ジョギング　250
ゾピクロン　184
ゾルピデム　184
存在肯定　226

【た】

タウイメージング　125
タウタンパク　74
唾液分泌低下　217
他者承認　226
立ちくらみ　56
タップテスト　86
多発性ラクナ梗塞　81
WMS-R　42
食べ物の認知不良　216
だまし討ち　203
タムスロシン　189
タンドスピロン　138, 186

【ち】

チアプリド　142, 158, 179
地域資源マップ　277, 288
地域包括ケア　275
地域包括支援センター　139, 252, 276
チーム　247
釣藤散　162, 174

【て】

DESH　86
DASC　105
DATスキャン　124
DSM-5　3, 27
DDQ43　30
TDP-43タンパク　74
DBDスケール　115
DPP-4阻害薬　157
低カリウム血症　177
定期巡回・随時対応型訪問介護看護　258
デイサービス　120, 138
デジレル®　183
デトルシトール®　188
デパケン®　182
テレビ徴候　64
転倒　151, 213
デンマークの介護施設　215
電話相談　288

【と】

糖尿病　49
特発性正常圧水頭症（iNPH）の治療　160
時計描画　22
ドネペジル　118, 135, 167
ドパミン　134, 166
ドパミン製剤　174
トビエース®　189
トラゾドン　96, 143, 183, 185
取り繕い　5, 7, 17, 40
トルテロジン　188
トレンド　269

【な】

泣き落とし　203

【に】

ニセルゴリン　157, 173
日常生活自立支援事業　139, 281
日課　226
日本国憲法　242

ニュース　*15*
入浴　*211*
尿失禁　*85*
認知症　*2*
　　　重度──　*259*
　　　終末期　*261*
　　　──の行動・心理症状　*101, 102, 111*
　　　──の診断基準　*27*
　　　──の定義　*3*
　　　──の本質理解　*200*
　　　──有病率　*98*
　　　──予防　*250*
認知症カフェ　*237, 277, 287*
認知症ケアパス　*288*
認知症サポート医　*287*
認知症疾患医療センター　*276, 283*
認知症初期集中支援チーム　*27, 139, 276, 283*
認知症初期症状11項目質問票　*12, 29*
認知症の行動・心理症状（BPSD）　*101, 111*
　　　──の治療薬　*175*
　　　──の予防　*29, 121*
認知症の人の感覚世界　*220*
認知症病型分類質問票　*30*

ね

negativity bias　*225*
熱中症対策　*144*

の

脳活性化リハビリテーション5原則　*222*
脳血流SPECT　*123*
脳由来神経栄養因子（BDNF）　*2, 254*

は

パーキンソニズム　*32*
パーキンソン病　*54*
personhood　*226*
パーソン・センタード・ケア　*226*
賠償責任　*209*
配食サービス　*257*
拍手徴候　*63*
パタカラ　*218*
ハチドリ徴候　*63*
八味地黄丸　*174*
ハルナール®　*189*
バルプロ酸　*145, 182*
パレイドリア　*53*
ハロペリドール　*179*

ひ

PIB-PET　*126*
BPSD（認知症の行動・心理症状）　*101, 111*
　　　──の治療薬　*175*
　　　──の予防　*29, 121*
BPSD診察枠　*114*
被影響性の亢進　*66, 68*
被害妄想　*205*
ビタミンB_{12}　*219*
ヒッププロテクター　*214*
比喩皮肉テスト　*200*
病識低下　*28*
頻尿　*187*

ふ

FAST　*266*
VSRAD　*122*
フェソテロジン　*189*
フェルガード®　*164*
服薬管理　*106*
プラビックス®　*173*
振り向き徴候　*7, 9, 16, 17*
プレタール®　*173*
プロトンポンプ阻害薬　*219*

へ

βアミロイド沈着　*45, 250*
βタンパク　*45*
PEG　*243, 262, 265, 268*
ベタニス®　*189*
ペロスピロン　*180*
便秘　*56, 151*

ほ

訪問調査　*279*
ホームヘルパー　*138*
ほめ合い　*223*
ポリフェノール　*251*

ま

マイスリー®　*184*
待つケア　*242*
マドパー®　*151, 174*
幻の同居人　*53, 64*

み

味覚や嗅覚の低下　*216*
身だしなみ　*6*
看取り　*261, 269*

ミラベグロン　189
ミルタザピン　138, 143, 183, 185

む

無断外出　208

め

メネシット®　151, 174
メマリー®　171
メマンチン　117, 137, 140, 150, 154, 171

も

燃え尽きない　235
もの盗られ妄想　39

や

薬剤による胃腸障害　217
役割　226
山口キツネ・ハト模倣テスト　9, 18

ゆ

夕暮れ症候群　208
ユマニチュード®　4, 229

よ

陽性徴候　175
抑肝散　96, 117, 149, 177, 185

ら

ラメルテオン　143, 184, 185
ランドセン®　183

り

リアルな幻視　52

リスパダール®　179
リスペリドン　154, 179
利他行為　225, 227
六君子湯　187
立方体模写　23
リバーミード行動記憶検査　42
リバスタッチ®　167
リバスチグミン　136, 167
リフレイジング　119
リフレックス®　183
リボトリール®　183

る

ルーラン®　180
ルネスタ®　184

れ

レスパイトケア　120, 237
レスポンダー　192
レスリン®　183
レビー小体型認知症（DLB）　37, 51
　　──の診断基準　59
　　──の薬物療法　149
レミニール®　167
REM睡眠行動障害　55, 152

ろ

ロラゼパム　185

わ

ワイパックス®　185
我が道を行く行動　68
笑い飛ばし　239
笑いヨガ　239

巻末資料

用紙をコピーして臨床でご活用ください。

認知症初期症状11項目質問票(SED-11Q) 介護者用

介護者記入

認知症初期症状11質問票

記入日 ：　　　年　　　月　　　日

患者様お名前		ID	
記入者お名前		関係	

記入方法　家族等　・　家族等から聞き書き

最近1か月の状態について、日々の生活の様子から判断して、あてはまるものに〇を付けてください(ただし、原因が痛みなど身体にあるものは除きます)。

	同じことを何回も話したり、尋ねたりする
	出来事の前後関係がわからなくなった
	服装など身の回りに無頓着になった
	水道栓やドアを閉め忘れたり、後かたづけがきちんとできなくなった
	同時に二つの作業を行うと、一つを忘れる
	薬を管理してきちんと内服することができなくなった
	以前はてきぱきできた家事や作業に手間取るようになった
	計画を立てられなくなった
	複雑な話を理解できない
	興味が薄れ、意欲がなくなり、趣味活動などを止めてしまった
	前よりも怒りっぽくなったり、疑い深くなった
	認知症初期症状11質問票　合計項目数

次の2項目も、あてはまるものに〇をつけてください。

	被害妄想(お金を取られる)がありますか
	幻視(ないものが見える)がありますか

山口晴保研究室©

認知症初期症状11項目質問票（SED-11Q）本人用

本人記入

質問票

記入日 ： 　　年　　　月　　　日

お名前　　　　　　　　　　ID：

記入方法　ご本人記入　・　聞き書き

最近ご自身の1か月の状態について、あてはまるものに〇を付けてください。
（ただし、原因が痛みなど身体にあるものは除きます。）

	同じことを何回も話したり、尋ねたりする
	出来事の前後関係がわからなくなった
	服装など身の回りに無頓着になった
	水道栓やドアを閉め忘れたり、後かたづけがきちんとできなくなった
	同時に二つの作業を行うと、一つを忘れる
	薬を管理してきちんと内服することができなくなった
	以前はてきぱきできた家事や作業に手間取るようになった
	計画を立てられなくなった
	複雑な話を理解できない
	興味が薄れ、意欲がなくなり、趣味活動などを止めてしまった
	前よりも怒りっぽくなったり、疑い深くなった
	合計項目数

山口晴保研究室©

認知症病型分類質問票43項目版（DDQ43）

患者様お名前　　　　　　　記入日：　　　年　　月　　日
記入者お名前　　　　　　　患者様との関係

ご本人の日々の生活の様子から、あてはまるものに〇を付けてください。

	しっかりしていて、一人暮らしをするに、手助けはほぼ不要	MCI
	買い物に行けば、必要なものを必要なだけ買える	
	薬を自分で管理して飲む能力が保たれている	
	この1週間〜数か月の間に症状が急に進んでいる	Delirium
	お金など大切なものが見つからないと、盗られたと言う	ADD
	最初の症状は物忘れだ	
	物忘れが主な症状だ	
	置き忘れやしまい忘れが目立つ	
	日時がわからなくなった	
	できないことに言い訳をする	
	他人の前では取り繕う	
	頭がはっきりとしている時と、そうでない時の差が激しい	DLB & PDD
	実際には居ない人や動物や物が見える	
	見えたものに対して、話しかける・追い払うなど反応する	
	誰かが家の中に居るという	
	介護者など身近な人を別人と間違える	
	小股で歩く	
	睡眠中に大声や異常な行動をとる	
	失神（短時間気を失う）や立ちくらみがある	
	便秘がある	
	動作が緩慢になった	
	悲観的である	VD
	やる気がない	
	しゃべるのが遅く、言葉が不明瞭	
	手足に麻痺がある	
	飲み込みにくく、むせることがある	
	感情がもろくなった（涙もろい）	
	思考が鈍く、返答が遅い	
	最近嗜好の変化があり、甘いものが好きになった	FTD-bv Frontal
	以前よりも怒りっぽくなった	
	同じ経路でぐるぐると歩きまわることがある	
	我慢できず、些細なことで激高する	
	些細なことで、いきなり怒り出す	
	こだわりがある、または、まとめ買いをする	
	決まった時間に決まったことをしないと気が済まない	
	コロコロと気が変わりやすい	
	店からものを持ち去る（万引き）などの反社会的行動がある	
	じっとしていられない	Akathisia
	尿失禁がある	NPH
	ボーッとしている	
	摺り足で歩く	
	言葉が減った	Aphasia
	ものの名前が出ない	

山口晴保研究室©

時計描画と立方体模写

氏名　　　　　　ID　　　　　　　実施　　　年　　月　　日　検者

「まず、時計の文字盤を描いて下さい。」

「文字盤が描けたら 11 時 10 分となるよう時計を作って下さい。」

「左の図形を□の中に同じに描いて下さい。」

Geriatric Depression Scale(GDS) 15項目版

施行日　　年　月　日（　）　氏名　　　　　　　　　　歳　（M・F）

	この1週間の状況についてお答えください	どちらかに〇を付けてください		
1	基本的に、日々の生活に満足していますか	はい	いいえ	
2	日々の趣味・社会活動や興味が以前よりも低下したと思いますか	はい	いいえ	
3	生活が空虚だと感じますか	はい	いいえ	
4	しばしば退屈だと感じますか	はい	いいえ	
5	大部分の時間はご機嫌ですか	はい	いいえ	
6	あなたの身に、何か悪いことが起こりそうだと心配ですか	はい	いいえ	
7	大部分の時間は自分が幸せだと感じていますか	はい	いいえ	
8	しばしば自分がふがいないと思いますか	はい	いいえ	
9	外出して新しいことをするよりも、家にいるほうがよいですか	はい	いいえ	
10	何よりも、もの忘れが一番気になりますか	はい	いいえ	
11	今、生きていることが素晴らしいと思いますか	はい	いいえ	
12	あなたの今の人生は価値がないと感じますか	はい	いいえ	
13	活気が満ちていると感じますか	はい	いいえ	
14	あなたの状況は希望がないと感じますか	はい	いいえ	
15	周りの人があなたより幸せそうに見えますか	はい	いいえ	

1、5、7、11、13は「いいえ」に1点、他は「はい」に1点
6点以上はうつ状態、10点以上は常にうつ状態（うつ病）

Sheikh JI, Yesavage JA：Geriatric Depression Scale（GDS）：Recent evidence and development of a shorter version. Clinical Gerontology: A Guide to Assessment and Intervention, The Haworth Press, NY, 1986, pp.165-173 より、筆者訳

Dementia Behavior Disturbance Scale（DBDスケール）

患者様お名前　　　　　　　　記入日：　　　年　　　月　　　日

回答者お名前　　　　　　患者様との関係

記入者　本人　・　聞き書き

患者様の状態について、日々の生活のご様子から判断してあてはまるものに〇を付けてください。

	全くない 0	ほとんどない 1	ときどきある 2	よくある 3	常にある 4
同じことを何度も何度も聞く					
よくものをなくしたり、置き場所を間違えたり、隠したりする					
日常的な物事に関心を示さない					
特別な理由がないのに夜中に起き出す					
根拠なしに人に言いがかりをつける					
昼間、寝てばかりいる					
やたらに歩き回る					
同じ動作をいつまでも繰り返す					
口汚くののしる					
場違いあるいは季節に合わない不適切な服装をする					
不適切に泣いたり笑ったりする					
世話をされるのを拒否する					
明らかな理由なしに物を貯め込む					
落ち着きなくあるいは興奮してやたらに手足を動かす					
引き出しやタンスの中身をみんな出してしまう					
夜中に家の中を歩き回る					
家の外に出て行ってしまう					
食事を拒否する					
食べ過ぎる					
尿失禁する					
日中、目的なく屋外や屋内を歩き回る					
暴力を奮う（殴る、噛付く、ひっかく、蹴る、唾を吐きかける）					
理由もなく金切り声を上げる					
不適当な性的関係を持とうとする					
陰部を露出する					
衣服を破ったり、器物を壊したりする					
大便を失禁する					
食べ物を投げる					

溝口　環，飯島　節，江藤文夫，他：DBDスケール（Dementi Behavior Disturbance Scale）による老年期痴呆患者の行動異常評価に関する研究．日本老年医学会雑誌 30（10）：835-840，1993 より

執筆者紹介

山口 晴保（群馬大学大学院保健学研究科リハビリテーション学講座・教授／医師）

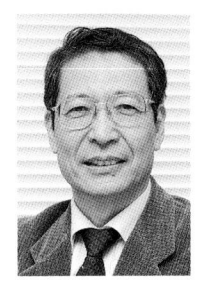

1976年に群馬大学医学部を卒業後、群馬大学大学院博士課程修了（医学博士）。専門は認知症の医療（日本認知症学会専門医）やリハビリテーション医学（日本リハビリテーション医学会専門医）。アルツハイマー病の病態解明を目指して、脳βアミロイド沈着機序をテーマに30年にわたって病理研究を続けてきたが、その後、臨床研究に転向し、認知症の実践医療、認知症の脳活性化リハビリテーション、認知症予防の地域事業などにも取り組んでいる。これらの研究を進める中で、2005年に『認知症の正しい理解と包括的医療・ケアのポイント―快―徹！ 脳活性化リハビリテーションで進行を防ごう―』（協同医書出版社）を上梓（2016年に第3版）。また、2008年には『認知症予防―読めば納得！ 脳を守るライフスタイルの秘訣―』（協同医書出版社）を出版し（2014年に第2版）、認知症の発症を遅らせて高齢期を生き生きと過ごす術を伝える活動を続けている。本書は、これまでの病理・臨床研究の集大成として執筆したものになる。以上に加えて、群馬県地域リハビリテーション協議会委員長として群馬県の地域リハビリテーション連携システムづくりに力を注ぐとともに、昨今提唱されている地域包括ケアを10年先取りするかたちで、2006年から「介護予防サポーター」の育成を進めてきた。あわせて、2005年より、ぐんま認知症アカデミーの代表幹事として、群馬県内における認知症ケア研究の向上に尽力している。日本認知症学会副理事長、日本老年精神医学会評議員、第27回日本認知症学会学術集会（2008.10、前橋）会長。

【本書に関するご意見・ご感想をお寄せください】
専用メールアドレス：ninchisho@kyodo-isho.co.jp

紙とペンでできる認知症診療術
笑顔の生活を支えよう

ISBN 978-4-7639-6025-2

2016年 5 月31日　初版　第 1 刷　発行　ⓒ
定価はカバーに表示

著　者　　山口　晴保
発行者　　中村　三夫
発行所　　株式会社協同医書出版社
　　　　　〒113-0033　東京都文京区本郷3-21-10　浅沼第2ビル4階
　　　　　phone：03-3818-2361　／　fax：03-3818-2368
　　　　　URL：http://www.kyodo-isho.co.jp/
　　　　　郵便振替　00160-1-148631
印　刷　　横山印刷株式会社
製　本　　有限会社永瀬製本所

JCOPY　〈（社）出版者著作権管理機構　委託出版物〉
本書の無断複写は著作権法上での例外を除き禁じられています．複写される場合は，そのつど事前に，（社）出版者著作権管理機構（電話 03-3513-6969，FAX 03-3513-6979，e-mail: info@jcopy.or.jp）の許諾を得てください．
本書を無断で複製する行為（コピー，スキャン，デジタルデータ化など）は，「私的使用のための複製」など著作権法上の限られた例外を除き禁じられています．大学，病院，企業などにおいて，業務上使用する目的（診療，研究活動を含む）で上記の行為を行うことは，その使用範囲が内部的であっても，私的使用には該当せず，違法です．また私的使用に該当する場合であっても，代行業者等の第三者に依頼して上記の行為を行うことは違法となります．